Dᴿ RAOUL BLONDEL

Ancien Chef de Laboratoire des Hôpitaux de Paris

LES
CAUSERIES
MÉDICALES
DE
DIOSCORIDE

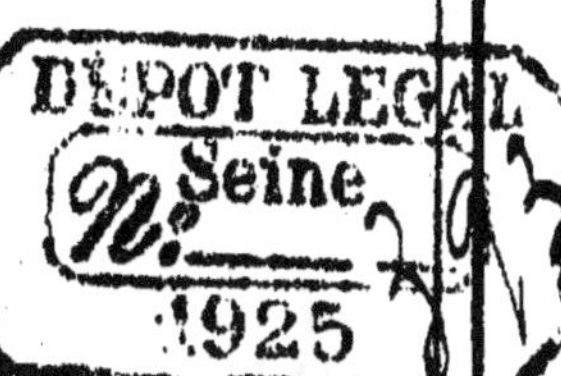

ALBIN MICHEL, ÉDITEUR
PARIS — 22, RUE HUYGHENS, 22 — PARIS

Les Causeries Médicales

de

DIOSCORIDE

Docteur Raoul BLONDEL

Ancien Chef de Laboratoire des Hôpitaux de Paris

Les Causeries Médicales

DE

DIOSCORIDE

3ᵐᵉ VOLUME

ALBIN MICHEL, ÉDITEUR

PARIS, 22, Rue Huyghens, 22, PARIS

LA CHANSON DU PRINTEMPS

Le printemps, comme l'automne, représente une période de transition entre les deux saisons franchement opposées, l'hiver et l'été, entre leurs deux caractéristiques, le froid et le chaud. Gribouille en concluait qu'il doit être « tempéré », ce en quoi il se tromperait souvent, chose qui lui est habituelle. Car au lieu d'être un passage graduel du froid au chaud, le printemps est bien plutôt caractérisé par des alternatives hésitantes, des successions de chaleurs précoces et de froids qui se réveillent, et qui nous surprennent. En avril, dit le proverbe, ne te découvre pas d'un fil : ce qui veut dire, ne te fie pas aux premiers rayons chauds du soleil, pas même au thermomètre. Et de fait, il est toute une série de maladies propres à la crise printanière.

Ce qui caractérise, quant à ses effets sur notre organisme, ce passage du froid au chaud, et inversement, c'est la rupture de l'équilibre réalisé depuis un certain temps en vue de l'un ou de l'autre, et l'établissement, graduel et tâtonnant, d'un équilibre nouveau. Il faut s'attendre à des « à-coups », qui proviennent, soit de l'irrégularité de la marche de la saison elle-même, soit du manque de souplesse de notre organisme pour s'adapter à ces conditions nouvelles. Quand on dit d'un malade chronique « qu'il ne passera pas l'hiver » ou « qu'il ne supportera pas les grandes chaleurs », cela signifie que son organisme épuisé, qui a pu se maintenir en équilibre avec une saison à régime thermométrique relativement constant, ne trouvera pas en lui les moyens nécessaires à l'heure de nouvelles adaptations.

Le grand régulateur de celles-ci, c'est notre système nerveux, spécialement le réseau dit sympathique, qui commande les variations de notre pression sanguine, laquelle lui rend à son tour plus ou moins de vitalité, selon la loi admirable des enchaînements fonctionnels et de la solidarité organique qui est au fond de notre physiologie générale.

Or, qui dit système nerveux, dit réaction individuelle, chacun de nous ayant en lui son modèle spécial, comme il a sa pointure de chaussures et de gants. Il y a des gens que la chaleur déprime, d'autres qui ne se trouvent à l'aise qu'à ce moment : il en est que le grand froid tonifie, d'autres qu'il engourdit. Faites entrer en jeu, par là-dessus, l'aptitude de chaque système nerveux à réagir promptement ou mollement quand les changements de température lui imposent l'adaptation à un équilibre nouveau, et vous saisirez pourquoi chacun subit ces périodes de transition à sa manière.

Les mêmes variations individuelles s'observent, d'ailleurs, dans les cas de transplantation brusque d'un climat dans un autre, que permettent aujourd'hui si facilement nos chemins de fer et nos paquebots.

Les arthritiques, en qui les échanges organiques sont ralentis et dont les glandes éliminatrices des déchets fonctionnent médiocrement, sont ceux qui accusent, à ce moment, les perturbations les plus sensibles. Leurs muqueuses, dont la circulation est atteinte par les troubles de la tension artérielle, sont facilement gonflées et résistent mal aux infections. C'est pour eux l'heure des rhumes, des otites, des angines, du réveil des maux de dents, misères favorisées par la suractivité, à ce moment, des microbes atmosphériques dont nous parlerons tout à l'heure.

Un des organes qui reflète le mieux les effets de ces variations, parce qu'il lui incombe des fonctions multiples et qu'il n'est pas indifférent au chaud et au froid, c'est le foie. Son activité, quand elle se ralentit, ne nous défend plus suffisamment contre l'action des toxines que fabrique l'intestin avec les matériaux fournis par l'alimentation. Les conséquences de cette insuffisance hépatique, à l'occasion des repas, sont constatables aujourd'hui par l'examen direct du sang, dont la formule globulaire se modifie en même temps que la viscosité : c'est la crise hémoclasique, découverte par le Pr. Widal. L'action de ces poisons non détruits se révèle par des migraines, de la paresse digestive, et aussi par des réactions cutanées, à l'heure où ces poisons s'éliminent par la peau, irritant les glandes cutanées, toujours farcies de microbes, d'où le renouveau d'activité de ceux-ci. Ce sont alors les rougeurs, les « boutons », l'acné, les furoncles, dont la recrudescence au printemps, où le foie est plus paresseux sans doute, est un phénomène bien connu.

Très logique est donc la pratique populaire qui conseille de faire usage, à ce moment, de « dépuratifs », ce qui veut dire de procéder à une désintoxication de l'organisme. Et c'est pourquoi plusieurs religions ont placé vers ce moment, fort à propos, les périodes de jeûne (1), et que les traditions familiales préconisent alors les purgatifs.

---

(1) En réalité, il n'y a là, en ce qui concerne la religion catholique, qu'une coïncidence, puisque l'entrée en carême est fixée par la date de Pâques. Mais les Quatre-Temps répondent à une conception très juste. Quant aux mahométans, comme ils ont conservé les mois lunaires, leur

L'utilité de ces derniers, employés systématiquement, est aujourd'hui fort discutée. Le docteur Burlureaux a même qualifié la purgation simplement de « péril national ». Il en est de plus graves. En fait, elle a peut-être plus d'inconvénients que d'avantages.

Quant aux « dépuratifs », ce vieux mot, datant de la médecine des humeurs, nous apparaît aujourd'hui bien vide de sens : il ne sert plus guère qu'à ennoblir les étiquettes de laxatifs plus ou moins déguisés.

Le seul vrai dépuratif, c'est celui qui met momentanément le foie au repos, c'est le jeûne, mais le jeûne véritable, dont je vous reparlerai.

Au lieu de la purgation traditionnelle, on fera donc aussi bien d'adopter, au printemps, un jour de diète. Une petite cure de végétarisme absolu (sans lait ni œufs), de quelques jours consécutifs, serait meilleure encore.

Outre le foie, bien d'autres glandes aussi, à fonctionnement encore obscur, mais non moins important pour notre équilibre organique, jouent ici un rôle et voient leur vitalité modifiée en plus ou en moins par la crise saisonnière : ce sont les glandes dites *endocrines*, qui collaborent aux perturbations de la tension artérielle : capsules surrénales, corps thyroïde, voire même les glandes sexuelles. Coquin de printemps !

Enfin, il y a un autre facteur qu'il ne faut pas omettre, bien qu'il nous soit extérieur, parce que ses effets sont considérables : ce sont les myriades de mi-

---

Rhamadan se déplace progressivement d'un bout de l'année à l'autre. Il est vrai que ce n'est pas un jeûne, mais plutôt une abstinence totale entre le lever et le coucher du soleil, deux fois plus longue par conséquent en été qu'en hiver, ce qui tombe d'ailleurs tout à fait à propos.

crobes dont la vie entoure la nôtre, et sensibles, eux aussi, à l'action du printemps, plus visiblement liée ici aux variations climatériques et à l'action solaire. Nous subissons alors les effets des brouillards, de l'humidité de l'atmosphère, de la brume planant au-dessus des cités, enrichie de leurs fumées, chargée de carbonate d'ammoniaque, et qui constitue un si bon milieu nutritif pour les microbes de l'air. Mais c'est là un des plus graves problèmes de l'hygiène urbaine, et sur lequel j'aurai l'occasion de revenir (v. p. 220).

C'est pourquoi nous assistons, au printemps et à l'automne, à la recrudescence de toutes les maladies, épidémiques ou non, qui se contractent par l'introduction de ces microbes dans les voies respiratoires : coryzas, sinusites, angines, grippes, rhumes, bronchites, pneumonies, scarlatine, rougeole, coqueluche, diphtérie... tandis qu'en été nous sommes plus exposés aux méfaits de ceux qui s'introduisent par les voies digestives et dont la chaleur exalte l'action sur nos matériaux alimentaires. C'est la chanson du printemps, telle que la chantent, ou plutôt l'accompagnent, les microbes, et qui cesse quand le soleil, père de la vie, et que les microbes de l'atmosphère n'aiment guère, s'installe définitivement assez près de notre globe, pour faire la police de tous ces germes misérables.

PROPOS DE CARÊME

Avec la venue du printemps coïncide, pour la grande majorité de notre population, la période du carême, coïncidence fort heureuse, je vous l'ai dit, pour ce que j'appellerai l'organisation sanitaire de notre année. Et c'est une bonne occasion de traiter ici d'un des sujets les plus importants de notre hygiène familière, celui qui doit tenir une des premières places dans une disposition intelligente de notre bilan nutritif, si vous voulez m'en croire : je veux parler du jeûne. Place au jeûne !

Le jeûne, la diète, la réduction alimentaire sous ses formes diverses, sont parmi les moyens les plus puissants dont nous disposions pour rétablir l'équilibre de la nutrition, dès qu'il est compromis, chez tous les êtres qui ne se nourrissent pas quotidiennement des mêmes aliments, c'est-à-dire à peu près chez tout le monde.

Un tel régime, régulièrement uniforme, suffirait certes au maintien permanent de cet équilibre, comme il suffit chez la plupart des animaux et chez quelques peuplades vouées à un aliment exclusif, pourvu qu'il soit bien choisi. On pourrait même, —théoriquement, — considérer ce régime comme le plus parfait de tous, parce que la ration de chaque jour y est réglée par l'appétit, c'est-à-dire par les besoins réels, aucun artifice culinaire, aucune stimulation gourmande n'intervenant pour fausser ses manifestations, ce qui fait que nous consommons alors exactement ce qui nous est nécessaire, ce jour-là, pour réparer nos forces et « rembourser » nos dépenses.

Mais, à mesure que le goût du bien-être se développe et que l'homme peut choisir ses aliments, davantage encore s'il ne consulte, pour ce choix, que ses goûts ou son appétit du moment, appétit accru au delà des besoins réels par la variété des menus et les raffinements de la cuisine, il ne devient possible d'obtenir un équilibre irréprochable et constant qu'à un physiologiste de profession, qui se pèserait avant de manger et dînerait en conservant une balance sur sa table, complétée par un barème des calories fournies par chacun des plats.

Fort heureusement les choses peuvent se passer d'une façon infiniment plus simple. Il suffit, pour tout faire rentrer dans l'ordre, lorsqu'on s'aperçoit qu'il a été compromis, d'accorder à nos organes digestifs, à notre foie surtout, dont, je vous l'ai déjà dit, la besogne quasi continue est énorme, des périodes de repos, courtes ou longues, selon que la fatigue a été plus ou moins grande. Il n'en va pas autrement, en cette matière, pour notre appareil digestif, que pour nos muscles et notre système nerveux. La sagesse consiste donc à octroyer au foie, comme on le fait au cerveau, un « repos hebdomadaire », sous forme d'un jour de diète ou d'abstinence d'albumines animales, et des « grandes vacances », qui s'appellent le carême, ou de tout autre nom que vous voudrez. Par là, on s'épargne aisément la plupart des maladies dites de la nutrition et toutes les déchéances organiques prématurées qui en sont issues pour une si large part. Voyez si j'ai raison de vous dire que de telles pratiques constituent un des éléments primordiaux de notre santé.

Faut-il rappeler que l'Allemagne, à l'époque de l'armistice, après de dures privations alimentaires, — réduction énorme ou même suppression de la viande, des œufs, du lait, du sucre, de la bière, — après un véritable carême général de plus de deux années, ne comptait plus, au dire de ses journaux médicaux, à peu près aucun cas de maladies du foie, d'albuminurie, de diabète, de goutte, d'artério-sclérose, ni, bien entendu, d'obésité. Non que ces gens fussent morts, comme le suggérerait quelque mauvais plaisant, mais parce qu'ils étaient guéris.

La réduction alimentaire, sagement maniée, est donc souvent un bienfait pour une foule de sujets, malades ou non, et tout particulièrement à partir de l'âge où l'équilibre a atteint, — et surtout dépassé, — sa période d'état, c'est-à-dire vers la quarantaine. Dans la jeunesse, et encore plus dans l'enfance, tant que l'être humain a besoin d'un excédent d'apports pour subvenir aux frais de sa croissance, il en va tout autrement : une alimentation insuffisante quant aux albumines animales risquerait alors, chez certains, principalement dans les villes, toujours moins salubres que les campagnes, de préparer le terrain à la tuberculose. Mais, une fois atteint l'âge adulte, le budget de nos recettes doit désormais s'établir exactement en raison de nos dépenses; s'il est en excédent, c'est l'obésité, la fatigue du foie, l'arthritisme et sa suite, en même temps que le délabrement des fonctions digestives. Un homme d'esprit disait : « C'est curieux; tant que je n'avais pas de quoi manger, j'avais un estomac merveilleux. Maintenant que je puis me payer des dîners fins, je ne peux plus les digérer. » Mais, au fait, faisait-il preuve de tant d'esprit ?

Tous les anciens législateurs des sociétés primitives, admirables observateurs de la nature humaine, l'avaient si bien compris, qu'ils avaient fait du jeûne une pratique religieuse fondamentale, ce qui en assurait l'observance par tous les éléments de la collectivité sans exception, la chose leur étant présentée comme une mortification agréable à la divinité. D'ailleurs, à l'heure actuelle, on ne peut s'expliquer la belle santé que conservaient nos pères, malgré les menus pantagruéliques dont la chronique nous a conservé le souvenir, que si l'on se rappelle quelle variété de jours de jeûne, — vendredi, samedi, vigiles, Quatre-Temps, carême, — l'année comportait en ces temps-là. Et l'autorité y veillait : il y eut, au moyen âge, un boucher décapité pour avoir livré de la viande un vendredi.

Le jeûne des Hindous, des Juifs et des Musulmans est resté très rigoureux. Par contre, l'Église, peu à peu, s'est départie de sa sévérité primitive. Non seulement elle a réduit le nombre des jours de jeûne, mais elle a fini par laisser se transformer celui-ci, la plupart du temps, en une simple abstinence de viande, ce qui s'appelle faire maigre, expression incomplète, inexacte même, puisqu'elle n'exclut pas l'emploi du beurre, — sauf le Vendredi-Saint, — de l'huile, ni d'une foule d'aliments, qui, en réalité, sont riches en matières grasses, à commencer par le lait et les œufs, pour finir par la mayonnaise accompagnant la langouste, et par les poissons gras tels que l'anguille et le saumon. Ce faux maigre se ramène, à vrai dire, à la suppression de la viande et de la volaille : encore le gibier d'eau est-il admis, par une tolérance singulière, étant assimilé au poisson (1).

Je ne voudrais rien énoncer ici qui pût choquer les opinions religieuses, toujours respectables, de quiconque : mais l'hygiéniste est bien obligé de convenir que le carême, tel qu'il se pratique aujourd'hui, — sans parler des nombreuses dispenses accordées, où le jeûne est remplacé par l'aumône, souvent sur simple affirmation de l'impétrant et sans attestation médicale, — n'a plus que de lointains rapports avec le jeûne primitif et qu'il ne présente plus, à aucun titre, la valeur de la véritable cure de désintoxication qu'on devrait en attendre. Les prêtres les plus éclairés en conviennent et ne lui demandent plus aujourd'hui que d'être une marque de « l'esprit de soumission ». Ici, il ne s'agit plus de l'hygiène du corps, mais de celle de l'âme. Il est clair que les poissons gras, le canard sauvage, les crustacés, les truffes, les œufs même, sans parler des vins et des liqueurs, qui ne sont pas interdits, fournissent au foie de pires poisons qu'un bifteck saignant ou une aile de poulet. Il est même difficile, aux yeux des mécréants, de faire passer pour une « morti-

---

(1) L'admission du poisson, par l'Église, et du gibier d'eau dans le régime dit d'abstinence, est de date relativement récente, et les véritables raisons en sont mal connues. On a dit qu'elle n'a pas voulu trop affliger les populations des rivages, qui n'avaient guère d'autre nourriture, ni, surtout, d'autre gagne-pain. On a dit aussi que les couvents, propriétaires d'étangs poissonneux, étaient intervenus. On a même proposé une explication plus mystique, à savoir que le poisson ne pouvait être condamné, étant un peu un animal sacré, que l'on trouve figuré dans les catacombes, et qui fut longtemps un signe de ralliement des premiers chrétiens, sans doute comme symbole du silence et du secret.

fication » (1) sérieuse, tel grand dîner du vendredi, comme il s'en voit, où le menu comporte du potage bisque, des huîtres, — ou du saumon sauce verte, ou du homard à l'américaine, — de la sarcelle, des truffes en serviette, des asperges sauce mousseline, des œufs à la neige, des fromages divers, des fruits rares, des vins généreux et des liqueurs de marque, le tout suivi de quelques bons cigares. Il y a des mets communs, défendus ce jour-là, dont l'apparition sur la table eût fait faire aux convives une grimace plus mortifiée.

Encore une fois, je n'ai pas à discuter, ici, ce qui n'est pas de mon domaine. Je veux seulement dire que tout ce que j'ai avancé sur les bienfaits du jeûne et de l'abstinence au printemps ne s'applique qu'au jeûne et à l'abstinence véritables, tels que les comprennent les physiologistes, ce qui prouve simplement que le salut des âmes et celui des corps ne s'obtiennent pas toujours par les mêmes moyens. Il est, du reste, bien facile aux personnes qui veulent atteindre ces deux résultats du même coup, de s'en tenir au carême des physiologistes, puisqu'il ne diffère de celui de l'Église qu'en ce qu'il est plus sévère encore, et tout simplement de ne pas

---

(1) Les musulmans, pendant le Rhamadan, s'interdisent, de même que le café, le tabac, auquel le Prophète n'avait sûrement pas pensé. C'est là à vrai dire, une « mortification » véritable, que l'Église aurait pu placer légitimement parmi les plus sûres pour beaucoup, et que l'hygiène eût enregistrée avec grande satisfaction. Mais quand le tabac eut commencé de faire fureur chez nous, la noblesse et le haut clergé (qui ne faisait souvent qu'un avec elle) avaient déjà adopté l'herbe à Nicot. Il était dès lors bien difficile de le proscrire, après cet exemple, et je soupçonne qu'une croisade dans ce sens, parmi les presbytères, n'aurait aujourd'hui aucun succès.

profiter des tolérances que l'autorité ecclésiastique, trop bienveillante, a fini par admettre, mais qu'elle n'impose pas.

Les régimes de réduction alimentaire comportent d'ailleurs des types très divers : la diète absolue, le régime végétarien, le régime fruitarien, le régime lacté, le régime lacto-végétarien, les régimes spéciaux avec exclusion de telle ou telle catégorie d'aliments.

Ce sont tous de puissants auxiliaires de la thérapeutique, auxquels les médecins de tous les temps ont eu recours avec avantage. On pourrait même avancer, sans paradoxe, que la diète, la purgation, les lavages intestinaux et la saignée, dont Molière s'est si bien moqué, ont peut-être sauvé notre race, à une époque où l'exemple de la goinfrerie royale (consultez *le Louis XIV* de M. Louis Bertrand) faisait régner dans toute la bourgeoisie la pléthore avec ses pires conséquences.

Tenons-nous-en, pour le moment, aux deux types qui constituent, — ou devraient constituer, — les éléments du jeûne et du carême, la diète et le régime végétarien.

*
* *

La diète est la suppression totale des aliments. On appelle diète hydrique celle qui admet l'eau de boisson ; et c'est la diète habituelle, car la diète absolue n'est guère indiquée que chez les tout jeunes enfants atteints de gastro-entérite, et dans le choléra. La diète hydrique, qui admet les tisanes, n'est déjà plus aussi complète, si celles-ci sont sucrées, comme c'est le cas habituel, et ne représente plus tout à fait la désintoxication idéale, car le sucre n'est pas indifférent au foie.

La diète, en effet, a plusieurs buts. Elle laisse le

tube digestif au repos, ce qui lui permet d'achever la liquidation des éléments provenant de repas antérieurs trop copieux, ou dont la marche est trop paresseuse par suite d'un affaiblissement momentané ou habituel de l'énergie musculaire des tuniques digestives.

Elle est indiquée, le matin, jusqu'à midi (par la suppression du petit déjeuner) chez beaucoup de personnes qui ont de la stase gastrique ou intestinale, et, à titre de mesure de prudence, au lendemain d'un dîner copieux, chez tous ceux qui ne veulent pas engraisser, procédé vraiment facile à adopter. Il ne s'agit d'ailleurs pas alors de diète intégrale, car une tasse de thé ou de café (sans sucre), ou simplement un grand verre d'eau très chaude, sont ici excellents : l'essentiel est de n'exiger de l'estomac aucun travail digestif.

La diète prolongée pendant vingt-quatre heures donne de meilleurs résultats encore et rend des services éminents, si l'on veut l'adopter un jour par semaine (avec boisson), dans un grand nombre de maladies de la nutrition, ou d'affections où l'Intoxication alimentaire chronique joue un rôle de premier plan (artnritisme, goutte, diabète, albuminurie). Elle accorde au foie un repos précieux : elle le met en vacances, ai-je dit, ne laissant en activité que ses fonctions sanguines, je veux dire celles qui regardent la formation de l'urée, la destruction des globules rouges usés (Voir vol. I, p. 189), le ravitaillement du sang en glycogène, etc. Elle met surtout au repos sa fonction *proléopexique*, celle qui consiste à naturaliser, à « humaniser » les albumines animales, que la digestion de la viande, du poisson, des œufs et du lait lui apporte, et à leur permettre de s'incorporer au sang sans troubler son équilibre humoral ou globulaire. J'ai exposé, dans un autre article, comment, lorsque cette fonction devient insuffisante, par surmenage, par l'effet, sur les cellules hépatiques, de poisons irritants, introduits trop régulièrement (alcool, tabac, toxines alimentaires), il finit par s'établir peu à peu un état chronique d'intoxication, avec viscosité exagérée du liquide sanguin, excès de globules rouges, excès d'acide urique, d'où la genèse des diverses maladies que j'énumérais tout à l'heure.

Le docteur Guelpa a même proposé une diète hydrique de quatre jours comme cure de désintoxication, de rajeunissement, dit-il, — et il faut reconnaître que l'expression est fort juste, — dans le diabète. Il est exact que son emploi fait immédiatement tomber le sucre urinaire à 0, quel qu'ait été le chiffre de la glycosurie, mais d'une façon passagère, et non toujours sans danger.

Car il faut tout dire. Ce repos du foie entraîne aussi le ralentissement de sa sécrétion biliaire (1), qui a un rôle utile comme antiputride dans les fermentations intestinales et comme stimulant des mouvements péristaltiques de l'intestin. Il en résulte donc fatalement la constipation et peut-être l'augmentation de la putridité intestinale. Aussi, le docteur Guelpa, très logiquement, prescrit-il, chaque matin, pendant cette période de jeûne, l'absorption d'un purgatif, par

---

(1) J'ai eu l'occasion d'observer un malade atteint depuis longtemps d'une fistule biliaire, à la suite d'une cholécystotomie où un fil de suture avait cédé. Il s'écoulait au dehors, par cette fistule, près d'un litre de bile par jour, que le patient était obligé de recueillir dans une ampoule de caoutchouc, conservée sur lui en permanence. Tous les procédés avaient été employés en vain pour arrêter cette sécrétion, qui, par deux fois, avait empêché la réussite d'une nouvelle suture. Il suffit de mettre le sujet à la diète hydrique pour qu'au bout de trois jours la bile s'arrêtât de couler et que la fistule se fermât d'elle-même.

exemple 40 grammes de sulfate de soude dans un grand verre d'eau chaude.

Il faut ajouter que, pendant cette diète prolongée, l'organisme, privé d'apports nutritifs, mais continuant de consommer pour entretenir sa vie, pour fournir la chaleur animale en particulier, vit, en quelque sorte, sur lui-même. Il utilise ses propres éléments et fait comme ces gens qui mettent les meubles et le parquet dans le poêle quand le charbon leur manque. Il le fait d'abord sagement, en s'adressant aux réserves, c'est-à-dire aux graisses, qui ont été mises de côté en prévision de cette éventualité. En somme, il consomme en premier lieu ce qu'il y a dans ses boîtes de conserve : c'est pourquoi, tout naturellement, la diète fait maigrir.

Malheureusement, il ne s'en tient pas là. La graisse, ce sont des hydrocarbones, et il lui faut de l'azote. Il emprunte alors celui-ci, n'en recevant plus du dehors, aux albumines de ses tissus et, en première ligne, aux muscles. L'homme strictement à jeun « se mange lui-même » : c'est l'*autophagie*. Et celle-ci ne s'accomplit pas sans quelques dommages ; d'abord parce que la fibre musculaire ne se répare pas aussi facilement qu'elle disparaît ; ensuite parce que cette albumine personnelle, ainsi consommée, engendre la formation d'acides cétoniques : c'est l'*acidose* et bientôt la formation d'acétone. L'haleine des sujets, par son odeur fruitée, en trahit la présence dans le sang. C'est pourquoi la diète absolue ne doit pas être prolongée trop longtemps et comporte, comme correctif, l'absorption de boissons alcalines abondantes, qui neutraliseront cette acidose (1).

---

(1) Le jeûne peut être poussé jusqu'à de très lointaines limites. Il y a eu des expériences volontaires célèbres : il

D'autre part, le professeur Roger a démontré que le repos du foie ne doit pas être prolongé au delà de certaines limites. Une fonction non entretenue finit par se perdre, et on ne la retrouve plus à sa disposition quand la fantaisie nous prend d'y faire appel de nouveau. C'est pourquoi la suppression absolue de toute albumine animale, — par exemple, dans un régime végétarien strict, qui n'est pas mitigé par l'usage du lait et des œufs — finit par être, en réalité, plus nuisible qu'utile : car, le jour où nous décidons de revenir à la viande, le foie a singulièrement perdu de son pouvoir protéopexique et les premières bouchées avalées risquent de produire une véritable intoxication (1).

---

y a eu aussi d'autres expériences, fortuites et catastrophiques, dont furent l'objet, malgré eux, des naufragés et des mineurs ensevelis. Tant que l'affamé ne manque pas d'eau, le jeûne peut être prolongé pendant plusieurs semaines, si le sujet ne fait aucune dépense musculaire et surtout s'il est préservé du refroidissement. Pourtant son amaigrissement, chose curieuse, n'atteint pas les proportions que l'on pourrait s'imaginer : il ne dépasse pas de beaucoup celui que procure un exercice musculaire très actif, avec un régime alimentaire réduit, fait dont il faut tenir compte dans les cures d'obésité.

(1) Pour les raisons que je viens de dire, lorsque l'inanitié est secouru à temps et qu'il peut s'alimenter à nouveau, les plus grandes précautions doivent être prises, sous peine de produire de très graves accidents d'intoxication, et même la mort.

En pareil cas, il faut commencer par des boissons alcalines très chaudes, pour neutraliser l'acidose, puis donner du thé sucré, du lait sucré coupé d'eau de Vichy, et, successivement, du bouillon fraîchement préparé, des extraits de viande, des œufs délayés dans du café noir, des bouillies farineuses claires, des fruits frais, du vin en quantité très modérée.

*
* *

Le régime végétarien est défini par son nom même. Appliqué strictement, il peut suffire à entretenir l'existence et, adopté pour toute la vie, il est même compatible avec une certaine robustesse corporelle. Mais, comme je l'ai dit tout à l'heure, une fois institué depuis quelque temps, et l'organisme s'étant adapté à cette nouvelle formule nutritive, il n'est plus possible de s'en départir sans dommage, fait qui ne manque pas, du reste, de confirmer ses sectateurs dans leur conviction. On a observé qu'il amène une vieillesse plus précoce, mais qu'il procure une longévité remarquable. Il doit comporter un usage abondant de fruits frais, pour fournir des vitamines, car celles-ci disparaissent ordinairement des légumes au cours de la cuisson qu'ils exigent, pour la plupart.

Il a ses partisans déterminés, ses fanatiques même, mais plutôt parmi les sectes religieuses. Limité au repas du soir, après la cinquantaine, il faut reconnaître qu'il constitue un des meilleurs moyens de prévenir l'arthritisme, la goutte, l'intoxication chronique, l'artério-sclérose et le vieillissement précoce. Il rend de grands services, pratiqué par périodes, aux albuminuriques, et je le crois nettement supérieur, chez eux, au traditionnel régime lacté (en en excluant alors l'oseille et les asperges et en limitant l'emploi du sel). Il représente, en somme, un remarquable procédé de désintoxication, puisqu'il supprime les albumines animales, qui sont les plus putrescibles, et qui risquent le plus de fatiguer le foie. C'est lui qui devrait représenter le véritable régime de carême, si les physiologistes étaient appelés à donner — c'est le cas de le dire — leur voix au chapitre.

Son action sur le tempérament moral est très caractérisée et fait bien ressortir le rôle qu'il faut reconnaître à la viande dans notre régime normal et complet. Il calme les passions tumultueuses et les réactions violentes; il inspire la douceur et laisse l'esprit clair, libre pour les plus larges spéculations. Ce fut celui de certains philosophes, poètes ou écrivains, et Pythagore y voyait un moyen certain de s'élever à la perfection morale. C'est, comme on le sait, celui de certains ordres monastiques. Lucas-Championnière a noté que l'on n'observait jamais d'appendicite dans les communautés strictement végétariennes (1).

Toutefois, le régime végétarien absolu, quoi qu'en disent ses fervents, ne saurait être présenté comme constituant la formule idéale pour l'alimentation de l'homme, qui est né carnivore, omnivore plutôt, comme l'attestent sa dentition et les proportions de son intestin (2). Nous sommes fixés sur ce point par l'expérience faite en grand, de ce régime, chez les sectes de l'Inde, où sa pratique est d'ailleurs plus aisée parce que le climat, en ces pays, permet et exige même une alimentation très sobre. Un tel régime affaiblit singu-

---

(1) Très persuadé de ce fait, il ne fut pas peu surpris d'observer un jour un cas d'appendicite dans un couvent de sœurs Clarisses. Il apprit alors qu'il s'agissait d'une novice, entrée depuis quelques jours seulement, ce qui lui parut, tout à la fois, confirmer la règle et prouver que l'adaptation de l'organisme au régime nouveau ne se fait que d'une façon progressive.

(2) On ne modifie pas impunément le régime imposé à chaque espèce par la nature. Des moutons qu'on a forcés de se nourrir de sang et de viande, qu'on a, en un mot, transformés de végétariens, en carnivores, deviennent féroces et succombent assez rapidement à la congestion hépatique.

lièrement l'énergie, qui est bien aussi un facteur vital de quelque importance. Les peuples purement végétariens, doux, passifs, contemplatifs, sont facilement dominés par ceux qu'ils appellent dédaigneusement les « mangeurs de cadavres ».

Bref, le régime végétarien absolu, pratiqué autrement que d'une façon temporaire et à titre de moyen thérapeutique, est une erreur physiologique, et l'on s'en serait bien vite aperçu s'il n'était pas advenu qu'en réalité il est très rarement suivi à la lettre. La plupart des soi-disant végétariens admettent le lait, les œufs, quelques-uns même le poisson; c'est-à-dire que, leur régime comportant des albumines animales — et le lait et les œufs en sont riches, — ce ne sont pas, aux yeux du physiologiste, des végétariens véritables, mais tout simplement des carnivores d'une catégorie particulière. Et leur régime ne présente pas, au fond, grand avantage, du point de vue qui nous occupe, à savoir la recherche du meilleur procédé de désintoxication; car les œufs peuvent parfois être plus toxiques que la viande fraîche, et le lait lui-même provoque souvent des fermentations gastro-intestinales qui ne sont pas inoffensives.

Par contre, ils se privent, avec la viande, d'un aliment qui est un précieux tonique du système nerveux, un bon releveur de la pression sanguine, et qui est sans inconvénients si l'on en use à doses très modérées, et surtout si l'on sait en interrompre l'usage de temps en temps à propos.

****

C'est là, en effet, le point important. La sagesse consiste à manger de tout avec sobriété, mais à ne pas perdre de vue la fatigue possible de notre foie. On y pare au moyen de périodes de repos accordées opportunément à ce précieux organe, et qui s'imposent d'autant plus qu'il est fatigué davantage, c'est-à-dire que nous le surmenons plus fréquemment, ou que nous avançons en âge.

Je suis parvenu, dans ma pratique personnelle, — et aussi par la persévérance avec laquelle je soutiens cette thèse dans mes articles depuis plusieurs années, — à faire adopter par beaucoup de personnes une méthode qui donne, avec un bien petit effort, des résultats véritablement excellents. Tous ceux qui l'ont adoptée n'ont fait que s'en louer, et s'il m'était permis d'introduire ici le *moi* haïssable, je dirais que j'en constate depuis longtemps les bienfaits sur ma propre personne.

Elle consiste simplement à pratiquer un jour de restriction par semaine, au choix de chacun, jour où l'on n'absorbe, entre le lever et le coucher, que des tasses de thé léger ou du café, — sans sucre l'un et l'autre, — et des fruits frais en abondance. C'est la suppression totale des albumines animales, de la graisse et de l'alcool, la réduction au minimum de l'albumine végétale, des féculents et des sucres (juste ce qu'on en trouve dans les fruits), avec l'avantage d'introduire, grâce à ces derniers, une bonne ration de vitamines. Le thé et le café ne sont pas absolument nécessaires; l'eau pure ou l'eau de Vichy peuvent suffire. Mais ils sont utiles pour maintenir la tonicité du système nerveux, si l'on tient, ce jour-là, à vaquer à ses occupations ordinaires.

Il faut en avoir usé pour savoir l'impression de bien-être, de quasi rajeunissement, que l'on éprouve au lendemain de cette épreuve, qui n'exige aucun héroïsme.

La force physique, même, en paraît accrue. C'est le grand nettoyage de toutes les crasses organiques, la cessation du ballonnement du ventre, des migraines, des hémorrhoïdes, des douleurs rhumatismales. C'est positivement la sensation physique d'un réel bienfait, et, pour plus tard, si l'on reste fidèle à cette pratique, l'acquisition de chances sérieuses de longévité. Du moins, jusqu'ici, tout ce que j'ai observé m'en a convaincu.

On peut placer ce jour d'abstinence, — le jour de *Dioscoride*, ont bien voulu m'écrire certains lecteurs, qui exagèrent un peu le rôle d'un modeste chroniqueur, — quand l'on veut, le vendredi si l'on tient en même temps à rester fidèle à la règle religieuse, ou bien au lendemain d'une journée où la vie mondaine nous aura conduits à quelques exagérations gastronomiques, par comparaison avec notre régime normal. Le plus habituellement, lorsqu'on veut s'en faire une règle — et c'est le plus sûr moyen de lui rester fidèle, — le lundi est tout indiqué, parce que c'est le dimanche qu'on commet le plus souvent quelque incartade digestive.

Il est logique en effet de placer le jeûne après l'excès alimentaire, quand il a lieu, plus logique certainement que de le placer auparavant. Le goujat qui jeûne la veille d'une ripaille, pour être mieux en forme, commet une grave erreur et mérite l'indigestion qui s'ensuivra. Si même les physiologistes avaient été consultés sur ce point, ce n'est pas à la veille des fêtes que l'Église eût placé les *vigiles* (quitte à changer leur nom), c'est le lendemain. Mais vous êtes libres, mes frères, d'user des deux méthodes, le premier jour pour être agréables au Seigneur, le second pour éviter la revanche du Diable. Ainsi soit-il.

LE RÉGIME LACTÉ

Le régime lacté, qui est d'un usage courant dans certaines maladies de l'estomac, du foie, du cœur et des reins, dans l'alimentation au cours des fièvres infectieuses, etc., constitue une des plus précieuses ressources de la thérapeutique. Mais il faut savoir le manier, car il a aussi quelques inconvénients qu'il importe de connaître.

Rappelons que le lait est un aliment *complet*, renfermant les trois éléments qui permettent de lui attribuer ce qualificatif : albumines, graisses, hydrocarbones (sucre) et sels minéraux. Il peut donc, théoriquement, suffire à lui seul à l'alimentation, — et l'exemple de l'enfant le prouve, — mais pendant un certain temps seulement; car si le lait est un aliment complet *qualitativement*, il n'en est pas un *quantitativement*, si l'on peut ainsi parler.

En effet, si l'on se base sur sa teneur en éléments azotés, c'est-à-dire en albumines, 3 litres de lait, avec leurs 120 grammes de caséine, fournissent environ 2.100 calories, ration très suffisante pour un adulte au repos : si celui-ci doit produire un certain travail musculaire, 4 litres deviennent nécessaires.

Alors la proportion de la graisse ingérée (beurre) devient trop forte. Sans doute, celle-ci fournit de la chaleur animale, et, par son excès, favorise même un peu l'engraissement. Mais elle gêne l'activité du suc gastrique, comme tous les corps gras, et retarde la digestion. L'effet est moins marqué quand le lait est absorbé seul, parce que la caséine est digérée très vite et très facilement. Mais boire du lait en mangeant, comme quelques personnes croient devoir le faire, est un des meilleurs moyens d'obtenir des digestions ralenties, avec aigreurs et fermentations gazeuses : c'est donc une pratique à déconseiller formellement.

D'autre part, le lait est trop pauvre en hydrocarbones autres que la graisse : ils ne sont représentés ici que par le sucre, lui-même en proportions trop faibles Si l'on veut prolonger le régime lacté pendant longtemps sans dommage pour la santé générale, il faut y adjoindre une certaine quantité de sucre et même de farine (bouillies).

Enfin le lait est pauvre en sels. Il renferme peu de chlorures. Par là, il prend une grande valeur dans le traitement des néphrites albuminuriques, et surtout des troubles cardiaques accompagnés d'œdème des membres inférieurs et d'épanchements séreux, car il réalise ici presque une cure de déchloruration. Mais pour les dyspeptiques et les hépatiques, que cette question intéresse moins, cette pauvreté en sels n'est plus un avantage. De plus il contient une quantité insuffisante de fer, en sorte que son usage exclusif prolongé peut conduire à l'anémie.

Ajoutons que le lait renferme une très forte quantité d'eau. Les trois litres de lait, nécessaires pour obtenir une ration azotée moyenne, représentent aussi trois litres de liquide, ce qui est beaucoup trop pour des cardiaques au myocarde fatigué, menacés d'asystolie. On a produit des désastres en pareils cas, pour avoir oublié cette notion élémentaire. Il faut donc, chez les cardiaques, à qui la réduction des liquides rend ordinairement tant de services, tourner la difficulté en réduisant les trois litres de lait à un litre de liquide, par évaporation, au moyen d'une ébullition prolongée. Même pour les nourrissons, quand le lait est mal supporté, qu'il est rejeté par des vomissements rapides, on obtient d'excellents résultats en ayant recours à cette réduction du volume du lait, ou même en pratiquant une sorte de régime lacté sec, au moyen du lait caillé ou des fromages du type « petit Gervais », donnés à la cuiller, avec addition de sucre en poudre.

Il faut encore signaler deux autres inconvénients du lait, pour apprendre à les corriger. Le premier est qu'étant presque totalement digéré et ne laissant guère de résidu, il provoque ainsi très vite la constipation chez l'adulte. Le second est qu'il fermente très facilement, dès qu'il se trouve dans un milieu renfermant des germes, tel que l'estomac des dyspeptiques flatulents et l'intestin des entéritiques. Il fermente même dans la cavité buccale, quand il s'en est attardé des traces dans les interstices des dents, les piliers du voile du palais et les cryptes des amygdales. Il en résulte une mauvaise haleine et même des caries dentaires : le nourrisson, et pour cause, échappe seul à cet inconvénient. Il est donc indispensable, chez tous les sujets soumis au régime lacté, de leur imposer un rinçage de la bouche et un brossage des gencives après chaque tasse de lait. N'oubliez jamais cette précaution.

Lorsque, chez un dyspeptique, ou un porteur d'ulcère de l'estomac, le régime lacté s'imposera, et que des fermentations, avec production de gaz, indiqueront qu'il est mal supporté, il sera opportun de prescrire en même temps des poudres alcalines (bicarbonate de soude, magnésie hydratée craie) ou de l'eau de chaux.

Enfin, il faut savoir faire accepter le lait par les malades, et chez certains, ce n'est pas toujours facile, en raison de leur répugnance. Il faut le dönner par tasses de 350 à 400 grammes (pour une ration de trois litres quotidiens), toutes les deux heures environ, froid si l'estomac est excité et s'il y a des vomissements faciles, tiède si l'estomac est normal, chaud si les digestions sont lentes. Il faut que chaque tasse soit absorbée, non d'un trait, mais par gorgées, celles-ci étant mastiquées avec soin et ainsi convenablement insalivées. Le lait est de la « viande liquide », pour laquelle l'insalivation qui accompagne la mastication représente une étape, pour les raisons que j'ai signalées plus haut.

Il est bon de sucrer le lait, meilleur encore d'y ajouter des farines, longtemps bouillies avec lui, et qui ne sont contre-indiquées ici dans aucune maladie, cela pour les raisons que j'ai signalées plus haut (à l'exception, bien entendu, des diabétiques).

Enfin, comme il n'est guère possible d'employer, pour éviter les germes que le lait peut transporter, — celui de la tuberculose en particulier, — que du lait bouilli, donc privé d'une partie de ses vitamines vivantes, il est sage d'accompagner son emploi de l'usage des fruits (ce qui aidera d'abord à prévenir la constipation), ou au moins de jus d'orange ou de jus de fruits tamisé, pour les dyspeptiques qui ne supportent pas les fruits. On évitera ainsi la bouffissure, qui peut relever de la carence des vitamines, et, chez les nourrissons, le scorbut infantile.

Quand la répugnance pour le lait paraît invincible, il faut d'abord l'écrémer (enlever la peau qui se produit à sa surface pendant l'ébullition). On est autorisé à y ajouter un peu de café ou de cacao, ou à le donner à l'état caillé, en le coagulant dans chaque tasse au moyen d'un peu de présure ou d'une pincée de ferment lab (pegnine), ou à lui adjoindre un peu d'eau de chaux, ou d'eau de Vichy, etc. On peut aussi donner le lait caillé, du yoggourt ou même du kéfyr (lait fermenté).

C'est chez les albuminuriques, les cardiaques et les artério-scléreux que le lait est, avant tout, indiqué. Il convient aussi aux hépatiques et aux dyspeptiques hyperacides, aux sujets atteints d'ulcère de l'estomac, de tumeurs des voies digestives. Il convient moins aux malades de l'intestin, et pas du tout aux entéritiques. La gastro-entérite du nourrisson ne peut se guérir qu'en lui supprimant radicalement le lait pendant quelques jours. Les diabétiques le supportent assez bien, malgré son sucre, — qui est d'ailleurs du lactose et non du glucose, — mais ce n'est pas, pour eux, un mode de traitement. Enfin le lait est très précieux pour l'alimentation des malades atteints de fièvre; car c'est à la fois un aliment suffisant (pendant quelque temps) et celui qui fatigue le moins les voies digestives, tout en étant un dépurateur précieux des toxines par ses effets diurétiques. C'est au médecin de décider de son emploi dans chaque cas; mais l'entourage du malade ne devra jamais oublier les diverses précautions indiquées plus haut, pour arriver à le faire convenablement supporter.

LE RHUME DES FOINS

Le rhume des foins, l'asthme des foins, la rhino-bronchite spasmodique, en anglais l'*hay fever*, le catarrhe des roses, tous ces noms désignent une maladie singulière, connue depuis longtemps, très pénible pour ceux qui en sont atteints, très tenace surtout, et dont la nature essentielle représente toujours pour les médecins un problème troublant, aujourd'hui à peine éclairci.

Elle est caractérisée par des crises qui ont toutes les allures d'un coryza subit et violent, avec larmoiement, rougeur des conjonctives, gonflement des paupières, éternuements en séries, écoulement nasal intarissable, quintes de toux sèche, fièvre même, le tout apparaissant brusquement à certaines heures de la journée, quelquefois avec une périodicité très régulière. Il y a des cas légers, où la crise se déroule en un quart d'heure et cesse subitement; il en est de plus sévères où le sujet, secoué par des quintes de toux qui finissent par ressembler un peu à celles de la coqueluche, suffoqué par des étouffements comme dans l'asthme, sort de là brisé, avec la migraine ou même un peu de fièvre. En dehors des crises, la santé peut rester parfaite. Et cet état peut se prolonger pendant des années, avec une ténacité désespérante et une parfaite indifférence à toutes les médications.

Chose étrange, les victimes de cette maladie appartiennent toutes à la catégorie de ceux qu'on appelait jadis des neuro-arthritiques : leur hérédité est le plus souvent chargée (arthritisme, hépatisme, syphilis). Enfin, leurs crises, ou très espacées ou très rapprochées, apparaissent dans des circonstances qui sont toujours les mêmes pour chaque sujet, et que celui-ci finit par connaître avec l'expérience.

Parmi ces circonstances, les plus communes coïncident avec la floraison de certaines plantes, les graminées surtout (de là le nom de rhume des foins). Mais il y a des sujets que la fenaison laisse indifférents et dont les crises se manifestent dès le printemps, avec la floraison du lilas, du muguet, de l'aubépine. Chacun a ici, pour ainsi dire, sa fleur préférée. Le gros lot se compose des sujets sensibles aux graminées des prés, et qui le sont si bien que j'ai vu le cas d'un officier de cavalerie qui, au cœur même de l'hiver, ne pouvait traverser, dans sa caserne, un escalier par où les soldats avaient transporté du fourrage, sans avoir sa crise. D'autres sont sensibles plutôt aux fleurs de juillet, composées de mille-feuilles, d'autres à des fleurs d'automne. En Amérique, paraît-il, ces derniers cas sont les plus fâcheux.

Quelles relations peuvent donc exister entre ces diverses floraisons et le déchaînement des crises de rhume des foins?

On sait aujourd'hui que ces relations s'établissent par l'intermédiaire du pollen des fleurs, transporté par le vent, et venant se déposer sur la conjonctive oculaire ou dans les replis intérieurs des fosses nasales, chez les sujets prédestinés, c'est-à-dire jouissant d'une prédisposition particulière à l'endroit de cette maladie. Les grains invisibles de cette poussière fécondante flottent dans l'air, aux époques de floraison, par myriades de milliards, sans que nous nous en doutions davantage que pour les ondes hertziennes émanées des milliers de postes de télégraphie ou de téléphonie sans fil. Le vent les transporte partout. Les analyses microscopiques de poussières, faites à ce moment, en dénoncent des quantités invraisemblables.

Ces grains de pollen renferment tous une *protéide*, aux propriétés singulièrement actives. Déposés sur la conjonctive oculaire ou sur la muqueuse nasale, ils se gonflent dans ce milieu humide, éclatent, et la protéide, mise en liberté, vient d'abord irriter la muqueuse, puis est absorbée par elle, déterminant ensuite, à un degré infime, une petite intoxication générale, dont tous les symptômes indiqués ci-dessus ne sont que les signes.

C'est ici que les explications deviennent délicates à saisir, parce qu'elles s'appuient sur la notion d'un phénomène physiologique très spécial, qu'on appelle l'*anaphylaxie*, et qu'il est bien difficile de faire comprendre aux profanes en quelques mots. Essayons.

Chacun sait qu'il existe des sujets qui ne peuvent manger du poisson ou des fraises, sans présenter, quelques heures après, de l'urticaire : d'autres ne peuvent manger des œufs sans donner aussitôt des signes d'empoisonnement, n'en eussent-ils absorbé qu'un milligramme. Ces sujets sont dits en état d'*anaphylaxie* pour le poisson, les fraises, les œufs, etc. Il en est de même qui ne peuvent respirer certaines poussières sans avoir aussitôt une crise d'asthme, et le fait se produit toujours avec la même poussière et rien que celle-là : un garçon de pharmacie ne pouvait ouvrir, sans être en proie à l'asthme, certain bocal de son laboratoire : un marchand de bestiaux avait sa crise dès qu'il respirait l'odeur d'un troupeau de moutons : les Américains ont signalé le *horse asthma* de certains cavaliers, sensibles aux poils du cheval. Les chroniques anciennes citent de grandes dames qui tombaient en pamoison en respirant telle ou telle fleur. Autant d'exemples d'anaphylaxie.

L'anaphylaxie est le phénomène inverse de celui de la vaccination. Avec celle-ci, l'emploi d'une substance, même toxique, commencé à très petites doses, permet d'obtenir graduellement une accoutumance telle que les doses dangereuses finissent par être supportées sans dommage. Dans l'anaphylaxie, tout au contraire, il arrive qu'un sujet ayant reçu un jour une dose normale d'une substance active, se trouve *sensibilisé*, et désormais une dose, même minime, inoffensive pour tout autre, de cette même substance, déchaînera chez lui une véritable crise d'empoisonnement. Le nombre des sujets capables de présenter cette action singulière, c'est-à-dire d'être sensibilisés au lieu d'être vaccinés, est considérable. On cherche partout, en ce moment, à découvrir les motifs de cette anomalie, et l'on est porté à croire qu'elle est en relations avec une modalité spéciale du système nerveux sympathique, agissant directement sur la contractilité des petits vaisseaux, — d'où crise *colloïdo-classique*, avec viscosité sanguine exagérée, diminution de la proportion des globules blancs, etc., — et indirectement, par l'intermédiaire du nerf vague, sur l'innervation du cœur et des poumons.

Les victimes de l'asthme des foins sont des sujets en état d'anaphylaxie pour le pollen de certaines fleurs, parmi lesquelles celles des graminées, — le foin, — sont le plus souvent en cause. Sensibilisés, sans qu'ils s'en doutent, par une première atteinte passée inaperçue, ils sont exposés, chaque fois que le même pollen atteint leur conjonctive ou leur muqueuse nasale, à une petite crise d'intoxication qui se traduit par l'éternuement, le coryza abondant, la toux quinteuse. Et ils peuvent rester tels pendant de longues années. Il en est pour qui c'est un véritable supplice.

Que faire en pareil cas? Les Américains, chez qui cette maladie constitue une sorte de fléau, conseillent de diminuer un peu les chances d'infection, chez ces sujets disgraciés, en leur faisant porter de larges lunettes et placer des boulettes d'ouate dans le nez, quand ils vont à la campagne. On a aussi proposé de rechercher les points sensibles de la muqueuse nasale, ceux où le simple contact d'un corps étranger déchaîne la crise d'éternuement, et de les cautériser.

Enfin, et c'est là la grande préoccupation actuelle, on a cherché à détruire cette sensibilisation particulière des sujets par les méthodes employées aujourd'hui pour combattre les états anaphylactiques en général. On a préparé, avec les divers pollens, des sérums, destinés à vacciner l'individu contre celui qui lui est funeste, après avoir patiemment déterminé celui-ci par l'épreuve de la cuti-réaction. On a même fabriqué des sérums polyvalents, valables pour 40 types de pollens divers. Ces vaccinations, par doses graduellement croissantes, sont très employées en Amérique : c'est une méthode très lente, et quand elle confère une certaine immunité, ce n'est guère que pour un délai de quelques mois. Il faut donc y recourir une ou deux fois chaque année, ce qui n'est guère pratique, on en conviendra.

On a cherché aussi à rompre l'état anaphylactique par la méthode générale des « chocs protéiques » : injections sous-cutanées de lait stérilisé, injections intra-veineuses d'hyposulfite de soude, autohémothérapie, absorption d'un cachet de peptone une heure avant le repas.

Le traitement, local, beaucoup plus simple, n'est pas absolument méprisable. Il suffit d'instiller, sur la conjonctive, un collyre préparé avec un sérum pollinique, ou, mieux encore, un collyre à l'électrargol rendu radioactif par l'adjonction de traces de bromure de radium (trois fois par jour) : ce dernier procédé, d'invention récente, paraît avoir donné de réels succès. Je l'ai vu, pour ma part, réussir rapidement d… ns des cas où tout avait échoué.

Le traitement de l'état général, chez le sujet qui se trouve ainsi fâcheusement sensibilisé, ne sera pas tout à fait inutile. On pourra employer, à cet effet, de très petites doses quotidiennes (5 centigrammes) d'un sel de quinine, ou d'iodure de sodium, doses répétées patiemment pendant de longs mois, pendant des années même. Il y faut donc apporter une très grande patience, au cas, bien entendu, où les collyres indiqués plus haut, et d'emploi plus pratique, n'auraient amené aucun résultat.

CONSEILS D'ÉTÉ

L'hygiène étant l'art de vivre en bonne santé, dans notre milieu, en nous adaptant chaque fois aux changements qu'il subit, il y a naturellement une hygiène de l'été, — des temps chauds, pour mieux dire, — au résumé un ensemble de précautions à prendre, propres à nous préserver des inconvénients ordinaires que comporte la saison, en échange des avantages innombrables qu'elle nous apporte d'autre part.

Ces inconvénients découlent, il est aisé de le deviner, de l'ardeur et de la luminosité excessive des rayons solaires, et de la température élevée de l'atmosphère durant une partie du jour. Leurs résultats sont le coup de soleil, l'insolation, la sueur abondante, la soif qu'elle entraîne, la paresse digestive, et, chez beaucoup, une certaine dépression nerveuse. Examinons rapidement ces diverses éventualités.

Le coup de soleil et le coup de chaleur sont souvent confondus sous le terme trop élastique d'insolation. Ce sont deux accidents très distincts, dans leurs mécanisme, comme dans leurs effets et dans leur gravité.

L'insolation, où coup de soleil, est due à l'action directe des rayons solaires sur la peau. Ces rayons forment un faisceau complexe : rayons lumineux, rayons calorifiques, rayons chimiques. Ces deux dernières catégories correspondent, dans le spectre solaire, à la région, l'une de l'infra-rouge, l'autre de l'ultra-violet, et ne prennent pas part à la luminosité; retenez bien ceci, qui servira à vous expliquer les accidents, parfois très graves, qui peuvent se produire, en été, par les temps gris et même à l'ombre.

Ce sont surtout les rayons chimiques qui sont en cause dans l'action du soleil sur la peau. (Voy. p. 71.) Leurs effets sont variés et se proportionnent à l'intensité de cette action.

Au premier degré, c'est une véritable brûlure, parfois douloureuse, s'accompagnant de rougeur, de gonflement, de sensation de cuisson plus ou moins pénible, capable de se prolonger après l'accident; on peut même observer un certain état fébrile et des troubles du sommeil la nuit qui suit. Si l'action est plus violente, la peau plus délicate, il **peut** se produire des phlyctènes (ampoules), de l'enflure plus ou moins prononcée de la région atteinte, et même des phénomènes généraux plus accusés, qu'on a interprétés comme une sorte d'intoxication par les éléments de la peau frappés de mort et résorbés par la circulation, analogues à ceux que l'on observe après les brûlures graves ou après une exposition trop prolongée aux rayons X. Au premier degré, tout se termine assez vite par une exfoliation de l'épiderme mortifié, se détachant par pellicules ou par plaques : aux ampoules peuvent succéder des escharres superficielles, laissant après elles des cicatrices; dans les deux cas, la région touchée reste plus colorée pendant un certain temps.

Cette coloration, cette pigmentation peut même être le seul effet de l'action des rayons lumineux s'exerçant à faible dose, mais d'une façon prolongée; et, sous cette forme anodine, bien peu de personnes y échappent au cours d'un bel été. C'est le *hâle* des plages, avec l'accentuation des taches de rousseur naturelles, s'il y en a.

Contre ce genre de brûlure, il n'y a d'autre précaution à prendre que de garantir les régions découvertes de la peau, quand on se trouve en plein soleil, en les mettant à l'ombre d'un parasol ou d'une coiffure à larges bords. Le vulgaire canotier, le feutre léger, de couleur claire, avec ventouses pour l'aération, les casquettes à grandes visières, les vastes coiffures de toile sont donc tout indiqués : le couvre-nuque est parfois utile. Le petit béret est aussi absurde que le fez des musulmans. J'ai déjà dit (vol. II, p. 47), ce qu'il y avait lieu de penser de la mode de se promener tête nue.

La région du nez, les oreilles, la nuque, les poignets, les mollets nus et, chez la femme, le cou et le haut de la poitrine sont naturellement les plus exposés au coup de soleil. L'emploi du cold-cream et de la poudre de riz a ici une certaine valeur préventive qui n'est pas négligeable. La voilette a du bon, mais elle tient chaud, et la mode la fait tour à tour adopter et abandonner. Pour faire disparaître plus tard les traces de ce hâle, la pommade à l'oxyde de zinc ou la pâte dont j'ai donné la formule (vol. II, p. 28), sont très suffisantes.

Mais le coup de soleil peut avoir des effets plus graves, lorsqu'il tombe sur un crâne mal protégé, chez un sujet non entraîné. On sait que, dans les régions tropicales, il peut être mortel. L'échauffement brusque de la boîte crânienne, si bien close, amène une congestion cérébrale qui, dans les cas légers, se borne à de la migraine, des vertiges, des éblouissements, avec marche chancelante, accidents bénins qui disparaissent si le sujet se couche à l'ombre, tête nue et en s'aspergeant le crâne d'eau glacée. Mais les choses peuvent tourner plus mal, si l'action solaire est violente et si le sujet se trouve dans de mauvaises dispositions générales : période digestive, effet de l'alcool, artério-sclérose. Il perd connaissance et tombe foudroyé par une syncope qui est quelquefois mortelle. Bien que l'origine en soit différente, ces accidents de congestion cérébrale reproduisent alors les conclusions du *coup de chaleur* que nous allons maintenant étudier.

Il s'agit en effet ici de tout autre chose, puisque, retenez-le bien, le coup de chaleur peut se produire *à l'ombre*. Le soleil n'y intervient plus, comme tout à l'heure, par l'action directe de ses rayons, mais comme cause de l'élévation de la température de l'atmosphère : les chauffeurs, les mécaniciens y sont exposés devant leur machine, en face de la chaleur obscure, sans intervention d'un soleil ardent.

Le coup de chaleur représente un ensemble de phénomènes assez singuliers et de l'interprétation desquels on discute encore. La haute élévation de la température de l'atmosphère ambiante en est évidemment la cause essentielle; mais encore faut-il que certaines conditions adjuvantes se trouvent réunies.

Le type classique du coup de chaleur est celui qui frappe les soldats dans une troupe en marche. L'homme, chargé de son « barda », serré dans son uniforme, a fait une grosse dépense musculaire : il est en état de moindre résistance : son sang charrie des toxines : ses fibres musculaires sont saturées d'acide lactique, excrément de leur effort; le cœur est fatigué. Le visage, congestionné, est couvert de sueur. Entre les rangs serrés, cette sueur, qui s'évapore, crée une atmosphère humide et tiède qui accompagne la troupe. La respiration devient pénible : l'oxygénation du sang est moins active et son action dépurative moins efficace. Le sujet est en état d'intoxication. Ses tempes battent; un cercle migraineux étreint son front : ses yeux se brouillent; il chancelle : bientôt il tombe.

Ce qui prouve que la réunion de toutes ces conditions joue un rôle essentiel, c'est qu'il suffit d'en modifier quelques-unes, comme le prescrivent aujourd'hui les règlements militaires, pour diminuer beaucoup le nombre de ces accidents, par exemple de desserrer les rangs, de faire ouvrir le col des vareuses, de placer les sacs dans les voitures. Pourtant cela ne suffit pas toujours, et l'on a vu une troupe qui avait résisté aux coups de chaleur pendant la marche, en fournir des cas pendant le repos, spécialement sous la tente, où se renouvellent les conditions défavorables précitées, c'est-à-dire la chaleur de l'atmosphère, l'absence de renouvellement de l'air et l'humidité ambiante créée par la mise en commun de la vapeur de toutes les respirations et transpirations.

L'explication admise aujourd'hui, c'est qu'il s'agit d'un état d'intoxication portant ses effets sur le système nerveux.

Ceux-ci apparaissent le plus souvent progressivement : sensation de faiblesse générale et de lassitude, lourdeur des jambes, bourdonnements d'oreilles, vertiges, céphalée, accélération du pouls, rougeur de la face, sueurs profuses, respiration difficile et ralentie. C'est alors qu'intervient la perte de connaissance.

D'autres fois, l'allure des accidents est plus précipitée. L'homme, après une courte période de mal de tête, éprouve un vertige, son pouls se ralentit : il chancelle et tombe aussitôt en syncope, le visage pâle. Ce sont les formes les plus graves et qui sont parfois mortelles sans rémission.

Dans les cas ordinaires, il suffit de coucher le sujet la tête basse, plutôt sur un lit ou une table que sur le sol, de couvrir sa tête et de flageller son corps à l'aide de linges imprégnés d'eau froide et souvent renouvelés, de lui faire boire du café, surtout pas d'alcool ni d'eau de mélisse, enfin de pratiquer des piqûres de caféine ou d'éther, voire la ponction lombaire si l'on en a les moyens.

La saignée, qui a été longtemps le remède classique, a été discutée et est abandonnée aujourd'hui, à moins qu'elle soit formellement commandée par des signes de congestion pulmonaire aiguë, avec visage et cou violacés, yeux injectés, pouls violent et respiration bruyante : alors, en cas d'urgence impérieuse, n'importe qui doit sectionner, avec un instrument flambé, — et la peau d'abord désinfectée — n'importe quelle veine apparente, fût-ce au pied où à la main.

Si la syncope persiste, il n'y a pas à hésiter à pratiquer les tractions rythmées de la langue. (Voy. p. 121.)

Les cas isolés de coup de chaleur sont beaucoup plus rares que chez les individus marchant en troupe, soldats, gymnastes, orphéons, cortèges, parce que la plupart des conditions adjuvantes signalées plus haut manquent. Néanmoins, un sujet circulant dans la foule, fatigué par une marche, même tranquille, en plein soleil, ébloui par la réverbération persistante du sol, ou plongé dans l'air humide si la rue vient justement d'être arrosée, s'il se trouve dans la phase active de la digestion stomacale, surtout s'il a absorbé quelque boisson un peu alcoolisée, peut être victime brusquement d'un coup de chaleur en pleine rue, lorsque la température est très élevée et que l'air n'est renouvelé par aucun souffle de vent.

Ceux qui sont ainsi frappés, seuls dans une foule exposée aux mêmes conditions générales, présentent ordinairement une prédisposition particulière, due à un état de fatigue, à la coexistence d'autres intoxications (alcool, tabac) et surtout à l'état de leur cœur et de leurs reins.

Pour éviter ces accidents, on aura soin, par les fortes chaleurs, de porter des vêtements de lainage larges et peu serrés à la taille, au cou et aux poignets.

On marchera sans précipitation, de préférence hors des heures les plus chaudes et des moments de pleine digestion, et surtout on évitera l'alcool. Les albuminuriques, les cardiaques et les artério-scléreux, plus encore que les jeunes gens, devront tout particulièrement observer ces précautions.

Un dernier mot sur les effets fâcheux des rayons solaires, que d'ailleurs nous allons réhabiliter dans un autre article. Ils fatiguent singulièrement la rétine, surtout les rayons chimiques (1).

Il est donc utile de porter des lunettes dont l'action éteigne ces rayons. Les verres fumés, longtemps classiques, n'ont qu'une valeur médiocre, car ils arrêtent surtout les rayons lumineux : les verres bleus n'en ont aucune. Il faut prendre des verres jaunes, spécialement ceux qui renferment dans leur composition des

---

(1) Les rayons chimiques, ou ultra-violets, isolés et perçus en masse, sont capables, simplement, d'aveugler. Comme ils ont reçu, dans ces dernières années, des applications scientifiques et industrielles importantes, les personnes risquant d'être atteintes par eux sont obligées de porter, devant leurs yeux, des verres spéciaux, et les appareils, une fois construits, doivent toujours rester enfermés dans des boîtes hermétiquement closes.

sels capables d'arrêter ces rayons chimiques, et tels que Fieuzal, Motais, etc., les ont préconisés. Ils n'offrent que le léger inconvénient de modifier, à la vue, la coloration du ciel et de la verdure; mais ils donnent toute sécurité pour la protection de la rétine.

La sueur, si abondante en été, est un moyen de défense naturelle de notre corps contre l'excès de la température ambiante. (Voy. p. 51.) Son évaporation graduelle refroidit la peau, par l'effet physique bien connu que l'on utilise en Espagne pour fabriquer des vases poreux et suintants (alcarazas), maintenant constamment frais les liquides qu'on y verse. La couche d'air en contact avec la peau s'en trouve ainsi rafraîchie.

Il ne faut donc pas nous plaindre de la sueur; c'est une sauvegarde précieuse. C'est elle qui permet au corps humain de supporter, en certaines circonstances, des températures véritablement excessives, dans les étuves sèches, par exemple, qui atteignent jusqu'à 70° et 80°, et l'on cite souvent l'exemple de ces paysannes polonaises qui s'introduisent dans des fours à pain encore brûlants, toutes nues, sans aucun danger, leur corps se couvrant aussitôt d'une sueur profuse dont l'évaporation suffit à maintenir tout autour de leur peau une couche d'air atteignant une température très supportable.

Mais il faut que cette évaporation se produise lentement : trop brusque, elle a des effets fâcheux. C'est pourquoi, il vaut mieux pendant les grandes chaleurs, porter des vêtements de lainage légers, à tissu lâche ou même tricoté, bons isolants, plutôt que des tissus de toile et de coton. La laine absorbe mieux la sueur et la vapeur transpirée, et permet son évaporation lente : c'est le costume des Arabes en toute saison.

Le coton laisse tout passer, la chaleur extérieure d'abord, la vapeur sudorale ensuite, ce qui laisse notre peau sans défense aussitôt que la température s'abaisse : il est donc plus agréable à porter, mais plus dangereux. Les tissus de toile très compacts, presque imperméables, adoptés par la marine et par l'armée, lui sont très préférables, mais ne valent tout de même pas le lainage. La soie est aussi mauvaise conductrice de la chaleur que la laine et aurait les mêmes vertus, si elle n'était d'un tissu trop serré : en l'employant sous forme de jerseys et de tricots, elle répond à toutes les exigences.

C'est qu'il faut prévoir, en été, les changements de température qui peuvent se produire, plus ou moins brusquement, au cours de la journée. A ce point de vue, la belle saison est beaucoup moins homogène que la saison froide. C'est à la campagne, et surtout à la mer, que ces variations sont le plus fréquentes, bien plus qu'à la ville, où le pavé et les trottoirs conservent longtemps la chaleur dont ils se sont imprégnés et qu'ils restituent à l'atmosphère. C'est d'ailleurs pour cela, il est presque puéril de le dire, que les citadins émigrent en été si volontiers, quand ils le peuvent.

Hors de la période dite des grandes chaleurs, où la température élevée présente une certaine constance, on voit fréquemment, à la campagne, celle-ci s'abaisser de plusieurs degrés au coucher du soleil; à la mer l'effet est encore plus marqué. Et puis, il y a les changements de vents; il y a les périodes de pluie et d'orage. Il serait donc absurde de ne posséder qu'un seul costume d'été, et tout à fait imprudent qu'il fût en toile ou en coton surtout. C'est ici, que la laine, tissu animal, fait des éléments d'une toison qui est le vêtement naturel établi par la nature pour tous les mammifères (sauf les aquatiques et les pachydermes), reprend tous ses avantages. On n'hésitera point, s'il le faut, à changer de costume si le temps fraîchit, et le beau sexe saura, pour cela, trouver de meilleures raisons encore. Bref, le tissu de coutil n'est acceptable que si on l'endosse pour les heures chaudes de la journée, et si on l'échange ensuite dès que la température s'abaisse, contre un lainage. Une ceinture abdominale légère est utile pour prévenir les refroidissements du ventre pendant les journées à température très variable, surtout pour certains sujets prédisposés, qui s'éviteront ainsi bien des troubles intestinaux : beaucoup de diarrhées d'été sont dues à ces refroidissements, et, pour les jeunes enfants, en particulier, il faut toujours y penser.

La sueur provoque la soif, résultat de la déshydration exagérée de notre sang, même au repos, mais surtout si l'on se livre à quelque exercice musculaire actif; et c'est un besoin naturel qu'il est tout à fait légitime de satisfaire. Seulement, il faut y apporter une certaine méthode.

Il paraît toujours plus agréable alors de boire des liquides glacés, parce que le froid détermine momentanément une certaine anesthésie du pharynx, un peu comme le ferait un badigeonnage à la cocaïne (c'est d'ailleurs dans ce but que les naturels du Pérou mâchent la feuille de la coca). Mais il faut se méfier ici d'une illusion dangereuse. A cette anesthésie succède un retour plus vif de l'irritation locale. En réalité, les boissons glacées ramènent vite la chaleur du pharynx et la soif. Les boissons chaudes, — pas trop chaudes parce qu'elles provoqueraient une crise de sueur, — désaltèrent certainement beaucoup mieux et d'une façon plus durable. Et puis, les boissons glacées gâtent vite les dents. Les Américains, si friands de neige fondue, abîment rapidement, à ce régime, leur denture : c'est pourquoi on trouve chez eux tant de dentistes, et, vu la concurrence, d'aussi habiles.

Les mêmes Américains ont une autre habitude, beaucoup plus intelligente, c'est celle de mâcher des gommes insolubles, qui entretiennent la salivation et diminuent ainsi la sécheresse du pharynx. Les chiens arrivent d'instinct au même résultat en tirant leur langue au maximum, ce qui excite le réflexe salivaire; mais ils ont le tort de laisser leur salive s'écouler au dehors; ainsi s'augmente la déshydration du sang, donc la soif. L'halètement dont ils accompagnent ce geste produit une évaporation qui amène le même effet que le coup d'éventail sur un visage en sueur. L'homme, du moins, grâce à sa stature verticale, conserve et avale sa salive, ce qui est un moyen ingénieux de modérer la soif à bon compte, car c'est en somme toujours la même eau qui reste dans le corps. Par contre, cette régurgitation continuelle de la salive peut favoriser l'aérophagie (vol. I, p. 182). La citronnade, les jus de fruits un peu acidulés, représentent les meilleures boissons d'été, celles qui n'affadissent pas trop l'estomac à jeun. Les boissons alcooliques sont détestables.

Il faut boire par petites quantités à la fois, et cela en toutes circonstances, je crois vous l'avoir déjà dit (vol. I, p. 177), mais surtout quand il fait chaud. De grands verres de liquides, avalés d'un trait, compromettent la digestion lorsqu'ils sont pris à table, fatiguent le cœur lorsqu'ils sont ingurgités à jeun, par conséquent absorbés rapidement et en masse. Un verre d'eau glacée, bu tout à fait à jeun, en pleine crise de sueur, par une chaleur très forte, peut, la chose est certaine, déterminer une syncope. Une glace doit être savourée à petits coups, et toujours accompagnée de quelque nourriture, un gâteau léger, par exemple.

Les fonctions digestives sont habituellement ralenties pendant les grandes chaleurs. L'appétit est plus languissant. C'est une indication de la nature qu'il convient de respecter, et non de combattre par des condiments, des épices, et surtout par des soi-disant apéritifs, à base d'alcool.

Notre corps perdant, par rayonnement, une moins grande part de sa chaleur animale, notre alimentation doit s'alléger de l'excédent que nous introduisons en hiver pour maintenir celle-ci en équilibre dans l'air froid. Il faut mettre moins de combustible dans la chaudière qui alimente notre chauffage central, donc réduire un peu notre ration alimentaire en quantité et aussi en qualité, quant au pouvoir calorifique des mets choisis, ce qui doit se traduire par une moindre consommation de corps gras : beurre, graisse, huile.

D'ailleurs la sage nature se charge de nous mettre ici en garde, si nous voulons bien l'écouter. Ces substances se digèrent mal en été. L'estomac devient, avec la persistance de leur emploi au taux d'hiver, plus paresseux et l'intestin plus capricieux. C'est le moment de suspendre l'usage de l'huile de foie de morue pour les jeunes enfants.

Mangeons donc selon notre faim, mais sagement observée, et ne la forçons point quand elle est faible. Les légumes et surtout les fruits conviennent mieux ici que la viande, les œufs ou le fromage, surtout pris en excès : ce dernier est un aliment d'hiver, et d'ailleurs il est de qualité très médiocre en cette saison. Les légumes verts, les purées, les fruits frais, préviendront la paresse intestinale qu'entraîne quelquefois cette alimentation réduite. Pas d'excès cependant en ce qui concerne les fruits (surtout les cucurbitacées : melon, concombre, courges, potirons), sinon c'est la diarrhée, vous le savez bien. Mais sachez aussi que celle-ci est due moins encore aux fruits eux-mêmes qu'aux germes qu'ils introduisent dans notre tube digestif, quand ils sont malpropres, et ils le sont toujours. Il convient donc de les laver, sans vous attarder à l'opinion de ceux qui prétendent qu'on leur fait perdre ainsi une partie de leur bouquet, ce sur quoi je me suis déjà expliqué (vol. I, p. 260).

En résumé, il convient, en été, d'être très sobre. Le petit déjeuner sera léger : pas de chocolat ni de tartines beurrées. Le café et le thé légers valent mieux, pour relever la pression sanguine, toujours abaissée pendant les chaleurs et par la sudation. Pas de goûter, à part quelques gâteaux secs à l'occasion d'un rafraîchissement. Mangez peu au repas du soir, sans viande ni œufs, si possible, le tout afin de vous préparer une meilleure nuit, car on dort moins bien pendant les grandes chaleurs.

En fait, pendant l'été, on a plus facilement envie de dormir dans le jour que le soir, et la torpeur qui suit le repas de midi, jointe à l'accablement produit par la chaleur, incite volontiers à la sieste, à propos de laquelle il y a quelques réserves à faire. (Voir *La Sieste*, p. 60.) Disons seulement ici qu'elle contribue encore à rendre plus difficile le sommeil nocturne, déjà précaire chez les sujets nerveux, les vieillards et les personnes que la chaleur incline trop au repos absolu pendant la journée.

On se procurera un bon sommeil en mangeant fort peu, je l'ai dit, au repas du soir, et en faisant suivre celui-ci de quelque promenade. On pratiquera une ablution générale un peu fraîche avant de se mettre au lit, et l'on dormira peu couvert, dans une chambre dont les fenêtres resteront entr'ouvertes, à moins que l'habitation soit située dans un lieu humide ou trop boisé, et qu'il y ait des moustiques dans le voisinage. Une simple infusion de fleurs d'oranger est le meilleur calmant à prendre avant de s'endormir.

On voit qu'au total l'été, que nous avons l'habitude d'appeler la « belle saison », n'est pas, en même temps, la bonne saison, au sens rigoureux du terme. D'ailleurs il n'est pas de saison parfaite : chacune apporte, avec ses avantages, ses inconvénients, et peut-être est-il plus aisé de se préserver de ceux de l'hiver que de ceux des grandes chaleurs. Ceci prouve qu'à chacune conviennent des règles d'hygiène particulières, comme à chaque âge et même à chaque profession, et que l'art de se maintenir toujours en bonne santé est fait de la connaissance et de l'application de ces règles.

LA SUEUR

Un des faits qui caractérisent le régime spécial de notre organisme, par les temps chauds, c'est l'augmentation de la secrétion de la sueur. (Voir *Conseils d'été*, p. 44.)

Si gênante qu'elle puisse devenir à certains moments, il faut cependant lui reconnaître un rôle éminemment utile.

La sécrétion sudorale a de multiples destinations.

Elle assouplit la peau, concurremment avec la sécrétion grasse des petites glandes sébacées qui s'ouvrent à la base des poils. Elle nous débarrasse d'une portion de l'eau du sang et élimine en même temps un certain nombre de produits d'excrétion, déchargeant ainsi le rein d'une partie de ses fonctions. Les anciens usaient beaucoup des sudorifiques, qu'ils considéraient comme un des plus précieux moyens de dépuration du sang : ils employaient, à cet effet, certaines tisanes administrées avec abondance et aussi les bains de vapeur (1).

---

(1) La syphilis, à son apparition en Europe, a été longtemps traitée par la provocation abondante de la sueur au moyen de la décoction de gaïac et du séjour dans les étuves. On pensait faire éliminer le virus par cette voie, comme aussi par la forte salivation qui suivait les frictions mercurielles. De là l'expression malicieuse que l'on retrouve dans des lettres du XVIIIe siècle : aller « en *Suède*, ou en *Bavière* » pour désigner quelqu'un astreint à se soigner d'une syphilis.

Il y a, en effet, une relation certaine entre la sécrétion de la sueur et la filtration urinaire. Quand on sue beaucoup, on urine peu et inversement. L'antipyrine, qui diminue l'excrétion rénale, fait suer par compensation. Les diabétiques polyuriques ont la peau sèche. Quand le rein est bloqué, dans l'urémie et dans certaines néphrites, la sueur se charge d'urée avec abondance, faisant de son mieux pour essayer de contribuer à désintoxiquer l'organisme.

Elle élimine des acides gras, qui lui donnent son odeur, et, au besoin, certains poisons.

La suppression brusque des sueurs peut avoir certains inconvénients dont nous allons parler.

La sudation est donc un phénomène dépurateur, mais surtout, — et ceci est très important à noter, — quand elle accompagne le travail. La sueur des bains turcs, la sueur passive, n'enlève guère que de l'eau. Par contre, la sueur éliminée au cours d'un travail musculaire actif est très chargée en principes résultant de la combustion des tissus, au point d'acquérir un certain pouvoir toxique. Un physiologiste américain s'est avisé de mesurer ce pouvoir, en recueillant sur des mouchoirs stérilisés la sueur fournie par des jeunes filles après une longue séance de danse (précédée d'un bain prolongé). Cette sueur, injectée à des cobayes, les a fait périr rapidement dans des convulsions. C'est, en général, de l'urée qui s'élimine de cette façon. Aussi quand nos démagogues, dans leurs déclamations, stigmatisent les bourgeois qui « s'engraissent de la sueur du travailleur », emploient-ils une image, non seulement malpropre, mais bien impropre.

Par les temps chauds, qui provoquent plus activement sa sortie, elle joue le rôle d'un régulateur de la température de la peau, que son évaporation rafraîchit.

En activant cette évaporation par quelques coups d'éventail, on se procure un véritable bien-être : mais si l'on va jusqu'au violent courant d'air, ou si l'on passe, en pleine sueur, dans un endroit glacé, ou si l'on se plonge dans de l'eau très froide, on peut provoquer des accidents plus ou moins sérieux.

La sécrétion de la sueur est, en effet, sous l'action directe du système nerveux : des nerfs spéciaux commandent et règlent son débit. Ils le règlent même de deux manières, en en activant la production au sein des glandes sudoripares, et en provoquant, quand il y a lieu, sa sortie en masse, par le jeu de minuscules fibres musculaires logées dans la paroi de la glande, et dont la contraction la force de se vider, dès qu'elle se remplit, comme une poire en caoutchouc que l'on presserait.

Cette action nerveuse, que certains médicaments nous permettent même de provoquer artificiellement (jaborandi et pilocarpine), est mise en jeu par des causes bien diverses. C'est d'abord, naturellement, l'élévation de la température de la peau; c'est aussi l'élévation de la température du sang, dans les fièvres; c'est encore la traduction d'un phénomène réflexe, ayant pour point de départ une irritation plus ou moins violente, apparaissant au niveau d'un viscère (colique, hernie étranglée) ou une forte émotion, la peur, la honte, l'angoisse (1).

---

(1) C'est à ce type de sudation, quasi artificielle, éliminée brusquement avec abondance, au moment où le système nerveux est déprimé par une émotion violente, — la tension sanguine étant abaissée au minimum, et avec elle l'activité circulatoire et la chaleur centrale, — que l'on donne communément le nom de « sueur froide », par opposition avec la sueur naturelle des temps chauds et des périodes de grande activité musculaire.

Un type de cette action réflexe est le phénomène bien connu de la sueur brusque, apparaissant presque aussitôt après qu'on a bu un verre d'eau glacée. Seuls les naïfs s'imaginent que c'est l'eau qu'ils viennent de boire qui s'échappe aussitôt, oubliant qu'elle n'a pas encore eu le temps de passer par le sang. C'est tout simplement l'irritation de l'estomac par le froid, qui provoque un réflexe du côté de la peau : on arrive au même résultat en irritant la muqueuse de l'estomac par tout autre moyen, par exemple en buvant une cuillerée de vinaigre. Les citronnades trop acides, en été, ont quelquefois cet inconvénient.

Ce qu'il est important de connaître, c'est que le même mécanisme peut fonctionner en sens inverse, et qu'une action violente exercée sur la peau, par la suppression brusque d'une sueur profuse, se traduit à l'intérieur par un réflexe mettant en action les nerfs vaso-moteurs qui règlent le débit du sang, et qu'ainsi, par le coup de froid, lorsqu'on est en sueur, prend naissance la congestion pulmonaire ou même cérébrale.

D'autre part, il y aurait exagération à croire, comme le veut une vieille tradition, qu'en supprimant une sueur habituelle des pieds ou des mains, chez les sujets qui en sont affligés, on les expose à de graves maladies : la chose n'est vraisemblable que si, en même temps, les reins éliminent mal, et si l'on vient ainsi accroître, pour une part importante, leur travail déjà défectueux. Il en est alors comme de la suppression brusque des vieux eczémas suintants et de tous autres exutoires habituels.

L'élimination de la sueur est continue. La transpiration insensible, c'est-à-dire évaporée aussitôt que produite, ayant seulement maintenu la peau souple et fraîche, nous fait perdre, en moyenne, à elle seule, 500 grammes de sueur en vingt-quatre heures. Mais les grandes crises sudorales de l'été, l'abondance des boissons qui élève la tension sanguine, les exercices pénibles, un travail fatigant, une course vive, certains états nerveux qui provoquent directement des sueurs abondantes, peuvent nous faire perdre bien davantage, c'est-à-dire jusqu'à un litre et demi : c'est cette spoliation de l'eau du sang qui provoque la soif. Ceux qui, par nature, suent peu, sont bien moins altérés que les autres; il leur arrive de se donner en exemple et de vouloir ainsi prouver qu'en buvant peu on sue moins. En réalité, quand il s'agit d'un état habituel, il faut renverser la proposition.

Il est certain cependant que le tempérament particulier de chacun joue ici son rôle. Certaines personnes suent beaucoup plus que d'autres, les arthritiques, les nerveux et les obèses, par exemple; ces derniers, en particulier, dont le tégument est très étalé, ont leurs glandes, en quelque sorte, à fleur de peau; chez les maigres, dont le grain cutané est plus serré, c'est l'inverse. Ce qui n'empêche pas les malheureux phtisiques, très amaigris, d'être fort incommodés par leurs sueurs nocturnes; mais celles-ci dépendent d'un mécanisme compensateur spécial et apparaissent surtout quand on supprime, chez eux, la diarrhée.

Les arthritiques éliminent, avec ces sueurs abondantes, beaucoup de produits d'excrétion, ce qui leur est évidemment favorable, mais ce qui aussi irrite leur peau à la longue : c'est pourquoi la séborrhée, — distincte cependant de la sueur, mais traduisant, comme l'hyperhydrose, un régime cutané défectueux, — séborrhée qui contribue souvent à les rendre chauves, et aussi beaucoup de maladies cutanées, provoquées par celle-ci, sont plus fréquentes chez eux. Des soins très minutieux de propreté leur sont donc tout particulièrement recommandés.

La sueur ne s'élimine pas dans les mêmes proportions par toutes les régions de la peau (1) : elle est plus abondante aux aisselles, aux plis inguinaux, au nombril, aux pieds et aux mains. Là encore on trouve de grandes différences individuelles, et certains sujets ont des régions de prédilection pour l'élimination sudorale, d'où résultent pour eux de véritables infirmités. Les uns suent par leur cuir chevelu, d'autres par la nuque, beaucoup par les aisselles, les mains et surtout les pieds. Cela s'appelle l'*hyperhydrose*. Pour un violoniste, suer des mains est une catastrophe, et c'est bien désagréable aussi pour un pianiste.

La sueur des aisselles, parce qu'elle est acide, décolore les vêtements, et souvent elle élimine des acides gras (caproïques) dont l'odeur est pénible : on sait que les sujets roux y sont spécialement prédis-

---

(1) On sait que le fait d'enfermer la peau sous un revêtement imperméable quelconque, vêtements caoutchoutés, cirés, cuir, etc., a pour résultat infaillible de provoquer la sécrétion de la sueur : le maintien permanent de la chaleur la fait naître et l'obstacle à l'évaporation la maintient sur place. La circulation sanguine superficielle se trouve ainsi très activée. C'est pourquoi, lorsqu'on quitte des vêtements de ce genre et qu'on s'expose aussitôt au froid, les reflexes vasculaires, partis de la peau sous l'action de celui-ci, font naître un engorgement compensateur dans la circulation pulmonaire, ce qui se traduit par une congestion, ou tout au moins par un bon rhume. Le port habituel de ces vêtements présente donc quelques inconvénients. Il faut les munir de perforations dissimulées dans les doublures, afin que l'atmosphère chaude enveloppant la peau ne soit pas complètement emprisonnée, et surtout ne s'en dépouiller, par les temps froids, que devant le feu.

posés. Signalons, en passant, que les doublures caoutchoutées des vêtements, à ce niveau, destinées à empêcher les étoffes de soie de se tacher, excitent la sudation encore bien davantage.

La sudation des pieds est la plus fréquente, lorsqu'ils sont enfermés dans des chaussures imperméables : les bottes ont, à ce propos, une réputation très justifiée, qui a valu, à notre brave gendarmerie nationale, de bien cruels sarcasmes. Cette sueur permanente ramollit l'épiderme, qui se blesse alors facilement, d'où une gêne sérieuse pour la marche. D'autre part, cet épiderme étant, là, très épais, parce qu'il supporte tout le poids du corps, — ce qui donne aux frottements plus de force et excite constamment la genèse de couches épidermiques nouvelles, — lorsque cet épiderme macère trop longtemps il se met en bouillie; sa décomposition fournit alors des produits sulfurés volatils, voisins de ceux de la putréfaction des albumines (fromage fait) qui, unis aux acides gras volatils de la sueur, fournissent cette symphonie de parfums si caractéristique. Mais n'insistons pas.

De nombreux remèdes ont été préconisés pour combattre cette « hyperhydrose plantaire », qui, même lorsqu'elle n'est pas trop malodorante, ramollit constamment la peau de la région, l'irrite, provoque de la rougeur, des ampoules et prédispose le pied, dans la chaussure, à des écorchures qui gênent considérablement la marche. C'est une des misères professionnelles du fantassin.

De tous les procédés, le plus simple est de prendre des bains de pied avec de l'eau renfermant une cuillerée à soupe de formol (solution normale à 10 %) par litre, d'arroser ensuite d'alcool, de laisser sécher et de saupoudrer avec du talc. Le sujet portera des chaussettes de laine fine, recouvertes d'autres chaussettes en fil ou en coton : la première absorbe la sueur, la seconde la fait évaporer. C'est le même principe qui fait conseiller, aux gens qui suent beaucoup, de porter de la flanelle sous leur chemise, procédé louable, mais à la condition de changer la flanelle dès qu'elle est encollée.

On a proposé également les bains de pied avec une solution de permanganate de potasse, avec une décoction d'écorce de chêne, avec de l'eau blanche (très toxique : soigneusement laver les mains ensuite), enfin la pommade au formol. Les personnes qui, sans être atteintes d'hyperhydrose caractérisée, présentent, après une marche, un certain degré de macération de l'épiderme par sueur exagérée, trouveront avantage, après lavage des pieds, à les arroser d'un peu d'alcool ou d'eau de Cologne.

La même solution de formol, indiquée plus haut, est utile pour les mains. Aux aisselles, on emploiera, outre les savonnages fréquents, les lotions à l'eau de Cologne ou à l'eau oxygénée alcalinisée extemporairement à l'aide d'un peu de bicarbonate de soude, ou la glycérine légèrement formolée : on saupoudrera de talc ou de sous-carbonate de bismuth. Pour diminuer l'odeur *hircine* (odeur de bouc), les personnes qui en sont affligées feront bien d'adopter temporairement le régime végétarien, de surveiller leur foie (supprimer le chocolat) et de se nourrir plutôt de fruits et de légumes que de viande. Elles couperont très ras, — sans cependant les raser, ni s'épiler, — les poils des aisselles et n'abuseront pas des parfums, comme elles en éprouvent si aisément la tentation : il peut en résulter des mélanges odorants plus fâcheux encore, par leur puissance. *Qui bene olet, male olet,* disait le proverbe ancien.

En été, les fortes sudations font parfois apparaître sur la peau de minuscules ampoules pleines d'eau, véritables petits kystes, correspondant à une glande sudoripare surmenée, puis bouchée, des *sudamina*, suivis, après crevaison et pendant la cicatrisation, d'une petite tache rose rappelant un peu une piqûre de puce. C'est un incident sans aucune importance et que l'on pourra souvent prévenir par de bons savonnages suivis de frictions vigoureuses à l'alcool.

Est-il besoin d'ajouter que toutes les personnes que leur constitution porte à suer plus abondamment que les autres, doivent s'astreindre à des soins de propreté plus attentifs, sous forme de savonnages généraux, de bains alcalins, et de frictions alcoolisées ?

LA SIESTE

Beaucoup de personnes éprouvent, au cours de la digestion d'un repas, surtout si elles ne se livrent point, à ce moment, à un travail physique, ou simplement à la marche, une sorte de torpeur cérébrale, un besoin de sommeil, auquel il leur paraît difficile de résister. Est-il bon ou est-il mauvais d'y succomber?

En fait, cette torpeur, du moins à un degré minime, est un phénomène physiologique assez naturel. Nous observons couramment, chez les animaux qui nous entourent, plus sensibles que nous à la voix de l'instinct, cette tendance au sommeil après la digestion. Le chien repu se couche et s'endort, de préférence le ventre devant le foyer ou au soleil, ce qui est parfaitement logique, car la chaleur appliquée sur la région abdominale facilite toujours le travail digestif, et c'est une méthode que la thérapeutique emploie aujourd'hui au traitement de beaucoup de dyspepsies. A l'état sauvage, la plupart des animaux passent leur vie uniquement à chercher leur nourriture, à l'absorber, puis à dormir dans les intervalles, et ceux que ne réveille pas le besoin de boire, parce qu'ils excrètent une urine solide, — les reptiles, par exemple, — peuvent sommeiller ainsi pendant plusieurs jours après chaque repas, ce qui leur permet d'espacer beaucoup ceux-ci, parce que l'absence de dépenses musculaires, pendant ce temps, réduit encore leurs besoins alimentaires.

Le travail des organes digestifs, dont la musculature se réduit à une tunique assez mince, comporte une prompte fatigue de ces viscères et exige un gros apport sanguin : quand le chirurgien est amené à ouvrir l'abdomen d'un sujet en pleine digestion, — pour une blessure au ventre, par exemple, — il trouve l'estomac rouge et congestionné.

Cet important transport de la masse sanguine, à ce moment, dans le réseau circulatoire abdominal, se fait un peu aux dépens du reste de l'organisme, encore que le cœur lutte pour rétablir l'équilibre, ce qui explique que le pouls est toujours plus tendu et plus rapide après les repas, et ce qui justifie ici le rôle du café, bon tonique du cœur.

C'est pourquoi aussi, pendant cette période, nos jambes nous semblent plus molles, les extrémités plus froides : le cerveau, qui est le plus délicat de tous nos organes, traduit cette anémie passagère en impression de lassitude générale et en besoin inopiné de sommeil.

Cette sorte de torpeur est plus ou moins marquée, selon les sujets et selon les circonstances. Elle est très nette chez l'enfant, qui ne fait guère de dépenses musculaires, et de même chez le vieillard. Elle l'est beaucoup moins chez l'homme jeune, dont le système circulatoire se remet facilement en équilibre. Elle est à peine sensible chez le sujet qui se livre, à ce moment, à un travail physique ou à la marche, ce qui appelle, par ailleurs, une grande activité circulatoire et un plus énergique travail du cœur : mais ceci est parfois aux dépens de la qualité du travail digestif.

D'autre part, ce besoin de sommeil s'accuse plus impérieusement, chez tous, pendant les chaleurs ou si l'on se trouve dans un endroit chaud, conditions plus favorables encore à la langueur générale et à l'anémie cérébrale. Dans les climats chauds, la sieste s'impose, et d'autant plus naturellement qu'on se trouve condamné à l'inaction pendant les heures de forte chaleur.

Enfin, chez certains sujets, une autre cause de torpeur vient s'ajouter à celle-ci : c'est l'état de fatigue du foie et l'insuffisance hépatique. Elle agit plus tardivement que la première, parce que le foie entre en action plus tard que l'estomac, ce qui se traduit par une sieste beaucoup plus prolongée. C'est le résultat de la petite intoxication que subissent les sujets dont le foie, insuffisant, élabore mal les produits de la digestion que lui envoient les veines absorbantes de l'intestin, et laisse passer des produits quelque peu toxiques, pour lesquels le cerveau éprouve une sensibilité particulière. A cette intoxication s'ajoutent les effets de la viscosité sanguine, accrue au cours de la « crise hémoclasique » que l'on observe, après les repas, chez tous les insuffisants du foie.

Ces explications données, dont vous excuserez le caractère technique, mais nécessaire, les conclusions pratiques à en tirer seront plus claires et pourront être plus brèves.

Il n'y a pas d'inconvénient, en réalité, à céder au besoin de sommeil, pour ceux à qui il paraît s'imposer après le repas. Mais il faut que ce sommeil soit très court, — vingt minutes, une demi-heure au plus, passées dans un bon fauteuil, plutôt que sur un lit ou sur une chaise longue, quitte à se faire réveiller au moment voulu. Après quoi, il faut marcher ou se livrer à quelque exercice physique. C'est l'heure du travail de l'intestin et celui-ci sera aidé par l'état de contraction de la paroi abdominale dans la station debout : c'est dire que ce n'est pas le moment de s'asseoir devant la table de travail, attitude qui comporte au contraire le relâchement de cette paroi.

Prolonger la sieste au delà de ces limites, dans nos climats, serait au contraire une pratique fâcheuse. La digestion en serait ralentie, pour les raisons que je viens de donner ; on se réveillerait avec la bouche pâteuse, avec de la soif, indice d'une viscosité sanguine exagérée ; le cerveau, trop longtemps engourdi, ne reprendrait pas rapidement son activité : l'énergie musculaire serait lente à réapparaître. Par ce procédé, on facilite beaucoup l'engraissement. Enfin, chose plus grave, ce serait autant de pris sur le sommeil de la nuit, le seul véritablement réparateur, parce qu'il comporte plusieurs phases, dont la dernière est la meilleure.

Retenez donc que la tendance invincible à un sommeil prolongé, après le repas, doit éveiller le soupçon d'un certain degré d'insuffisance des fonctions hépatiques, et appeler le traitement que celle-ci comporte.

Sous les climats chauds, par contre, la sieste n'a aucun inconvénient, et l'habitude se prend vite de répartir en deux séances les heures de sommeil normal, sans dommage pour la santé. L'important, pour nos coloniaux rapatriés, est de n'en point conserver l'habitude, quand rien ne la justifie plus (1).

---

(1) Je dois dire, cependant, que j'ai connu un certain nombre de grands travailleurs intellectuels qui avaient adopté l'usage de dormir pendant une heure, au cours de la journée, en toute saison, mais de préférence vers la fin du jour, ce qui n'est plus tout à fait la sieste, telle que je viens de la décrire. Ce régime, qui leur permettait de prolonger plus tard leur travail de la soirée, avec un sommeil nocturne réduit à cinq ou six heures, paraissait leur réussir parfaitement.

MOUCHES ET MOUSTIQUES

Pendant les chaleurs de l'été, une infinité de bestioles désagréables ou malfaisantes se livrent à l'assaut de notre tégument, qu'une sueur grasse et abondante semble transformer pour elles en tartine appétissante. Les unes se contentent de gratter, d'autres piquent, d'autres encore, par cette piqûre, cherchent même à s'abreuver de notre sang (1).

La liste en est longue, depuis les moustiques, les puces et les *août as*, piqueurs et suceurs, jusqu'à la vulgaire mouche qui, si elle n'est pas un parasite au sens exact du mot, est peut-être le plus importun de tous ces insectes et, au fond, le plus dangereux, non par ses effets propres, mais comme agent de transport de germes infectieux, quand elle a les pattes sales et aussi la langue, — je veux dire le suçoir, — ce qui est la règle.

Chez nous, le moustique est surtout désagréable; mais nos espèces indigènes ne paraissent guère, jus-

---

(1) On a noté souvent que ces divers insectes s'attaquent à certaines peaux de préférence à d'autres, aux peaux grasses surtout, ce qui dépend des qualités particulières de l'excrétion sudorale. Le régime végétarien et le dégraissage fréquent de la peau arrivent à modifier cette réceptivité.

qu'ici, se charger du transport d'aucune maladie contagieuse, comme ils le font dans les régions à fièvre, dite paludéenne, et dans les pays infestés par la fièvre jaune (1).

On s'épargne le plus souvent leur présence en fermant les fenêtres avant d'éclairer les appartements, et en faisant brûler dans ceux-ci de petits cônes aromatiques dégageant de l'acide benzoïque (pastilles du sérail). On diminue les chances de piqûres pour la peau en l'oignant de vaseline additionnée de quelques gouttes de pétrole. Le même pétrole, répandu en couches minces à la surface de toutes les eaux stagnantes du voisinage de l'habitation, empêche l'éclosion des larves qui s'y trouvent, donc la pullulation des adultes. Mais il importe de ne pas négliger la plus petite flaque d'eau. On se méfiera encore davantage du tonneau placé sous le tuyau d'une gouttière, du seau ou du chaudron abandonnés dans quelque coin d'un abreuvoir, du creux d'un pavage, que de la pièce d'eau ou de l'étang, que la présence de carpes et de cyprins, ou celle d'algues d'eau douce du genre *Chloa*, rendent pour les larves des asiles moins sûrs. Je veux dire qu'on n'aura rien fait si on a *pétrolisé* seulement ces derniers gîtes, en négligeant les premiers, auxquels on ne songe pas assez.

Les personnes piquées feront des affusions d'eau

---

(1) Mais rien ne prouve que cette innocuité soit définitive, et certains cas de paludisme, nés, depuis la guerre, dans des régions de la France où ont séjourné des coloniaux casernés ou hospitalisés, cas apparus chez des sujets n'ayant jamais quitté notre pays, donnent à craindre que nos espèces indigènes ne soient en voie de s'adapter au transport de l'hématozoaire du paludisme.

de Cologne très légèrement phéniquée et recouvriront la région d'un peu de pommade à l'oxyde de zinc.

Mais tenons-nous-en à la question des mouches, qui est devenue, si mince qu'en soit l'objet, un des gros chapitres de l'hygiène épidémiologique.

La mouche commune ne fait pas de piqûres très profondes et, jusqu'ici, on ne l'a vu inoculer aucune maladie. La grosse mouche mordorée, dite mouche charbonneuse, est plus dangereuse, car elle pique plus profondément, et quand, entre autres charognes, elle s'est souillée sur la chair où le sang d'animaux ayant succombé au charbon, comme il arrive au voisinage des abattoirs, ou même sur les fumiers de la campagne, où l'on a jeté imprudemment une bête crevée au lieu de l'enfouir, cette mouche transporte vivante la bactéridie charbonneuse et, lorsqu'elle pique à nouveau un humain ou un animal, elle fait naître, au niveau de la piqûre, une pustule dite charbonneuse (à cause de la couleur de la croûte de la plaie), qui est très souvent le point de départ d'une maladie mortelle, si l'on n'intervient à temps (1).

---

(1) Le charbon peut d'ailleurs se transmettre d'autre manière, par exemple par les piqûres des ronces, des épines, des pointes métalliques des clôtures, où des bestiaux charbonneux se seraient déjà piqués. Pasteur a montré que, même les bactéridies charbonneuses des cadavres enfouis trop peu profondément pouvaient se répandre dans la terre avoisinante et être ramenées avec celle-ci, par les vers de terre, à la surface du sol, où les moutons venaient, en broutant, s'infecter par l'intermédiaire d'herbes piquantes. Mais la transmission par la mouche charbonneuse est la voie le plus ordinairement suivie.

Le terrain étant ainsi déblayé pour parler de la mouche commune, arrivons à celle-ci.

Ce n'est pas, ai-je dit, par sa piqûre qu'elle est dangereuse. C'est en infectant nos aliments, qu'elle souille, après s'être souillée elle-même sur le fumier et... les excréments. Les insectes qui nous infectent par leur piqûre nous communiquent des maladies du sang : les moustiques transmettent le paludisme et la fièvre jaune, les poux le typhus, les puces la peste, etc. Ceux qui transportent des matières infectées jusqu'au contact de nos aliments, telle la mouche, nous communiquent des maladies infectieuses du tube digestif, diarrhée, dysenterie, choléra, fièvre typhoïde, — sans parler peut-être de la tuberculose, dont elles recueillent les germes sur les crachats, et qui se contracte beaucoup plus par les voies digestives que par les voies respiratoires.

Pour la plupart de ces grandes maladies infectieuses, le danger public, beaucoup plus grave, est cependant plus restreint, car les malades qui peuvent en être le point de départ involontaire pour autrui, sont aujourd'hui très surveillés par leurs médecins. Leurs déjections se trouvent rarement dans la rue, à notre époque, — à moins qu'il s'agisse d'une de ces épidémies formidables s'abattant sur toute une population peu cultivée, — et leurs selles, aussitôt émises, sont désinfectées, à domicile comme à l'hôpital, par l'adjonction, dans le vase, de sulfate de fer, de chlorure de chaux ou de tout autre désinfectant qui les stérilise immédiatement. Mais en temps d'épidémie, il faut redoubler d'attention. Il y a des cas légers chez des sujets naturellement peu sensibles : il y a même ce qu'on appelle des « porteurs de germes », c'est-à-dire des individus favorisés, chez qui le microbe, une fois introduit, se développe sans provoquer aucun trouble apparent, et dont on ne se méfie pas, eux-mêmes, de très bonne foi, ne se croyant pas atteints. Ceux-là représentent un danger redoutable et malaisé à conjurer.

Mais ces épidémies sont relativement exceptionnelles. Ce qui est courant, c'est la transmission, par la mouche, des microbes intestinaux qu'elle rencontre sur les matières fécales, colibacilles, proteus, entérocoques, sarcines, etc.; il y en a des centaines d'espèces, plus ou moins nocives, et qui, transportées par la mouche, se développent précipitamment dans la plupart des substances alimentaires que ces vilains insectes trouvent facilement dans nos maisons : lait, bouillon, confitures, sucre, fruits, pain, viande, au total presque tout ce que nous mangeons. L'infection du lait est particulièrement redoutable pour les jeunes enfants : elle peut être la cause de diarrhées mortelles, surtout en été.

Le remède, maintenant. D'abord stériliser par l'ébullition, *aussitôt avant de les ingérer*, tous les aliments qui se mangent chaud (faire bouillir à nouveau le lait ou le bouillon dans lesquels on aura trouvé une mouche); pour les autres, les laver le mieux possible. Il en reste malheureusement encore beaucoup pour lesquels nous ne pouvons faire ni l'un ni l'autre : reliquat de plat froid, pot de confiture entamé, sucre en poudre, fromage, etc. Préservons-les, du moins, du contact des mouches en les conservant toujours bien à l'abri de leurs atteintes, et non dans des assiettes éparses sur des tables ou dans des buffets de cuisine constamment ouverts. Employez, au besoin, des cloches en treillis métallique.

Le voile de gaze, lorsqu'il adhère aux objets, n'empêche pas les mouches de faire pénétrer leurs suçoirs infectés à travers ses mailles. Recouvrons le lait et le bouillon, malgré le préjugé qui veut que cela les fasse *tourner* (1).

Évitez, au voisinage de la cuisine, les dépôts d'ordures qui attirent les mouches. Il est regrettable que les architectes s'entêtent à y placer presque toujours les water-closets. Méfiez-vous surtout de votre boîte à ordures : il est nécessaire qu'elle reste constamment close.

Quant à la destruction des mouches, c'est une autre affaire. Vous diminuerez un peu leur nombre. Vous n'arriverez jamais à les supprimer (2). Employez donc, à votre gré, les pièges divers, le fil, les bandes de papier, les plats enduits de glu, l'assiette aux bords perfidement sucrés, renfermant un mélange de lait et de formol, ou une décoction de copeaux de quassia amara. Prenez garde aux papiers tue-mouches : certains contiennent de l'arsenic, que les insectes qui se seront contentés d'un modeste bain de pattes, sans aucune

---

(1) C'est vrai si l'on recouvre le vase avec un couvercle malpropre qui y fera tomber des poussières, un morceau de papier, un plat pris au hasard sur une table. Passez ce plat d'abord à l'eau bouillante, stérilisez sa surface avant de l'employer comme couvercle, et ni le lait ni le bouillon ne *tourneront*. Si votre préjugé persiste, et si vous tenez que ces liquides restent aérés, recouvrez au moins les vases avec un linge sur lequel vous aurez fait passer, aussitôt auparavant, un fer bien chaud, et cela suffira.

(2) On se rendra compte de l'importance capitale que présente cette destruction vigilante des larves, si l'on songe qu'une seule mouche peut faire naître plus d'un million d'individus. Un statisticien américain, patient comme il convient à sa profession, a même calculé que les générations successives issues, en une seule saison, d'une mouche ayant commencé à pondre vers le milieu d'avril, atteignent le total coquet de 5 milliards 598 millions 720.000 individus.

consommation, vous rapporteront ensuite sur vos plats. On se lavera toujours les doigts après avoir écrasé une mouche : l'essuyage ne suffit pas.

Surtout, il faudrait que les matières fécales ne fussent jamais laissées à l'air libre, mais réservées à des latrines bien closes. Hélas ! que nous avons à faire pour changer nos habitudes sur ce point, surtout à la campagne ! Ces fosses trop ouvertes et si... communicatives, arrosez-les au moins, et aussi les fumiers, avec un mélange que les mouches redoutent beaucoup et composé d'un litre d'huile de schiste pour 10 litres d'eau. Usez-en souvent et largement. Ça ne sent pas trop bon, mais pas pire que... l'objet à désinfecter. Enfin, les excréments émis en pleine campagne sous l'effet d'un besoin impérieux devraient toujours être enfouis aussitôt, si leur dépositaire avait le moindre sens de l'altruisme.

Les fumiers seront convenablement éloignés des habitations, ce que l'on a beaucoup de peine à obtenir dans les campagnes, bien que les maires jouissent, à cet égard, de pouvoirs très précis, mais dont ils n'usent pas toujours assez énergiquement à l'endroit de leurs électeurs. Il convient de conserver les dépôts de fumier dans des fosses étanches et closes, arrosées de crésyl à 5 % ou de pétrole. Les petits tas de fumier inévitables des fermes et des jardins seront livrés aux oiseaux de basse-cour qui font une énorme et bienfaisante consommation d'asticots. Les fosses d'aisance seront désinfectées une fois par mois, pendant la saison estivale, également avec du pétrole et du crésyl.

LA CURE DE SOLEIL

Après vous avoir mis en garde, dans un précédent chapitre, contre certains effets fâcheux des rayons solaires, il est temps que je vous en fasse connaître les bienfaits, qui dépassent de beaucoup, si nous savons les mettre à profit, les quelques inconvénients énumérés plus haut, et dont il nous est bien facile, d'ailleurs, de nous préserver. (Voir p. 39.)

J'en profiterai pour essayer de dissiper certaines craintes qu'ont fait naître quelques objections formulées quant à l'emploi courant de la cure de soleil.

L'héliothérapie, — tel est le nom scientifique de la cure solaire, — est un moyen thérapeutique des plus puissants et, comme tel, il est clair qu'on ne doit point y avoir recours sans discernement. Aucun remède n'existe, avec lequel, à un moment donné, on ne finisse par rencontrer l'abus.

Mais dans nos climats, et dans les conditions très modestes où nous nous plaçons spontanément pour son emploi, vraiment ici l'abus n'est guère à craindre.

L'irradiation solaire, vous ai-je dit, se compose d'un faisceau complexe de rayons de nature diverse, que l'examen à travers le prisme permet de dissocier pour l'œil de l'observateur, grâce à leur angle de réfraction, différent pour chacun d'eux, et qui ont des effets très variés : rayons lumineux, rayons calorifiques, rayons chimiques. Il y a, d'une part, la série des rayons colorés du spectre et, d'autre part, ceux qui dépassent son aire visible, en deçà et au delà : rayons non lumineux, dits rayons ultra-violets et rayons infra-rouges.

Au fond, tout cela ne vous importe guère, quant aux détails, puisque c'est l'ensemble tout entier qui se trouve déversé sur nos têtes, quand Phœbus, comme eût dit le bon abbé Delille, nous lance à la fois toutes les flèches de son carquois.

Seulement, comme il leur faut traverser l'atmosphère terrestre avant d'arriver jusqu'à nous, l'état variable de cette atmosphère modifie, si j'ose dire, les résultats du tir. Le ciel brumeux, l'atmosphère enfumée des villes arrêtent certains rayons ou atténuent beaucoup leur portée, celle des rayons ultra-violets en particulier, qui jouissent d'un grand pouvoir antiseptique, et celle des rayons chimiques aussi. Pour ces derniers, la plaque photographique en est un réactif certain, et les chevaliers du collodion le savent bien, quand il leur faut calculer leur temps de pose. Pour les autres, il est bien reconnu que si les épidémies saisonnières de grippes, d'angines, de rhumes, avec leur cortège de maux de dents et d'otites, accusent une recrudescence chaque année au printemps et à l'automne, c'est parce que les séries de jours brumeux y sont habituelles et que les rayons ultra-violets du soleil n'arrivent plus jusqu'à nous avec la même intensité, ne pouvant plus, dès lors, faire aussi activement la police de notre atmosphère et y détruire les germes invisibles et pathogènes au milieu desquels nous vivons plongés.

Même quand le ciel semble clair, ces rayons bienfaisants pénètrent mal dans les logis obscurs et aux fenêtres trop constamment closes. Les logements insalubres sont, avant tout, ceux qui sont mal éclairés. Le « casier sanitaire » des maisons de Paris, dont nous devons la constitution aux efforts persévérants de

M. Juillerat, nous a déjà fait connaître que, dans une même rue, la morbidité par maladies infectieuses est nettement plus marquée pour les immeubles exposés au nord que pour ceux qui sont exposés au midi, lorsqu'ils ne sont pratiquement éclairés que d'un seul côté. Dans les appartements possédant les deux expositions, les pièces orientées vers le midi sont toujours plus saines que les autres, et c'est de ce côté qu'il vaudrait mieux situer celles où nous séjournons le plus longtemps, la chambre à coucher par exemple, plutôt que le salon, tandis que, pour des raisons d'esthétique ou d'usage, ou tout simplement pour jouir d'un sommeil plus paisible, à l'abri des bruits de la rue, nous faisons généralement tout le contraire.

C'est cette pauvreté, en rayons ultra-violets, de l'atmosphère des villes, surtout des cités ouvrières, encore plus embrumées par la fumée des usines, qui explique que l'anémie, la pâleur du visage, le lymphatisme, la scrofule et enfin la redoutable tuberculose y sont plus fréquents qu'ailleurs, et que la simple transplantation des petits citadins à la campagne, et surtout à la mer, même pour quelques semaines seulement, produit sur eux des effets aussi merveilleux et aussi rapidement visibles.

Ceci ne veut pas dire qu'il suffit d'habiter la campagne pour y être naturellement exempt de toute maladie de ce genre. Là aussi la brume, dans les pays boisés et au voisinage des cours d'eau, vient trop souvent placer son écran entre nous et les rayons bienfaisants. Et puis la maison du paysan est parfois aussi insalubre que celle de l'ouvrier, avec ses fenêtres étroites et rares, son éclairage avare, son aération volontairement minime, son sol, ses recoins et ses encombrements abandonnés à la poussière. Tout de même, la morbidité y est moindre qu'à la ville et serait beaucoup moindre encore si l'on y respectait davantage l'hygiène — et aussi la sobriété.

Mais le citadin habitant momentanément la campagne, pendant les vacances, y logeant dans des maisons claires et saines, pratiquant la tempérance, passant d'ailleurs la majeure partie de son temps au dehors, durant la belle saison, — l'enfant surtout, libéré des salles d'études surpeuplées et de la promiscuité étroite de l'école, — trouve, dans ces conditions de milieu si différentes, de tels bienfaits, que son état général s'améliore immédiatement et arrive à dépasser souvent celui des petits paysans qui l'entourent, — faisant réellement, suivant la formule consacrée, provision de santé pour plusieurs mois.

Au premier rang de ces bienfaits figurent, je le répète, ceux qui relèvent de la lumière solaire, car c'est précisément dans les lieux choisis ordinairement pour les villégiatures, c'est-à-dire la plage et la montagne, qu'ils sont le plus marqués.

Là, l'absence de brume, la limpidité de l'atmosphère laissent librement tous les rayons arriver jusqu'à nous. Ils y arrivent si bien que nous ressentons, vous ai-je dit, jusqu'à leurs inconvénients, le hâle du visage, les érythèmes redoutés des belles dames au teint délicat, et enfin l'insolation, sans parler de la fatigue de la rétine, que ces rayons trop forts incommodent.

On notera que ces effets sont sensiblement les mêmes à la mer et à la montagne, parce que, dans les deux cas, ils sont dus aux rayons chimiques que laisse passer une atmosphère plus pure là que partout ailleurs. A la plage, toutefois, s'ajoutera encore l'influence heureuse de l'air marin et des effluves salines.

Mais si l'on veut bien s'astreindre aux quelques

précautions que j'ai indiquées dans un précédent article (v. p. 39), il n'y a aucun inconvénient à user et à abuser des bons effets de la lumière solaire. Je persiste à penser qu'il y a beaucoup d'avantages et nul danger à laisser les enfants se promener, jouer, se coucher sur le sable, vêtus du maillot le plus parcimonieux. Je voudrais même, s'il était possible, qu'on les habituât *graduellement*, — un quart d'heure d'abord, peu à peu une heure au bout d'un mois, — à offrir leur petit thorax entièrement découvert jusqu'à la ceinture.

C'est ici, en effet, qu'il faut apporter quelque mesure. Il y aurait danger à exposer d'emblée l'enfant presque nu à un soleil violent pendant plusieurs heures. L'effet des rayons solaires, que je vous ai décrit autre part, est tellement puissant, que, même si la tête et la nuque sont soigneusement protégées contre l'insolation, l'enfant peut alors présenter de la fièvre et des troubles méningés d'aspect inquiétant, bien que toujours passagers.

Mais lorsqu'il est habitué depuis quelques jours à se promener en maillot, que les parties découvertes du corps sont déjà vigoureusement brunies, faisant relativement écran pour les régions plus profondes (voyez comme la nature est prévoyante!), on peut commencer à rabattre son petit maillot jusqu'à la ceinture pendant quelques minutes, en observant chaque soir si la température du corps ne s'élève pas.

En l'absence de toute réaction, on peut s'enhardir, progressivement et lentement, jusqu'à deux expositions d'une demi-heure par jour, finalement d'une heure, si la chétivité du sujet réclame un traitement énergique, à la condition de ne pas choisir les moments du plein soleil et de se tenir prêt à suspendre si la fièvre ou l'agitation apparaissent.

C'est par cette méthode, maniée prudemment, que l'on guérit à merveille, non seulement l'anémie (1) et le lymphatisme, mais cette adénopathie trachéo-bronchique, décelable pour l'œil seulement sous l'écran radioscopique, mais diagnosticable par la toux sèche et nerveuse, l'aptitude aux longs rhumes, tout ce qu'on rassemble sous l'expression vulgaire de « poitrine délicate », état qui s'est montré assez souvent précurseur de la tuberculose pour qu'on ne doive jamais le négliger.

Bien entendu, un examen médical aura établi, auparavant, qu'il n'existe aucune tuberculose pulmonaire déjà en formation, car le résultat serait alors déplorable. La tuberculose pulmonaire s'accommode en effet aussi mal de la cure solaire, — qui provoque ici des poussées congestives néfastes, avec hémoptysies et fièvre, — que la tuberculose ganglionnaire ou articulaire s'en montre favorablement influencée. Les glandes du cou, l'adénopathie trachéo-bronchique précitée, les tumeurs blanches, la péritonite tuberculeuse, les suppurations osseuses, — et même toutes les suppurations, — trouvent, en effet, dans les rayons solaires l'agent

---

(1) Hobert a institué une série d'expériences qui mettent en évidence, d'une façon très nette, le rôle de la lumière solaire dans la cure de l'anémie par insuffisance du nombre des globules sanguins. Il a saigné des souris jusqu'à réduire de moitié le taux de leurs globules rouges. Un premier lot a été conservé dans l'obscurité : les animaux se sont anémiés de plus en plus, ont perdu l'appétit et sont morts rapidement. Un autre lot a été placé en plein soleil durant tout le jour : en 13 ou 14 jours le nombre des globules était revenu au taux normal. Avec les rayons ultra-violets 10 à 11 jours suffirent. La teneur du sang en hémoglobine augmenta même plus vite encore que le nombre des globules.

thérapeutique le plus merveilleux. Toutefois, même chez les tuberculeux pulmonaires, la cure solaire, pratiquée en laissant la tête et le thorax recouverts, peut encore rendre de grands services pour le relèvement manifeste de l'état général qu'elle procure

On connaît les résultats magnifiques obtenus dans les sanatoria de Leysin par le docteur Rollier, et sur les terrasses d'Alger par le docteur Miramond de la Roquette. Ils sont plus frappants encore à Berck et sur toutes nos plages longuement découvertes, parce qu'il s'y joint l'effet du climat marin. Mais la part du soleil est ici tellement prépondérante que l'on obtient encore des résultats appréciables, bien que beaucoup plus lents, partout où l'on peut pratiquer l'exposition directe au soleil, et même à la ville, lorsqu'on ne peut faire autrement, à la condition d'y apporter de la patience.

Ce n'est pas seulement la tuberculose non pulmonaire et les états précurseurs, que l'on améliore ainsi, mais l'anémie, le lymphatisme, les retards de formation des jeunes filles et même les troubles de la nutrition et certains états nerveux apathiques, dans le détail desquels je ne puis entrer ici. L'héliothérapie modifie profondément les conditions dans lesquelles s'opèrent les échanges organiques au sein du tissu cellulaire sous-cutané, résultat très favorable chez les arthritiques, les goutteux et les obèses. Les muscles eux-mêmes accusent les effets de cette nutrition meilleure et prennent alors un développement plus marqué. Il n'est pas jusqu'aux fractures dont la consolidation ne soit accélérée dans ces conditions. La lumière agit même sur le système nerveux, en calmant les douleurs locales. On pratiquait en Autriche, dans de beaux parcs, avant la guerre, des « cures de nudité », —à huis clos, —qui eurent une grande vogue et la justifièrent.

C'est qu'en effet, outre les actions locales que je viens de décrire, la lumière solaire influe manifestement sur l'ensemble de la nutrition, par l'augmentation du taux de l'hémoglobine, la fixation plus active du fer sur les globules, le relèvement des combustions organiques, l'élévation de la tension sanguine, l'excitation des organes sécréteurs et excréteurs. L'appétit est augmenté; le sommeil est meilleur; le poids s'accroît chez les sujets en état de dénutrition et s'abaisse plutôt chez les obèses. En réalité, il n'est personne qui ne puisse tirer bénéfice de l'héliothérapie, les vieillards comme les enfants. Mais c'est chez ces derniers, évidemment, qu'elle produit ses plus beaux effets. La peau délicate du nourrisson, sa faible épaisseur permettent à l'enfant de profiter d'une façon toute particulière de la cure de soleil. La croissance de ceux qui y sont soumis est plus rapide, leurs muscles se développent mieux. C'est le cas de répéter la parole de Michelet : « La fleur humaine est, de toutes les fleurs, celle qui a le plus besoin de soleil.»

En somme, l'héliothérapie constitue aujourd'hui un chapitre de la thérapeutique bien classé et doté de règles précises. Sa mise en action ne se limite même plus aux régions le plus habituellement ensoleillées ni à la belle saison, bien que ce soient là, naturellement, les conditions les meilleures pour en retirer des résultats rapides et décisifs. Il est démontré qu'on peut y avoir recours en tout temps et en tout lieu, à la condition de choisir les heures les plus claires de la journée et d'abriter convenablement le sujet contre le vent et le froid, s'il y a lieu. On l'a pratiquée, dans la région parisienne, jusque dans la cour de l'hôpital de Bicêtre, durant toute l'année, et jusque dans la chambre du malade lorsque son état empêchait celui-ci de sortir.

Son emploi, je l'ai dit, doit, pour être toujours inoffensif, être astreint à certaines précautions que je vais résumer rapidement :

Règle générale : la tête doit toujours être préservée au moyen d'un chapeau large et léger, d'une ombrelle ou d'un écran.

L'exposition aux rayons se fera d'une manière progressive. S'il s'agit d'une lésion locale (péritonite, ganglions), on commencera par des séances de cinq minutes, d'abord une fois, puis deux fois par jour, en augmentant les séances de cinq minutes chaque jour, jusqu'à un maximum de deux séances quotidiennes d'une heure. Pour l'exposition totale du corps, chez les enfants, les anémiques, les arthritiques, on commencera par exposer les jambes et les avant-bras pendant dix minutes le premier jour; le lendemain on les exposera pendant un quart d'heure, les bras et les cuisses pendant dix minutes; le troisième jour, vingt minutes pour les premiers, quinze minutes pour les seconds; le quatrième, vingt-cinq et vingt minutes; le cinquième, trente et vingt minutes, et dix minutes pour les fesses et le bas ventre. On augmentera ainsi chaque jour de dix et de cinq minutes la durée respective de l'exposition de chacune de ces régions. Le huitième jour on découvrira le dos et le haut du ventre en continuant toujours la même progression. Ce n'est qu'au douzième ou treizième jour qu'on atteindra une exposition générale d'une heure; après quoi l'accoutumance sera faite et l'exposition pourra durer aussi longtemps qu'on le voudra. Au cours de cette période d'acclimatation, on interrompra si le sujet présente une élévation de température, de l'agitation ou de l'insomnie, pour recommencer un peu plus tard, en repartant d'un degré inférieur.

Le sujet, couché sur une chaise longue, exposé à l'action *directe* du soleil, sera entouré d'un paravent improvisé ou d'un drap tendu sur une corde et des piquets, de façon à le dérober, quand il est nu, à la curiosité des voisins. Une telle installation peut aisément être réalisée dans un jardin, dans une cour, sur un balcon, dans une chambre même dont la fenêtre est ouverte et où l'on déplace le lit selon l'heure. Si la température extérieure s'abaisse, on recouvrira d'une couverture les régions non destinées à être exposées. D'ailleurs, à mesure que la peau brunit elle devient de moins en moins sensible au froid. Il faudra surtout la préserver du vent.

La durée de la cure varie naturellement avec la nature de l'affection à traiter et peut atteindre plusieurs mois, selon les indications du médecin et la marche de la lésion. Une simple cure d'état général exige un minimum d'un mois.

Ainsi donc, les malades, les bien portants simplement fatigués, les enfants surtout, au total tout le monde peut tirer profit de la cure de soleil. Si l'occasion vous en est fournie par la belle saison, ne négligez pas d'user de ses bienfaits.

« O Soleil, père de la vie, » chantaient les anciens Grecs, qui, par ailleurs, avaient fait d'Apollon en même temps le dieu de la médecine.

LES VACANCES

Comment comptez-vous employer vos vacances? C'est la question du jour. Il arrive parfois que le médecin soit consulté à ce propos, et c'est là une précaution fort sage. En somme, les vacances ont été imaginées pour nous délasser et refaire notre santé. Les raisons qui nous les rendent nécessaires varient avec une foule de circonstances, avec la nature de notre travail, le régime que nous avons dû suivre, le milieu où nous avons vécu, le degré d'intégrité de nos divers organes. Il est logique de vouloir qu'elles nous soient le plus profitables possible, et qu'elles répondent au mieux aux sacrifices matériels qu'elles nous imposent.

Mais comment répondre à une telle question d'une façon générale? Il y a d'abord des gens qui ne prennent jamais de vacances, à commencer par les travailleurs de la campagne, qui ne se reposent guère qu'en hiver. Toute une série de professions continuent de s'exercer pendant l'été, parfois même avec plus d'activité encore. A vrai dire, il n'y a guère que les travailleurs des villes, et surtout ceux qui appartiennent au monde des affaires, les employés, les fonctionnaires, les intellectuels, et enfin les collégiens, qui prennent régulièrement quelques semaines de repos pendant la belle saison.

Les vacances! — O le bienheureux vocable, et combien il renferme d'espoirs quand on se le répète mentalement, au cours des périodes de fatigue, vers la fin de l'année scolaire pour les collégiens, et quand arrive, avec la période de chaleurs, la diminution de l'entrain au travail pour tous les citadins !

Nous sommes un peu dupes alors de cette aspiration au repos, qui n'est qu'une iorme de notre désir éternel de ce que nous n'avons pas. Si nous étions sages, nous équilibrerions un peu plus logiquement, tout le long de l'année, la répartition du travail de notre machine humaine, dont toute la physiologie nous révèle qu'elle est faite pour l'action continue. La plupart de nos organes sont en fonctionnement ininterrompu jusqu'à l'heure du grand repos et de la dissociation finale de nos cellules. Il n'y a guère que nos muscles et notre cerveau pensant qui comportent un travail nécessairement coupé de périodes d'inaction, les premiers parce que ce travail les infiltre de déchets qui les paralysent et qui doivent s'éliminer, le second parce que son fonctionnement entraîne une consommation de matériaux dont il faut nous réapprovisionner. Pour cela, quelques heures de sommeil nous sont nécessaires et nous suffisent. Une plus large prolongation du repos serait défavorable, parce qu'elle nous ferait perdre l'entraînement, c'est-à-dire des habitudes organiques qui nous rendent très heureusement la reprise du travail plus facile.

Il y a donc des principes à respecter pour l'organisation de notre repos comme pour celle de notre activité, et le premier de tous est que ce repos ne doit jamais être trop prolongé s'il est absolu.

Au fond, la méthode anglaise est beaucoup plus logique que la nôtre, lorsqu'elle place un repos complet d'une journée et demie à la fin de chaque semaine, au lieu de notre médiocre dimanche, où nous ne faisons guère que changer d'occupations, et de notre mois de flânerie estivale, — quand ce n'est pas deux et plus, —

placé à la période adoptée pour les enfants, et que nous nous appliquons tout comme eux, alors que depuis longtemps nous ne leur sommes plus guère comparables. Un repos hebdomadaire de deux jours consécutifs nous donnerait de bien meilleurs résultats, pour l'équilibre constant de notre organisme, et rendrait les grandes vacances presque inutiles, en dehors de quelques déplacements de pur agrément, accomplis pendant la belle saison, pour changer le cours de nos idées et voir du pays.

Mais il n'y a plus à lutter contre des habitudes séculaires aussi généralement admises. Les enfants sont en vacances : ils ont besoin, sans aucun doute, d'échanger l'air du lycée contre celui de la campagne, et tout naturellement leurs parents partent avec eux. Et tout aussi naturellement ceux qui n'ont pas d'enfants font comme les premiers, pour ne pas rester seuls, de leur monde, à la ville. Du coup les universités et les tribunaux se mettent à chômer. Et puis il y a la chasse...

Oserai-je dire, à ce propos, que celle-ci a, sur la fixation de l'époque des vacances, une influence plutôt fâcheuse, en ce sens qu'elle contribue à les placer trop tard dans l'année. Il y a longtemps que l'on a dit que c'est en juillet et en août, pendant les mois chauds, où notre activité générale est naturellement ralentie, que devrait se placer la période de grand repos. La date de notre fête nationale nous en a peu à peu fait avancer l'époque pour les lycéens; elle devrait donc prendre fin le 10 ou le 15 septembre au plus tard. Deux mois de repos seraient ici plus que suffisants, — comme naguère, — et ce serait la meilleure solution au grave problème de la surcharge des programmes scolaires. Mais les chasseurs, représentés par une forte majorité de magistrats, se sont toujours obstinément refusés à ce déplacement des vacances, disposées, en somme, selon le goût des gens de loi. Ont-ils songé qu'ils se rendent ainsi, indirectement, responsables du surmenage scolaire des jeunes générations, co...me aussi de l'embarras des universitaires pour disposer des plans d'études répondant aux nécessités actuelles, tout en ménageant les besoins de notre culture générale traditionnelle? Il faudrait un Pascal pour expliquer congrument que c'est l'heure de la couvée du lièvre et du perdreau qui nous sert de base pour le dosage de la formation de l'esprit chez les jeunes Français (1).

Ces vacances trop longues, au moins il faudrait tâcher à ne pas les rendre funestes, car, en fin de compte, la « mise en train » à nouveau, quand le travail reprend, est proportionnelle, comme temps et comme effort, à la durée de l'interruption de celui-ci. Les anciens éducateurs le savaient bien, qui avaient imaginé les devoirs de vacances, terreur de nos jeunes années, où nous étions excusables de n'en point saisir l'importance, parce que nous ne comprenions point encore la valeur de l'entraînement, ni ce que l'on perd à le suspendre trop longtemps. Ce n'est que depuis le développement des sports que nous commençons à connaître le sens de ce mot. Or, il est de toute évidence que tout ce que l'expérience nous a appris sur l'entraînement physique

---

(1) Je viens d'apprendre que de nombreux groupes de familles viennent de proposer au Ministre d'organiser un vaste referendum de parents pour décider s'il ne vaudrait pas mieux arrêter les vacances scolaires le 15 septembre, et accorder aux collégiens, en compensation, l'après-midi du samedi, c'est-à-dire la *semaine anglaise*, afin de leur permettre de faire leurs devoirs à ce moment (et de se reposer franchement le dimanche. Rien ne serait plus logique.

s'applique encore plus exactement à l'entraînement intellectuel, beaucoup plus subtil. *Nulla dies sine linea* fut toujours la devise des travailleurs intellectuels bien équilibrés.

Respectons donc cette vieille et excellente tradition du devoir de vacances : une heure, une demi-heure par jour y suffit. Et c'est bien souvent, fort heureusement, ce que font les grandes personnes, sans s'en douter, en se livrant quotidiennement à une correspondance un peu active. Mais, hélas ! ici, l'invention des cartes postales illustrées, favorables au moindre effort, est encore en train de gâter les choses.

Au fond, le principe à appliquer pendant les vacances devrait être de faire, à cette occasion, le contraire de ce que nous sommes obligés d'accomplir le reste de l'année, réserve faite du petit exercice d'entretien dont je viens de parler. Ainsi rétablirions-nous une juste moyenne dans l'ensemble de nos actes, que notre condition sociale ne nous permet pas d'exécuter quotidiennement en observant une juste répartition, telle que la physiologie la commanderait à un sujet entièrement libre de régler sa vie à sa guise. L'homme de bureau devrait faire de l'exercice physique et marcher, et le facteur rural pratiquer la chaise longue ou le hamac.

Les sports doivent donc, pour la plupart d'entre nous, tenir une large place dans l'emploi de nos vacances. Examinons rapidement leurs avantages respectifs.

L'automobilisme, qui d'ailleurs n'est pas à la portée de tout le monde, n'a que la valeur d'une cure d'air violente, mais excellente pour certains tempéraments : les nerveux apathiques, les inappétents, les anémiques, même certains tousseurs chroniques chez qui domine l'élément névropathique, les enfants coquelucheux par exemple (1). Il s'agit, bien entendu, de l'automobilisme pratiqué avec une voiture totalement découverte, pourvu qu'on s'abrite de la poussière. Ces résultats excellents sont dus au massage de la peau par le vent violent, à l'excitation de la ventilation pulmonaire, tous effets vivifiants, en même temps que la trépidation agit, ainsi qu'on le sait, comme un précieux calmant nerveux.

Le tennis est un sport excellent que nous avons tort de réserver à la jeunesse : il est utile à tout âge. Peu d'exercices réalisent mieux l'idéal d'une culture physique complète, en mettant en jeu tous nos muscles sans exception et en entretenant un développement harmonieux de tout notre corps.

Le golf, sport aristocratique, relativement moins mouvementé, a surtout l'avantage de faire passer de longues heures au grand air.

La bicyclette est, par comparaison, un exercice très inférieur, parce qu'elle fait travailler les jambes beaucoup plus que les bras et impose au thorax une attitude très désavantageuse. En dehors des prouesses sportives, elle est devenue un peu l'instrument des paresseux, qui craignent la marche, pourtant bien préférable.

---

(1) Les Anglais guérissent les coqueluches les plus tenaces en quelques jours, en imposant aux enfants qui en sont atteints, — dès qu'ils n'ont plus de fièvre, — trois ou quatre belles randonnées à grande allure en voiture découverte. Ce résultat ne peut s'expliquer que par une stimulation énergique de l'aération pulmonaire, et par une excitation générale de la circulation et de l'activité nerveuse; et cela grâce au vent qui fouette le visage, cette région si riche en terminaisons nerveuses, d'où part la mise en action de bienfaisants réflexes dans tout le reste du corps.

Le canotage, trop abandonné, est, par contre, un exercice très complet, parce qu'il fait, comme le tennis, travailler les quatre membres également avec une grande force. Il n'a donc que des qualités, si l'on veut bien accepter sa monotonie.

. La natation, toujours pour les mêmes raisons, je veux dire la mise en action des quatre membres à la fois, n'a que des avantages, et elle y joint celui que procure l'immersion dans l'eau froide, surtout dans de l'eau de mer. C'est un sport admirable, sain et utile : son seul défaut est de procéder forcément par séances courtes et de n'être praticable que pendant les journées chaudes.

Une vraie cure physique complète de vacances devrait consister, pour celui qui le peut à son gré, à combiner et à alterner ces divers exercices.

Cela c'est l'idéal, à la portée seulement d'une minorité. Pourtant, il est un sport qui reste accessible à tous, et qui ne coûte rien, c'est la marche, mais la vraie marche, non au pas nonchalant de la promenade, mais assez active, les pieds nus dans des espadrilles, le torse débarrassé des fâcheuses bretelles, les bras se balançant en cadence, le ventre consolidé par une ceinture, les mollets serrés dans des molletières. Une heure de marche matin et soir, sur 5 à 6 kilomètres, et il n'en faut pas plus pour refaire aux sédentaires une belle santé au bout de deux à trois semaines. D'ailleurs, je tiens à vous en parler plus longuement dans un article spécial. (Voir p. 91.)

Au total, faisons une « cure générale de santé » (quel pléonasme dans cette locution traditionnelle !), en donnant le meilleur de notre temps à l'hygiène, puisque nous en avons le loisir, à ce moment, plus que dans l'ordinaire de la vie.

Dormez dans une chambre aux fenêtres entr'ouvertes, puisque l'absence des bruits de la ville et la belle saison vous rendent la chose facile : dans les régions à moustiques, bien entendu, on ne les ouvrira qu'après avoir éteint les lumières, — dût-on se priver de lire dans le lit.

Levez-vous de bonne heure et couchez-vous tôt : cela reposera vos yeux de la lumière artificielle qui les fatigue tout le long de l'année. Nous ne songeons jamais à ces vacances de nos yeux, qui en ont pourtant bien besoin, et que nous ménagerons mieux ainsi.

Méfiez-vous des excès alimentaires, si souvent commis à la campagne, où le grand air et l'exercice augmentent l'appétit. Je vous renvoie pour cela à ce que je vous ai dit dans mes *Conseils d'été*. (Voir p. 37.)

A moins qu'il s'agisse de sujets en état de déchéance, tombés au-dessous de leur poids normal, et chez qui il faut le rétablir, il n'y a pas lieu de nous montrer fiers de vacances au cours desquelles nous aurions engraissé. Une petite consultation périodique de la balance, ce baromètre de notre équilibre organique, est ici à recommander aux gens sages.

Une dernière question, souvent posée au médecin au moment de partir en vacances, — pas assez souvent posée, — est celle du choix du lieu.

Ce choix n'est pas indifférent, et il devrait être guidé par le tempérament, la constitution, l'état de santé de chacun, à supposer encore une fois que l'on soit tout à fait libre de sa détermination. Je sais bien que ce sont des conseils difficiles à appliquer par le temps qui court. La cherté de la vie, les exigences croissantes, rebutantes en maints endroits, des loueurs de locaux et des hôteliers, font intervenir ici des considérations étrangères, d'ordre économique, dont il faut souvent tenir compte. D'autres fois il faut faire entrer en jeu la nécessité de groupements familiaux ou amicaux, de certaines proximités qui s'imposent pour la surveillance des affaires du chef de famille.

Tout ceci écarté, je dirai que, lorsqu'on le pourra, on devra, pour le choix du lieu des vacances, s'inspirer, autant que possible, des considérations suivantes :

Le bord de la mer ne convient pas aux nerveux ni aux rhumatisants. Pour les premiers, il existe des exceptions qu'un essai loyal révélera : s'ils y dorment d'un profond sommeil et bien reposant, il n'y a qu'à s'incliner. D'une façon générale, cependant, il vaut mieux que leur habitation ne figure pas dans la première rangée des maisons qui bordent la plage. Le grand vent les énerve : le bruit du ressac, — surtout sur les plages à galets, — trouble leur sommeil. L'air y est trop humide.

Les nerveux, les fatigués comme les excités, devront préférer le calme de la montagne : nous avons chez nous, dans les Vosges, les Alpes, les Pyrénées, le Plateau Central, un choix de sites admirables qui leur conviennent parfaitement.

Ils conviennent aussi aux rhumatisants, qui doivent fuir l'humidité, éviter le bord des rivières et le voisinage des bois. Ceux-là habiteront les premiers étages plutôt que le rez-de-chaussée, surtout s'il n'y a pas de caves aérées sous la maison.

Les emphysémateux iront à la plaine, où ils respireront mieux qu'aux altitudes : mais il ne faut pas qu'elle soit humide ni que leur habitation soit proche des forêts. Les vallées du Plateau Central et le pays basque sont, pour eux, les endroits à préférer.

Les anémiques, les chlorotiques iront à la montagne y faire une cure de repos et surtout de soleil. (Voir p. 71.) Les cardiaques, les sujets qui s'essoufflent facilement habiteront en terrain plat.

Et puis, pour les enfants, la mer, rien que la mer, la cure de soleil, les bains quotidiens, les jeux pratiqués en quasi-nudité sous le grand soleil, comme je vous l'ai déjà dit.

Pendant ce temps-là, il restera, aux Parisiens rivés à la capitale, le bois de Boulogne et le bois de Vincennes, pour y exécuter de belles marches chaque soir, de 6 à 7 heures, grâce à l'heure d'été, et nos magnifiques bois des environs pour le dimanche. Ils y feront de bonnes séances de marche active, et ne seront pas les plus malheureux.

Quant aux lamentables forçats volontaires de la vie mondaine, pour qui les vacances ne sont qu'un prétexte au transport de leurs habitudes en d'autres lieux, où ils s'attachent à retrouver celles-ci dans ce qu'elles ont de pire, piliers de casinos, martyrs des dancing ou intoxiqués du bridge, le médecin ne peut que les plaindre, en quoi il a quelque mérite, car il est plus sûr de les retrouver, au retour de ces vacances mal employées, à nouveau tributaires de ses soins.

LE PLUS BEAU DES SPORTS D'ÉTÉ : LA MARCHE

Oui, je le sais. Il y a l'auto, il y a la bicyclette, il y a le tennis, le golf, vingt manières diverses de se donner de l'exercice, par les jours de beau temps, quand on est de loisir. Il n'empêche que le meilleur de tous les sports, le plus simple, le moins coûteux, donc le plus à la portée de tous, et aussi celui qui réalise, au meilleur compte, les résultats les plus complets pour la remise de toute notre machine en équilibre, lorsque nous interrompons à cet effet, pour plus ou moins de temps, notre labeur quotidien, c'est tout bêtement la marche, — le vieux train 11, — le *footing*, si ça vous ennuie de parler français.

Elle n'a pour elle que des avantages. Tout d'abord, c'est un exercice réellement complet, en ce sens qu'il met en jeu, *à la fois*, un très grand nombre de groupes musculaires, ce qui est l'idéal pour la culture physique parfaite. Dans l'enseignement de celle-ci, on est bien obligé de recommander la pratique séparée d'exercices spécialisés, qui tendent à l'éducation, au développement de tels ou tels muscles pris en particulier : ainsi font les haltères, les *exercisors* divers : ainsi fait la bicyclette, bien qu'elle réalise déjà un ensemble un peu plus complexe.

Mais l'exercice vraiment parfait est celui qui fait travailler le plus de muscles simultanément, obligeant notre effort nerveux, notre activité circulatoire, à se répandre par tout le corps, sans qu'aucun coin soit négligé. Ainsi seulement se réalise l'équilibre général, et avec lui le développement harmonieux de toute notre machine; ainsi s'obtient le travail régulier, sans efforts fatigants, de notre moteur central, le cœur, qu'il ne faut jamais oublier quand il s'agit de culture physique.

Je ne connais que trois exercices qui permettent d'arriver complètement à ce résultat magnifique : la natation, le canotage et la marche, qui est évidemment le plus facile à pratiquer partout et en tout temps, le plus commode à doser, et enfin, répétons-le, celui qui surmène le moins le cœur.

C'est que la marche ne met pas en action, comme on pourrait le croire, seulement les muscles des jambes. Les bras s'agitent rythmiquement en même temps qu'elles, pour aider au maintien de l'équilibre pendant la translation du tronc : les muscles des épaules, du dos et des reins sont intéressés à cet effort, secondaire mais continu. L'amplitude accrue de la respiration exige une activité plus grande des muscles intercostaux et du diaphragme, et, si la marche est régulière, comme il convient, le cœur est entraîné à son tour dans un rythme régulier, ce qui est le meilleur moyen d'obtenir de lui le travail le plus énergique, le plus soutenu, avec le minimum de fatigue.

Enfin, la monotonie même de la marche a son utilité. Elle laisse le cerveau entièrement libre pour la méditation ou la conversation, lui-même restant excité par la bonne circulation générale, et l'automatisme des mouvements musculaires lui laissant toute son indépendance. Beaucoup de penseurs trouvent leurs meilleures inspirations en marchant : écrivains, poètes, compositeurs, hommes de science, et les philosophes grecs, qui avaient coutume, comme on le sait, de faire de la promenade en rond l'accompagnement obligé de leurs explorations en commun de la pensée humaine, se qualifiaient eux-mêmes de *péripatéticiens*.

Seulement, il y a marche et marche, et là, comme en toutes choses, il y a la manière.

Le piétinement dans l'appartement ou dans l'atelier, fût-ce pendant des heures, n'a aucune valeur comme exercice. Il ne représente que le déplacement de notre corps dans de faibles limites, avec le minimum de mouvement de nos membres inférieurs, sans mouvements importants des bras, sans stimulation cardiaque, sans activation réelle de notre respiration et de notre circulation. Les jambes et les cuisses s'écartent à peine de la verticale, ces dernières surtout, qui sont au sommet de l'angle de notre « compas ». Les gros muscles qu'elles renferment n'ont presque rien à faire. Ceux du mollet, qui en font un peu plus, réclament pour cela une si faible activité circulatoire, qu'elle n'empêche pas plus les varices, — chez les sujets tant soit peu prédisposés, — que la station debout, dans la quasi-immobilité. A la fin d'une journée passée de la sorte, on éprouve, non un assouplissement général, comme après la marche, mais une grande fatigue dans les jambes, où la stase sanguine, née sous l'action de la pesanteur, n'a pas été combattue par des contractions musculaires suffisamment actives, — dans les reins et dans le dos, où sont les muscles qui ont seuls fourni quelque travail, pour assurer en permanence la verticalité du tronc, sans être aidés par l'élan, comme dans la marche en avant.

C'est ce que le médecin a souvent beaucoup de peine à faire comprendre à bien des dames à qui il croit devoir recommander plus d'exercice et surtout de marche, et qui répondent avec stupéfaction : « Mais, docteur, je n'arrête pas, de toute la journée, dans ma maison !... »

Hélas ! madame, en tant qu'exercice physique, cela ne compte guère : vous êtes restée debout, en vous déplaçant de temps en temps. Vous n'avez pas marché...

Il faut marcher *pour marcher*, d'un pas plus ou moins rapide, pendant plus ou moins longtemps, selon le résultat que l'on recherche; l'essentiel est que le rythme de la marche soit régulier.

La marche *sport* — le *footing*, — pratiquée comme exercice physique, comme méthode de cure, soit contre l'obésité, soit pour augmenter le développement thoracique de l'adolescent, n'a pas besoin d'être très rapide ni d'une très longue durée pour produire tous ses bons effets. Il ne faut jamais la pousser jusqu'à l'essoufflement, qui est le signe certain de la fatigue cardiaque.

Le résultat physiologique le meilleur, avec le minimum de frais, est obtenu par une marche de 40 à 45 minutes, plutôt un peu rapide (environ 5 kilomètres à l'heure), pratiquée d'un pas souple et ample (60 à 75 centimètres), en fléchissant légèrement sur les genoux, le pied bien appuyé sur le sol et repoussant celui-ci en arrière, d'un effort délibéré, à chaque pas en avant. Il faut faire travailler les muscles de la cuisse, les plus puissants de tout notre corps, plutôt que ceux de la jambe et du pied, moins propres au long effort, à moins d'un entraînement spécial (danseuse). Le corps sera droit, la tête haute, les épaules bien effacées, les bras ballants, c'est-à-dire jouant le rôle de balanciers en alternance avec les jambes, ce qui donne un équilibre parfait. Par contre, dans la course, ils seront fléchis à angle droit, le coude en arrière, pour donner au thorax son amplitude maxima et assurer une plus complète ventilation pulmonaire.

On peut débuter, quand on n'en a pas encore pris l'habitude journalière, par un pas plus lent, moins espacé, voire en s'aidant d'une canne. Il faut arriver progressivement au pas de 80 à 85 centimètres, à la vitesse de 6 kilomètres à l'heure. Trois quarts d'heure de cet exercice chaque jour, ou deux séances d'une demi-heure, représentent ce qu'il y a, à la fois, de plus simple et de plus parfait, comme entretien de la culture physique. C'est ce que ne manquent jamais de faire chaque jour les jeunes Anglo-Saxons, sur le pont des paquebots, pendant les longues traversées qui les condamnent à l'inaction : il n'est rien de tel pour se retrouver, chaque jour, « confortable » comme ils disent.

La nature du sol a une grande influence sur la production plus ou moins rapide de la fatigue. La marche sur un plan presque élastique, comme l'asphalte des trottoirs ou le pavé de bois, est la plus agréable. Elle est déjà plus fatigante sur le macadam des routes, encore plus sur un pavé inégal, qui impose de l'irrégularité au travail des muscles du pied, très épuisante dans les terres labourées ou sur le sable pulvérulent des plages, comme chacun le sait.

On a beaucoup parlé, depuis quelque temps, de la marche sur la pointe des pieds. C'est là un exercice excellent, parce qu'il nous force à raidir la paroi abdominale, à lui rendre son énergie trop souvent relâchée, et à amener ainsi une meilleure contention des viscères abdominaux, d'où une amélioration générale de nos fonctions digestives et de toute notre santé. (Voir vol. I, p. 217.)

On peut arriver au même résultat sans attirer l'attention et sans fatiguer ses mollets, en s'imposant, plusieurs fois dans la journée, tout en marchant, une contraction volontaire de la paroi abdominale que l'on maintient raide, et comme « rentrée en dedans », pendant une ou deux minutes. C'est une habitude facile à prendre et qui devient bientôt instinctive, par exemple, chaque fois que l'on gravit un escalier. Il n'est pas de plus simple moyen pour « faire tomber » les gros ventres, et régulariser les fonctions digestives.

Quant aux grandes marches sur route, de plusieurs heures de durée, coupées de périodes de repos *horizontal*, marches au rythme bien régulier, les pieds chaussés d'espadrilles, aucun fardeau ne venant alourdir les épaules, elles constituent un exercice admirable à recommander pour la période des vacances, que la bicyclette et l'automobile ont malheureusement fait délaisser, mais qui, cependant, leur reste infiniment supérieur, aussi bien pour l'économie que pour les résultats quant à la culture physique.

LE CONTROLE PHYSIOLOGIQUE DES SPORTS ET DE LA CULTURE PHYSIQUE

C'est une idée des plus heureuses, une de celles qui peuvent le plus influer sur l'avenir de la race, que d'avoir donné à la plupart des exercices physiques l'allure de sports, ce dernier terme, que nous avons emprunté (ou plutôt repris) aux Anglais (1), s'appliquant, d'une façon générale, à tout travail corporel effectué par plaisir, et s'exerçant suivant un plan préconçu, avec un but déterminé, mais tout à fait arbitraire et désintéressé.

Combien de gens se résigneraient à marcher, sur une grande route, et par pur agrément, en fournissant le nombre de kilomètres qu'ils ont alignés, sans y penser, à la fin d'une journée de chasse? Qui dira jusqu'où peut aller l'effort physique humain lorsqu'il est soutenu par l'émulation d'une course ou d'un concours?

Le médecin, qui applaudit de grand cœur à ce magnifique développement de la machine humaine, qu'il n'eût pas osé espérer de l'effet de ses seules pres-

---

(1) Du vieux français *desport*, Rabelais dit : pour soi *desporter*. De même nous avons repris aux Anglais *tunnel*, qui n'était que notre *tonnelle*, — *flirter*, qui était notre *fleureter*; et bien d'autres encore.

criptions, conserve cependant ici une part de contrôle fort utile, les méthodes physiologiques permettant de mesurer de la façon la plus précise les résultats obtenus, et, par suite, d'indiquer, aux nouveaux adeptes, des règles toutes tracées pour arriver aux résultats les meilleurs et les plus rapides.

D'autre part, lorsque le médecin fait d'un sport physique l'objet de sa prescription, chez un sujet atteint de quelque trouble ou de quelque défectuosité qu'il lui faut traiter, il se trouve, par la connaissance de ces méthodes, documenté comme il convient pour régler le dosage de l'exercice et en fixer les modalités suivant les cas.

Ces moyens de contrôle sont très nombreux. Il y a d'abord la surveillance du poids, qui est élémentaire. Tout exercice physique régulier fait d'abord baisser ce poids, par l'usure des réserves accumulées au temps de l'inaction ou de l'action insuffisante. Dans une seconde période, les exercices continuant et même s'intensifiant, l'abaissement s'arrête et peut être représenté par un léger accroissement, dont il n'y a pas lieu d'être surpris. L'eau et la graisse — encore plus légère — font place au développement du muscle, qui est plus lourd. Après quoi la décroissance reprend. Il faut la surveiller, car elle peut révéler le surmenage, fâcheux lorsque le sujet tombe au-dessous de son poids normal, et si l'on n'a pas précisément pour but de pratiquer une cure d'obésité.

Un autre contrôle s'exerce en notant le chiffre croissant du poids des masses pesantes que le sujet arrive progressivement à soulever. Mais il faut se méfier ici de l'exagération. L'enlèvement de très gros poids est sans profit aucun pour la culture physique générale, et le meilleur travail à exécuter avec les haltères, par exemple, s'accomplit avec des poids légers soulevés le plus grand nombre de fois possible. Ce n'est que pour se renseigner sur l'accroissement de force acquis que l'on peut, de temps en temps, s'assurer que le sujet est devenu capable de soulever de plus en plus aisément des poids de plus en plus lourds : mais ce poids, ne l'oublions jamais, ne doit pas être celui qu'on emploiera pour le travail normal et régulier.

Enfin, les différents types de dynamomètres permettent de juger de la force acquise par les muscles de la main, — ou encore de la puissance des deux membres supérieurs ou inférieurs, pour leur écartement ou leur rapprochement, en luttant contre l'effet du ressort de l'instrument.

On peut également mesurer à l'aide d'un ruban métrique l'accroissement de la circonférence d'une région musculaire, bras, cuisse ou jambe.

Mais le contrôle le plus utile de tous est celui qui s'exerce, à l'aide de ce même ruban métrique, sur le développement de la cage thoracique. C'est là le résultat le plus précieux vers lequel doivent tendre tous les exercices physiques. Il signifie l'augmentation de l'amplitude respiratoire, laquelle entraîne une plus active oxygénation du sang et une adaptation meilleure du cœur à ses fonctions, l'activité plus grande des échanges organiques, sous l'influence de combustions plus intenses, l'épuration plus complète des crasses et des déchets, donc la désintoxication générale; — et l'équilibre du système nerveux en découle par surcroît.

Ce développement de la cage thoracique est mesuré en évaluant le tour du thorax (le périmètre) au niveau de la ligne des mamelons, d'abord dans l'aspiration portée au maximum, puis, une seconde fois, après une expiration aussi profonde que possible : la différence entre les deux chiffres lus sur le ruban métrique correspond à l'*indice respiratoire*, que l'on note sur une fiche, de façon à pouvoir observer ses variations avec la continuation régulière de l'exercice.

Ce mode de mensuration, couramment employé, parce qu'il est d'une exécution très facile, est, au fond, assez grossier. Il ne renseigne que sur un des éléments de la dimension vraie, totale, de la cage thoracique. Pour connaître celle-ci exactement, il faudrait tenir compte de la position de son plan inférieur, représenté par le diaphragme plus ou moins abaissé. Or, la situation du diaphragme a une telle importance qu'on a pu songer à en faire, à elle seule, le véritable indice de la valeur physique du sujet, son observation étant faite sous l'écran radioscopique; c'est ce qu'on a appellé la *phrénoscopie*, méthode excellente, mais trop technique pour prendre place ici, et réclamant un outillage qui n'est pas à la portée de tout le monde.

Il n'y a qu'un moyen sûr de connaître le chiffre exact de l'amplitude respiratoire, c'est de mesurer, à l'aide d'un spiromètre, la quantité d'air introduite dans les poumons par l'inspiration, ou celle qui en sort.

On a construit des spiromètres très précis, véritables instruments de laboratoire. Mais il est facile à chacun d'en improviser un, élémentaire, mais suffisant, à l'aide d'une simple bouteille d'un litre et d'une cuvette pleine d'eau, ainsi que je l'ai expliqué dans un précédent article. (Voir Vol. I, p. 279.)

Cela ne donne pas, bien entendu, la mesure de la capacité pulmonaire réelle, puisque, même dans l'expiration la plus profonde, il reste encore de l'air dans la trachée et les bronches (air résiduel); mais, cette quantité étant assez fixe, le simple contrôle des entrées ou plutôt des sorties, donne déjà des renseignements très suffisants.

D'ailleurs l'expérience est là pour montrer que l'accroissement de la quantité d'air respiré est réellement en relation avec le développement progressif de l'exercice physique et qu'il peut constituer un excellent baromètre pour le contrôle des résultats acquis.

Mais on peut faire mieux encore. Le docteur Wallen a montré que l'on devait, pour connaître la valeur réelle de l'effort physique fourni, non seulement mesurer au spiromètre le volume d'air qui passe par les poumons, mais rassembler ce dernier à sa sortie et en faire l'analyse, pour juger, par la quantité d'acide carbonique produit et éliminé, l'activité réelle des oxydations organiques, et toucher du doigt la manifestation essentielle de la vie totale du corps.

Ces méthodes ont été appliquées par le médecin-major Boigey, à l'École de Joinville, et ont donné des résultats extrêmement intéressants, ne fût-ce que celui de nous faire connaître la valeur comparative de différents exercices physiques, étudiés séparément.

Les conclusions auxquelles M. Boigey est arrivé sont les suivantes :

La lutte, la natation et la course de vitesse sont les sports qui entraînent la plus grande production d'acide carbonique, donc la plus grande consommation d'oxygène, dans le minimum de temps.

Les courses de fond et de demi-fond, la boxe anglaise fournissent, à très peu de chose près, les unes et les autres, les mêmes résultats.

La boxe française, l'aviron, les agrès, le football rugby ont, comparés entre eux, la même valeur, mais entraînent une dépense physiologique inférieure à celle des deux catégories précédentes.

Le tennis, le football association, la bicyclette, le basket ball et le push ball viennent ensuite.

Une séance de gymnastique de 45 minutes équivaut, comme dépense physiologique, à une marche sur route de même durée avec un chargement de 30 kilogrammes.

En résumé, ces constatations, très rigoureusement faites, établissent que la lutte, la natation et la course, les plus vieux et les plus simples de tous les sports, sont ceux dont la pratique représente le maximum d'activation des combustions respiratoires, et, par conséquent, de la vitalité générale de l'individu.

LE BAIN

1° LE BAIN CHAUD

Il y a des moments où l'on se sent moins fier qu'à d'autres, d'appartenir à notre pays et à notre époque, lorsqu'on observe ce qui se passait chez les Anciens.

Partout où nous retrouvons des ruines romaines ou grecques de quelque importance, permettant de reconstituer la vie de la cité antique, le premier édifice que l'on reconnaît, ce sont les bains : il est vrai que le second, c'est le théâtre ou le cirque. De l'antique Lutèce nous n'avons plus guère que les thermes et les arènes, — et, bien entendu, les aqueducs. Pourtant la Seine était déjà là...

J'imagine que si l'on parcourait aujourd'hui les cités françaises les plus vivantes, — et encore bien plus les autres, — et si l'on s'avisait de faire des comparaisons avec l'époque romaine quant à l'importance qu'y jouent, aujourd'hui, les bains, les piscines et les baignoires particulières, le résultat ne serait pas flatteur. Je me suis laissé dire qu'il y a des provinces où il faudrait parcourir de longs kilomètres pour trouver un établissement de bains, plus encore pour découvrir un appartement pourvu d'une salle de bains particulière. Il y a progrès, sans doute, depuis un demi-siècle; mais, combien lents ! Quant aux établissements publics, là où ils existent, dans quelles conditions sont-ils installés et pourrait-on dire qu'ils ont une nombreuse clientèle?

Nous nous vantons volontiers d'être le peuple le plus spirituel de la terre : nous disons moins haut, ce qui est peut-être aussi vrai, que nous sommes à peu près, de toutes les nations civilisées, celle où le goût des bains est le moins répandu dans les masses.

Nous en plaisantons même volontiers. Il y a, là-dessus, des propos comiques qui courent tous les almanachs : « Un tel est bien malade : le médecin l'a fait mettre *dans les bains* ». « Moi, que je me porte bien ou non, chaque année, j'ai l'habitude de prendre un bain », etc...

Nous rions : et nous voilà désarmés... contre le triste défaut, la grosse faute d'hygiène courante, que représente le manque de soins du corps.

Héritiers de la civilisation gréco-romaine, comment avons-nous laissé perdre d'aussi précieuses habitudes? L'écrasement de cette civilisation par les invasions barbares n'est pas seule en cause. Beaucoup de races primitives sont très propres. Les Turcs fréquentent assidûment les étuves. Le peuple russe est pouilleux, mais il court aux bains, quitte à remettre ensuite ses vêtements, infectés de vermine. Les Japonais ont, dans chaque maison, une cuve pleine d'eau quasi bouillante où ils se plongent avec délices à tout propos.

Il faut bien admettre que cela nous est venu avec la pénétration des conceptions religieuses hindoues, judaïques et chrétiennes, c'est-à-dire avec une fausse application des idées de mortification et de mépris de la chair. Les Hindous ne prennent guère que des bains rituels dans le Gange, dont l'eau est la plus infecte du monde. Les Hébreux ne se baignaient guère, avant la conquête romaine (il est vrai que leur pays manquait d'eau) et saint Jean-Baptiste fit sensation, en Judée, dans son temps, en invitant les gens à entrer dans l'eau du fleuve, au point qu'on fit de ce geste le sacrement initial d'une religion nouvelle.

De fausses idées de pudeur s'en sont aussi mêlées. Le nu, étalé glorieusement par l'antiquité, devint scandaleux, et des générations entières, jusqu'à ces dernières années, furent dressées à penser que le fait de quitter ses vêtements avec complaisance, même dans la solitude, était une sorte de péché (1).

Le bain, disparu des mœurs après l'écroulement des civilisations grecques, romaines et byzantines, ignoré du moyen âge, — « mille ans et pas un bain ! », disait Michelet, — le bain ne revint que bien lentement en honneur parmi nous, sous le parrainage, malheureusement suspect, des courtisanes et des efféminés. Aussi les « honnêtes gens » s'entêtèrent-ils longtemps contre ce signe manifeste d'impureté. On connaît la saleté cynique d'Henri IV et la malpropreté légendaire de toute la cour de Louis XIV. La baignoire de Marat n'était qu'un ustensile de malade (2). Même aujourd'hui,

---

(1) Dans certains milieux encore, les femmes ne se mettent au bain, dans leur propre maison, que vêtues d'une longue chemise.

(2) Il faut dire, tout de même, à la décharge de nos anciens, que la généralisation de la pratique des bains dépend, comme le prouverait aisément M. de la Palisse, de l'abondance de l'eau. L'Orient et l'Inde manquent d'eau (en dehors des grands fleuves, bien entendu). En Judée, les sources sont rares et l'on n'y avait même guère à boire que l'eau des citernes. Le Jourdain, — je l'ai vu, — est une petite rivière aux eaux sales. Les Romains se baignaient à profusion, parce qu'ils avaient de l'eau en abondance, grâce à

c'est une sorte d'élite bourgeoise qui s'est remise à l'habitude du bain, en grande partie par imitation des Anglo-Saxons. La majorité des ouvriers et des paysans, chez nous, ne connaissent guère que les parties de baignades en rivière pendant l'été. Si nous n'avons pas assez d'établissements de bains, au fond, c'est simplement parce qu'ils ne feraient pas leurs affaires. Toute notre éducation nationale est à refaire sur ce point. Et d'ailleurs, combien y a-t-il de baignoires dans nos écoles, nos collèges et nos lycées des deux sexes?

Nul, pourtant, ne met en discussion les mérites du bain ni les avantages de la propreté. Rien que du point de vue de celle-ci, il permet un nettoyage de la peau bien supérieur à celui que peuvent donner les savonnages les plus persévérants, parce qu'il ramollit les couches superficielles de l'épiderme, les cellules mortifiées, qui, unies aux graisses et aux poussières, constituent la crasse, obstruant les pores de la peau et modifiant sa vitalité.

Mais le bain n'est pas que cela. C'est un puissant modificateur de notre équilibre physiologique, surtout de notre régime circulatoire et nerveux, si puissant et

leurs aqueducs. On peut même supposer que l'écroulement de ces aqueducs fut le signal de la malpropreté universelle. Jusqu'au milieu du dernier siècle, le bain à domicile était une opération compliquée, qui nécessitait l'intervention du « porteur d'eau ». Il faut donc convenir que ce n'est qu'à partir du moment où l'eau fut amenée dans toutes les maisons, par des conduites, qu'il devint possible à la plus grande partie de la population de se baigner tant qu'elle en eut envie : tout de même reconnaissons que cette envie fut lente à se propager.

si varié dans ses effets, qu'il importe, pour obtenir ceux que l'on désire et non pas le contraire, de l'employer avec quelque discernement. L'hydrothérapie est devenue un des grands agents de la thérapeutique moderne, et que je n'ai pas la prétention de vous faire connaître entièrement en quelques lignes. Je m'en tiendrai à ce que doit savoir quiconque fréquente les établissements de bains simples, ou possède dans son appartement une baignoire servant à autre chose qu'au lessivage du linge de la famille.

Trois facteurs règlent les effets du bain : sa température, sa durée, et le moment de la journée où nous le prenons.

Le bain ordinaire, bain tiède ou bain de propreté, doit se prendre à 35° et durer dix minutes. L'emploi du thermomètre est vraiment nécessaire pour connaître la température exacte : il n'y a pas d'expérience de la sensibilité manuelle qui puisse le remplacer complètement. On constatera alors que le bain se refroidit assez rapidement, ainsi qu'il était facile de le prévoir, surtout dans les baignoires métalliques, à parois minces (1). Ce refroidissement est presque d'un degré par cinq minutes pour un bain de 200 litres. Il est donc utile de réchauffer doucement l'eau pendant le bain, sa température devant être un peu plus élevée quand on en sort que quand on y entre. La pièce ne devra pas être

---

(1) Plus agréables cependant que les baignoires de grés ou de porcelaine, dont la paroi épaisse, restant longtemps froide, empêche d'abord de s'y adosser avec plaisir, et exige, à moins de dispositions spéciales, que le bain soit préparé assez longtemps à l'avance.

froide, et une bonne friction générale avec un linge rude suivra le bain, pour éviter la perte de calorique qui accompagnerait l'évaporation de l'eau sur la peau. Une friction générale alcoolisée est encore meilleure, pour dessécher rapidement l'épiderme ramolli par le bain. Il n'y a aucun inconvénient à ce qu'un tel bain, en somme très court, soit pris tous les jours.

De 35° à 15° on descend vers le bain froid. Le bain de 32° à 34°, donc un peu plus frais que le bain tiède, prolongé de trente à quarante minutes, et maintenu à une température constante par un apport nouveau d'eau chaude toutes les cinq minutes, l'œil sur le thermomètre, n'est déjà plus une pratique banale. Il est calmant, précieux pour les sujets nerveux, souffrant de névralgies ou d'insomnies ou d'insuffisance des fonctions urinaires : pris tous les jours, ce bain est vite déprimant. Mauvais également, le bain à 35°, dont on ne surveille pas la température et où l'on s'oublie pendant trois quarts d'heure en lisant un journal. Il faut le réchauffer rapidement jusqu'à 38° avant d'en sortir, sans quoi il affaiblit pour plusieurs heures.

Le bain pris entre 25° et 15° est un bain froid, qui a sa valeur chez les anémiques, les lymphatiques, les neurasthéniques : il doit être court, durer de deux à trois minutes à peine, et être suivi d'une vigoureuse réaction. Dans ces conditions, la douche lui est préférable, à cause de son action flagellante sur la peau, qui contre-balance les effets du froid.

Le bain de 38° à 40° est excitant et tonique, s'il ne dure que cinq à dix minutes : c'est un excellent moyen pour se remettre rapidement d'une grosse fatigue physique ou même intellectuelle. Si l'on en prolonge la durée, — et le médecin peut juger opportun de la pousser jusqu'à trente minutes et au delà, — il devient profondément déprimant et convient alors aux agités, aux excités, aux quasi-délirants, en proie à une vive exaltation morale. On aura soin de maintenir, pendant toute sa durée, un linge assidûment refroidi sur la tête, pour prévenir la congestion cérébrale.

On prend généralement le bain le matin, dès le réveil. C'est une habitude qui n'a d'autre fondement que la simplicité du costume à enlever à ce moment. Mais les effets du bain sont bien meilleurs si on l'a fait précéder de quelque exercice qui a ravivé la circulation générale après le repos au lit.

Le bain pris avant de se coucher, à distance convenable du repas du soir, convient aux surmenés du cerveau qui ont de la peine à trouver le sommeil au sortir de leur table de travail; mais il faut qu'il soit pris un peu au-dessous de 35°, très court (cinq minutes), et suivi d'une bonne friction. Plus chaud et surtout plus long, il produirait l'effet contraire et prolongerait l'excitation.

Le meilleur bain est celui qu'on prend à la fin de la journée, avant le dîner. Il délasse admirablement, rend de la vigueur pour toute la soirée et prépare à l'avance un sommeil très reposant : il est à recommander à quiconque en a le loisir, et, à cette heure-là, comme dit la formule populaire, « cela vaut beaucoup mieux que d'aller au café ».

Le bain d'eau pure, s'il n'est quotidien, n'est que d'un effet médiocre pour la propreté du corps, à moins qu'il soit accompagné d'un sérieux savonnage. Pour rendre celui-ci plus efficace, — surtout si l'eau est quelque peu calcaire, comme à Paris, par exemple, — il est excellent d'ajouter à celle-ci du carbonate de soude (du « cristaux » comme dit le peuple), à la dose moyenne de 500 grammes pour un bain. Ce « bain alcalin » décape admirablement la peau.

Le bain amidonné convient aux peaux délicates, sujettes aux rougeurs, aux dermatoses légères, et aux enfants surtout : il est bon d'y ajouter un peu de gélatine pour maintenir les grains d'amidon en suspension.

Le bain sulfureux est indiqué dans certaines maladies. Il exige une installation particulière, comme baignoire et surtout comme salle de bain, car les émanations sulfureuses, — sulfhydriques plutôt, — font se noircir tous les objets métalliques du voisinage. Pourtant il existe des préparations spéciales, mélanges de polysulfures de sodium, qui permettent aujourd'hui d'éviter, même à domicile, ces inconvénients. Ce bain est à la fois un tonique et un calmant nerveux de premier ordre, qui cependant active la circulation et relève la tension sanguine : il rend de grands services chez les anémiques et combat bien l'aménorrhée des jeunes filles. Il est indiqué chez les arthritiques et les rhumatisants. Dans les maladies de peau, il constitue une arme à double tranchant, excitant les unes, calmant les autres, parfois même bon ou mauvais dans la même maladie, selon la période qu'elle a atteinte. Il ne faut y avoir recours, dans ces cas, qu'après l'avis du médecin.

2° LE BAIN FROID

Voici une des plus pures joies de la saison chaude. Il est peu de pratiques plus saines et il faut plaindre ceux à qui leur santé ne permet pas de s'y livrer.

Éliminons tout d'abord ceux-ci, qui sont, d'ailleurs, peu nombreux : ce sont les albuminuriques, les cardiaques et, naturellement, les tuberculeux. Les sujets classés comme « délicats de la poitrine », expression d'ailleurs très vague, qui vise ceux qui prennent facilement des rhumes et les traînent fort longtemps, ne sont pas à priver, *a priori*, des bains froids, si un examen sérieux de leur thorax n'a révélé aucune tare tuberculeuse, aucune menace d'emphysème, et si leur aptitude particulière à la toux ne relève que d'une mauvaise disposition de leurs voies nasales ou de leur larynx, ou de l'existence de ganglions bronchiques engorgés. Tout au contraire, la pratique des bains froids, sagement ménagés, après un entraînement prudent, peut leur rendre les plus grands services, en endurcissant leur sensibilité cutanée aux réactions produites par le froid. C'est un départ à faire, pour lequel l'avis d'un médecin expérimenté est toujours indispensable.

Il y a plusieurs espèces de bains froids : la baignoire, la piscine, le bain de rivière et le bain de mer.

Je ne parle du bain froid en baignoire, c'est-à-dire dans l'immobilité, que pour le proscrire. La douche lui est infiniment préférable, ou même le simple drap mouillé dans lequel on s'enveloppe. Il y a pourtant encore quelques personnes qui croient aux vertus de l'eau froide prise dans une baignoire, ce à quoi elles finissent par s'habituer si elles ont naturellement un tempérament solide; mais ceci ne présente guère que des dangers. J'ai connu, dans mon enfance, une brave dame de 70 ans, qui se livrait quotidiennement à ce jeu depuis sa prime jeunesse : en hiver, elle faisait casser la glace formée dans sa baignoire pour pouvoir s'y introduire : c'est, du moins, ce qu'on m'affirmait pour me faire honte d'être frileux. Elle devait à cela, ajoutait-on, une santé magnifique, et jamais ne s'enrhumait. Ce qui ne l'empêcha pas de prendre, en voyage, dans un innocent courant d'air qui ne fit de mal à personne d'autre, une belle pneumonie dont elle trépassa en six jours. Je cite cet exemple parce qu'il illustre un de ces faux raisonnements auxquels tant de gens se complaisent. La belle santé de cette septuagénaire était attestée par sa résistance invraisemblable à d'aussi détestables pratiques, mais elle n'en était nullement le résultat. Elle se portait bien *malgré* cela, et non pas à cause.

L'effet de l'eau froide est de provoquer un brusque reflux du sang en masse vers le cœur et le poumon. S'ils sont solides, l'un et l'autre, et si une réaction énergique, produite par *des mouvements exécutés tant que l'on reste dans l'eau*, et par une bonne friction dès que l'on en est sorti, vient aussitôt ranimer la circulation et la rappeler vers la peau, il y a là une gymnastique vasculaire des plus heureuses, et effectivement un endurcissement réel aux effets du froid, en même temps qu'une excellente stimulation du système nerveux. Dans le cas contraire, on crée une congestion trop durable du poumon, souvent dangereuse, et un brusque surmenage du cœur, qui peut succomber sous le choc. C'est donc une expérience qu'il vaut mieux ne pas tenter avec les artério-scléreux, aux vaisseaux moins souples et plus fragiles, ni avec les vieillards.

Par contre, elle réussit merveilleusement avec les enfants et les jeunes gens. Les hommes mûrs eux-mêmes, s'ils sont bien portants, y trouvent de grands avantages. Ils y gagnent une sédation du système nerveux, une activation de la circulation et des échanges organiques, souvent très précieuses, en particulier pour les sédentaires.

Toutefois, si ce reflux circulatoire vers l'intérieur, c'est-à-dire vers tous les viscères, se produit au cours d'une digestion un peu laborieuse, au moment où le foie est gorgé de sang, il peut en résulter des accidents très graves, souvent la mort rapide.

Le mécanisme de ces accidents nous apparaît encore comme assez obscur. Certains ont voulu y voir les effets d'une crise « hémoclasique » violente (vol. I, p. 196), où l'augmentation brusque de la viscosité sanguine rendrait le passage du sang presque impossible dans le réseau des capillaires du poumon et du cerveau. Un repas strictement végétarien et sans alcool y exposerait donc infiniment moins : l'absorption préalable de 4 à 6 grammes de citrate de soude pourrait peut-être même prévenir cette crise.

Je crois qu'un sujet bien portant, jeune, exempt de toute dyspepsie, peut sans danger entrer dans l'eau froide, progressivement, deux heures après son repas, si celui-ci n'a pas été trop copieux, ni d'une composition qui exige un lent travail digestif, ni surtout arrosé d'alcool.

A mesure que l'on s'éloigne de ces conditions normales, il faut reculer l'heure du bain : mais un délai de trois heures, après être sorti de table, me paraît très largement suffisant, le point culminant de la crise hémoclasique étant situé beaucoup plus tôt, au moment du contact des premiers matériaux alimentaires neufs, sortant du foie par la veine sushépatique, avec le sang de la circulation pulmonaire. Chose curieuse, et souvent observée à l'occasion de chutes fortuites dans l'eau, le danger est moindre immédiatement au sortir de la table qu'une heure après, et tous les gens de mer le savent bien, ce qui tendrait, en effet, à prouver que le foie est bien pour quelque chose dans l'affaire (1).

---

(1) Les champions de nage, pour les épreuves de longue durée, s'alimentent dans l'eau sans aucun inconvénient. D'ailleurs tout le monde peut en faire autant. Les enfants peuvent parfaitement prendre leur goûter, composé géné-

Il vaut mieux, si l'on n'y est forcé, s'abstenir d'entrer dans l'eau lorsque sa température est inférieure à 18° ou à 15°. On se méfiera tout particulièrement de l'eau de certains lacs de montagne, et surtout des lacs souterrains. Il en est de ceux-ci, à la température toujours glacée, en l'absence de la lumière du jour, qui passent pour mortels. L'eau de rivière, moins immobile, est toujours moins dangereuse.

Répétons que la première chose à faire, aussitôt plongé dans l'eau, est de s'y donner beaucoup de mouvement, surtout d'y nager, exercice merveilleux, peut-être le plus parfait de tous, vous ai-je déjà dit, parce qu'il met en jeu à la fois tous les muscles et toutes les articulations du corps, en exigeant un vif effort respiratoire. On n'entrera dans l'eau brusquement, on n'y plongera en piquant de la tête, que si l'on y est entraîné. Sinon, on fera bien, sans fausse honte, de s'envoyer préalablement quelques paquets d'eau, avec les mains, sur le thorax et sur l'abdomen, pour que la réaction soit plutôt progressive.

S'il y a un soleil ardent, on se couvrira la tête d'un linge, ou l'on mouillera fréquemment la chevelure ; il est très facile de contracter une insolation au cours d'une baignade. Le bonnet de caoutchouc adopté par les femmes pour éviter de mouiller leurs cheveux est bon pour les bains prolongés, où l'équilibre circulatoire a le temps de se rétablir. Pour les bains très courts, en plein soleil, il expose un peu à un certain degré de

---

ralement de pain et de chocolat, — donc un menu végétarien, — sans quitter l'eau, par exemple au cours de longues pêches à la crevette qui ne sont souvent que des demi-bains très prolongés.

ongestion cérébrale, s'il n'est pas fréquemment ra-
raîchi par le contact de l'eau.

Le bain de piscine, si l'établissement est un peu
négligé, offre moins de sécurité pour la propreté : on a
signalé des conjonctivites, produites, en pareil cas, par
es souillures de l'eau. Les mêmes accidents peuvent
'observer, en rivière, si l'on se baigne, sans le savoir,
à proximité d'un égout ou du déversoir d'une usine.

Le bain froid sera toujours court, même si l'habitude a émoussé la sensibilité au froid. Les effets de
celui-ci, même perçus au minimum par un système nerveux entraîné, n'en sont pas moins nets sur l'organisme.
Le moins qu'il en puisse résulter, en dehors des accidents pulmonaires, c'est une forte dépression nerveuse,
une violente fatigue générale, à laquelle peut succéder
de l'agitation se prolongeant jusque dans la nuit et
troublant le sommeil. Un bain utile ne doit pas durer
plus de dix à vingt minutes au maximum, et à la condition de n'y jamais demeurer immobile.

Le bain de mer est le meilleur des bains froids. La
densité plus grande de l'eau y rend la natation beaucoup plus aisée, résultat de première importance. L'air
marin, si vivifiant, par le brouillard salin existant à la
surface de l'eau, pénètre largement dans les poumons
grâce aux aspirations profondes que provoque la natation. Le sel exerce sur la peau une action tonique et
même révulsive, des plus heureuses, qui facilite ensuite
beaucoup la réaction.

Une mention particulière doit être réservée au
bain de lames, qui fouette le corps avec vigueur et
possède des effets stimulants très marqués. Il ne faut
toutefois rien exagérer. Des paquets de vagues trop
brutaux et trop lourds, supportables sur la région des
reins, ne sont pas inoffensifs quand ils sont reçus sur le

thorax. Il faut recevoir la lame « de dos », en s'inclinant un peu en avant, presque dans la posture que M. Fleurant eût commandée à sa clientèle.

Il faut surveiller la sortie du bain avec autant de soin qu'on l'a fait pour y entrer; tout l'effet du bain est dans la façon dont s'opère la réaction qui la suit.

A la mer, s'il fait grand soleil, on exécutera un petit temps de galop sur la plage, aussitôt rhabillé. Cela vaut infiniment mieux que d'absorber un verre de Porto. A défaut, une tasse de thé brûlante ne peut être qu'utile. Pour les tout jeunes enfants que l'on peut débarrasser de leur costume, c'est une bonne pratique que de les rouler dans le sable chaud, qui excite très violemment la peau : seulement, il faut les laver ensuite, pour enlever le sable, avec de l'eau tiède. L'emploi de celle-ci, en bain de pieds, pour les adultes, est une excellente pratique. Après le bain, la promenade, à marche un peu rapide, est préférable à toute autre occupation. Le repos sur la chaise longue, s'il présente quelque agrément, ne doit venir qu'ensuite, c'est-à-dire lorsque la circulation cutanée est redevenue très active et le réchauffement général bien assuré.

Les premiers bains de mer, à chaque saison, seront très courts, de quelques minutes à peine : on se retirera de l'eau, sans hésitation, dès le premier frisson, et, pour les enfants, dès que leurs petites lèvres commenceront de bleuir, signe d'une hématose insuffisante, donc d'une mauvaise circulation pulmonaire, sous l'action du froid. Même pour un excellent nageur, très entraîné, il est inutile de dépasser la durée de vingt minutes. Au delà, la déperdition de chaleur animale, pour se récupérer, exige un travail organique général très épuisant.

Le bain de mer est particulièrement utile pour les jeunes enfants, qui peuvent, sans inconvénient, en rendre deux par jour. Même les personnes un peu âgées, elles sont exemptes de toute tare (on se préoccupera particulièrement de l'état des reins) en useront avec avantage, pourvu qu'elles procèdent chaque fois à un entraînement progressif et ne fassent dans l'eau que de courts séjours. En effet, le rein ne se débarrasse pas aussi facilement que le poumon de la congestion qu'y provoque l'assaut d'un froid brusque. Il est habituel de voir l'urination excitée par le bain froid d'une façon assez durable, ce qui est parfois avantageux : c'est, pour beaucoup d'hommes mûrs, l'occasion de l'expulsion de gravelle, parfois même de petites coliques néphrétiques. Mais s'il existe dans l'urine les moindres traces d'albumine, l'effet du bain froid, à la mer comme en rivière, est absolument déplorable. J'ai connu des cas où, pour avoir violé, par scepticisme, l'interdiction formulée, à ce propos, par le médecin, une néphrite s'est constituée qui a entraîné la mort quelques mois plus tard.

COMMENT SECOURIR LES NOYÉS

Il y a malheureusement encore, chaque année, beaucoup d'accidents de noyade pendant la belle saison, à l'occasion des bains de rivière ou à la mer. Des instructions sur ce qu'il importe de faire en pareil cas sont affichées un peu partout; mais il faut croire qu'elles ne sont guère lues ni bien comprises, tant on voit commettre d'erreurs graves, en pareille conjoncture, par les assistants affolés, quand il ne se trouve pas, par chance, un médecin présent à ce moment précis.

Lorsqu'on retire un corps de l'eau, même s'il paraît froid et si l'on ne perçoit pas les battements du pouls au poignet, on doit tenter tout pour le ramener à la vie, à moins qu'il n'ait séjourné dans l'eau pendant cinq ou six heures. On en a vu, en effet, reprendre connaissance au bout d'un temps invraisemblable.

C'est qu'il y a des noyés de plusieurs espèces. Il y a d'abord ceux qui sont frappés par une congestion, les uns, dès qu'ils se plongent dans l'eau, parce qu'ils y sont entrés à trop brève distance d'un repas copieux, les autres parce qu'ils possèdent quelque lésion du cœur insoupçonnée et que cet organe fléchit, sous l'action trop prolongée du froid, ou fatigué par les efforts d'une natation trop active pour les moyens du sujet.

Ce sont les plus mauvais cas. Il faut réchauffer (1) aussitôt le corps par des frictions vigoureuses et même rudes, avec de l'alcool camphré, à l'aide de linges très chauds, appliquer ensuite des sinapismes ou des ventouses sur tout le thorax, exercer des pressions profondes, lentes et régulières au creux de l'estomac; surtout, chercher un médecin, qui administrera un lavement purgatif, fera des piqûres d'huile camphrée, d'adrénaline, fera absorber un vomitif, ou même pratiquera une saignée. En l'attendant on exercera des tractions rythmées de la langue, selon la méthode que je vais décrire tout à l'heure.

Pour les autres noyés il faut encore en distinguer deux sortes.

Il en est qui ont coulé peu à peu, après s'être longtemps débattus (2), en avalant beaucoup d'eau, ce qui est encore un mauvais cas, car ils ont souvent fait pénétrer de l'eau froide dans leur trachée et leurs pou-

---

(1) Pour tout noyé, la première indication est de le réchauffer, et pour cela, de le dépouiller d'abord de ses vêtements mouillés. Mieux vaut le transporter au pas de course ou en auto, en deux minutes, enveloppé dans des manteaux, vers un abri où l'on trouvera le nécessaire, que de le laisser couché sur le sable humide du rivage, quelques soins qu'on lui prodigue d'ailleurs, au milieu d'un cercle de curieux affolés.

(2) C'est ce qui peut arriver aux meilleurs nageurs, lorsqu'ils sont saisis par une crampe, ou que leur pied s'enroule d'une algue flottante et qu'ils perdent la tête, — ou encore lorsqu'ils ont nagé trop longtemps et que leurs forces les abandonnent. Ils se noient *en se débattant* et en introduisant de l'eau dans leurs voies respiratoires. D'où ce paradoxe apparent, qu'un bon nageur, lorsqu'il se noie, est souvent plus difficile à rappeler à la vie qu'un novice qui prend peur, tombe en syncope et coule à pic sans ouvrir la bouche.

mons, créant ainsi une congestion pulmonaire qui les place dans les mêmes conditions que le type précédent et réclame les mêmes soins.

Mais, avant tout, il est une chose dont il faut bien se garder et que l'on voit trop de gens, soi-disant renseignés, proposer aussitôt : c'est de placer le corps debout, la tête en bas, sous prétexte de lui faire rendre l'eau qu'il a absorbée.

Il n'est pas de pratique plus stupide ni plus dangereuse. Dans un corps où la circulation du sang est ralentie au minimum, où la pression artérielle est quasi nulle, il n'y a pas de meilleur moyen de créer une congestion veineuse du cerveau par stagnation, sous l'action de la pesanteur. La position debout serait d'ailleurs tout aussi mauvaise en favorisant au contraire l'anémie cérébrale pendant le ralentissement de la circulation. Il faut maintenir le corps couché horizontalement sur le côté, le menton relevé légèrement.

Tout aussi stupide est la pratique des lavements de fumée de tabac, longtemps restée traditionnelle.

Restent enfin les sujets qui ont coulé à pic, d'un seul coup, ne sachant pas nager, ou saisis de stupeur.

Ceux-là ont été frappés par une syncope. Par le mécanisme que Brown-Sequard a décrit sous le nom d'inhibition, le bulbe a été comme sidéré, le cœur s'est arrêté et la respiration aussi. Ils n'ont pas eu le temps d'aspirer de l'eau dans leurs cavités pulmonaires, car un spasme de la glotte a fermé providentiellement l'accès de leur trachée. Ils sont simplement en état de mort apparente, ayant un pouls imperceptible, des battements cardiaques réduits à une trémulation insensible, suffisante cependant pour entretenir la vie pendant quelque temps. La température rectale est normale ou abaissée seulement d'un ou deux degrés.

Cet état peut se prolonger assez longtemps, au fond de l'eau : mais il a, bien entendu, ses limites, fixées par le refroidissement progressif du corps dans l'immobilité.

C'est, dans ces cas de syncope, qu'agit d'une façon quasi miraculeuse l'admirable méthode que, depuis plus de trente ans, le docteur Laborde a décrite sous le nom de « tractions rythmées de la langue ». Elle a permis de rappeler à la vie des milliers de victimes, dont certaines au bout de plus d'une heure de mort apparente.

Mais il faut qu'elle soit pratiquée selon des règles rigoureuses, conditions indispensables de son succès.

Le sujet, déshabillé, frictionné, réchauffé, comme il a été dit tout à l'heure, est couché sur le dos (1), le corps et les jambes enveloppés de couvertures brûlantes qu'on renouvelle le plus souvent possible.

La bouche est ouverte, au besoin de force, en faisant glisser une pièce de bois en arrière des arcades dentaires : éviter l'acier qui, mal manié, peut briser les dents.

La langue est saisie solidement, à sa pointe, entre le pouce et l'index enveloppés d'un mouchoir, pour éviter le glissement. Il est de beaucoup préférable d'employer, si l'on en a une, une pince à forcipressure de chirurgie. Ne pas s'inquiéter de la petite plaie qu'elle

---

(1) Le docteur Schaefer conseille de coucher le corps sur le ventre, la tête tournée d'un côté ou de l'autre, posture qui rend les tractions de la langue plus difficiles à exécuter, mais qui permet une évacuation beaucoup plus aisée de l'eau et des mucosités bronchiques.

produira sur la langue : si même cette plaie saigne c'est un présage excellent.

Alors, lentement, au rythme d'une traction par deux secondes, on attirera très fortement la langue au dehors, puis on la laissera rentrer dans la bouche, tout cela patiemment, sans nervosité ni précipitation, quelle que soit l'angoisse de la situation. Il ne faut pas se lasser, mais se faire relayer lorsqu'on sera fatigué. Rappelons qu'on a vu des noyés se ranimer, dans ces conditions, au bout de près de *deux heures*. Quelle responsabilité pour l'opérateur qui se serait découragé trop tôt !

Cette manœuvre provoque un appel au bulbe rachidien (1), dont la réponse, si toute vie nerveuse n'a pas disparu en lui, est une commande envoyée aux nerfs qui règlent les mouvements du diaphragme. Si le succès répond à ces efforts, le diaphragme se soulève, une aspiration se produit, un peu plus tard une autre, car la manœuvre ne sera pas interrompue. Finalement la respiration reprendra peu à peu son rythme et le cœur, dont les battements sont réglés par des ganglions automoteurs, se mettra en branle à son tour. Alors la vie renaît : les paupières sont agitées de frémissements ; bientôt les yeux s'ouvrent. Le sujet fait spontanément une inspiration plus profonde, puis deux, puis davantage : on peut rendre à la langue sa liberté. Il est sauvé.

Il ne reste plus qu'à lui faire des piqûres de strychnine ou d'huile camphrée, et à lui faire avaler des boissons chaudes. Si un vomissement se produit, c'est

---

(1) Il n'est pas inutile d'aider, d'autre part, au réveil des fonctions bulbaires en badigeonnant l'intérieur des narines avec un peu d'alcool ou de vinaigre : surtout, ne jamais placer d'ammoniaque sous les narines.

tant mieux pour lui : d'abord il rejettera de l'eau, s'il en a avalé, et, d'autre part, la ventilation pulmonaire n'en sera que mieux assurée.

Il existe un autre moyen de réveiller les mouvements du diaphragme, c'est d'exciter directement celui-ci en appliquant le poing fermé au niveau du creux de l'estomac, et en l'y enfonçant profondément par un mouvement remontant qui va chercher le diaphragme jusque sous la cage thoracique (1). Il y a là un carrefour nerveux, le centre *phrénique*, dont l'excitation directe, faite à la fois avec énergie et prudence, peut ramener les contractions du muscle. Un opérateur habile arrive même, en s'orientant du côté gauche, et en poussant à fond, à émouvoir à distance la pointe du cœur, du moins chez un sujet pas trop gras, et c'est encore là un geste excellent, propre à ranimer directement les battements de l'organe.

Cette manœuvre était la seule dont nous disposions avant que l'on connût les effets des tractions rythmées de la langue. Si deux personnes sont présentes, rien n'empêche de pratiquer ces deux manœuvres simultanément et de les combiner *rythmiquement*, de façon que le poing s'enfonce vers le diaphragme chaque fois que la langue est ramenée au dedans. On a une chance de plus d'arriver ainsi au résultat cherché.

Enfin il est un troisième procédé, ancien également, que l'on peut employer aussi en même temps, si l'on dispose d'un aide de plus. Il consiste à élever en l'air, simultanément, les deux bras du sujet, avec force,

---

(1) Ce geste s'exécutera sous la couverture. A aucun prix pendant toutes ces manœuvres, il ne faut cesser de réchauffer le corps et de le maintenir couvert.

jusqu'à les rabattre au-dessus de sa tête, dans le prolongement de son corps horizontalement couché, puis à les ramener en avant, — toujours avec force, — quitte à relever en même temps son thorax, sans cependant trop gêner le travail des deux opérateurs précédents.

Cette manœuvre a pour résultat d'agrandir mécaniquement la paroi thoracique, d'où une aspiration forcée qui appelle l'air dans la trachée et dans les bronches.

Elle aussi sera combinée avec les deux précédentes, comme rythme, de manière que, dans le même temps, les bras soient ramenés en avant, le poing enfoncé sous le diaphragme et la langue refoulée au dedans.

Cet ensemble ue mouvements peut paraître, au premier abord, un peu compliqué. Bien compris, exécuté avec un synchronisme rigoureux, par un personnel intelligent, qui sait garder son sang-froid, ne point se hâter et s'attacher surtout à la régularité absolue du rythme, il donne ie maximum de chances de ramener à la vie les sujets tombés en syncope, non seulement par noyade, mais aussi, pour d'autres raisons (asphyxie, électrocution, anesthésie chloroformique, etc.).

On cessera lorsque le thermomètre, placé dans le rectum, accusera une température constamment descendante et atteignant 33°.

La méthode des tractions rythmées de la langue, à laquelle on doit déjà la récupération de tant d'existences humaines, devrait être connue de tous, et enseignée, non seulement par des notices ou affiches, trop peu lues ou vite oubliées, mais par des images explicatives, apposées dans tous les établissements de bains froids et dans toutes les stations balnéaires. Si j'en avais le pouvoir, je voudrais que tous les cinémas se produisant sur nos côtes pendant la belle saison, fûssent obligés de faire figurer, dans leur programme, de temps en temps, un film indiquant clairement les mesures à prendre, les gestes à accomplir en pareil cas, aucune explication ne valant l'impression laissée par la « chose vue ». On sauverait ainsi, très sûrement, chaque année, de nombreuses existences.

Et puis c'est un spectacle qui calmerait peut-être quelques imprudents, ce qui diminuerait encore le chiffre des victimes.

A LA PLAGE

La mer fut le premier berceau de la vie (1). La Genèse l'avait dit, bien avant que M. Quinton eût songé à établir que la composition de l'eau de mer se rapprochait singulièrement de celle de nos liquides organiques essentiels, en sorte que nous la portons toujours un peu en nous, et qu'employée en injections dans nos tissus appauvris, elle serait capable, selon lui, d'y effectuer des merveilles.

Est-ce un instinct obscur qui pousse aujourd'hui, comme de tous temps, l'heure venue des loisirs et de la belle saison, tant de citadins vers les rivages, comme au réservoir primitif et inépuisable de toute force vitale?

Je doute pourtant que d'aussi graves pensées

---

(1) Une théorie veut que ce soit grâce à l'effet des marées que les premiers êtres vivants aient quitté les eaux pour s'adapter peu à peu à la vie sur la terre ferme. Les marées étant produites par l'action attractive de la lune, ce serait donc, en fin de compte, celle-ci, astre inhabité, qui aurait servi à peupler notre globe. Je note cette opinion par simple curiosité, en faisant toutefois observer qu'elle ne tient pas compte des nombreux êtres marins qui ont remonté le cours des fleuves et se sont fixés sur leurs rives.

hantent l'esprit de la plupart de ceux qui, à l'heure où j'écris ceci, font leurs malles pour Deauville. Le nombre reste cependant encore considérable des gens qui vont à la mer afin d'y faire une « cure de santé », pour eux, et surtout pour leurs chers petits, sans se croire pour cela obligés, — et c'est bien légitime, — d'y mener une existence d'ermites. C'est à ceux-là, qui voudraient retirer de leur séjour à la mer le meilleur profit possible pour leur hygiène, sans renoncer tout à fait à leurs habitudes sociales, que s'adressent ces quelques conseils.

Le climat marin est, en effet, un des modificateurs les plus puissants de notre nutrition. Son action est d'ordre général et profond, comme celui des eaux thermales, et résulte de l'association d'éléments très complexes.

Il y a d'abord, comme aux eaux et à la montagne, l'effet du changement de milieu, effet toujours très marqué, et qui l'est d'autant plus qu'il forme un contraste plus absolu avec notre existence habituelle. Les gens qui vivent toute l'année dans leur bureau, ou qui ne sortent guère de leur appartement, le ressentent sans doute plus vivement que ceux qui habitent un hôtel au bord du Bois de Boulogne ou du parc Monceau. D'autre part, un employé de banque ou de magasin qui va « faire la saison balnéaire », en continuant, là-bas, le même genre de vie qu'à la ville, se fera beaucoup d'illusions s'il croit qu'il améliorera très considérablement sa santé. Il en sera de même des mondains qui se lèveront à midi et resteront, durant la majeure partie de leur nuit, dans les salles de jeux ou les *dancing* des casinos. Les quelques heures passées, dans l'après-midi, sur la plage, ne seront pour eux qu'un palliatif bien insuffisant, — plus énergique cependant, s'ils y joignent la pratique assidue du bain de mer, complétée par l'exercice physique, sous forme de tennis ou d'un footing un peu actif avant et après le dîner.

Mais le climat marin a, en outre, des effets qui lui appartiennent en propre, et tout d'abord celui de la pureté de l'atmosphère, très supérieure à celle de l'air de la campagne la plus agréablement boisée, et qui n'est comparable qu'à celle des altitudes.

Il s'y joint l'effet de la pression barométrique, toujours relativement basse, et qui produit alors une action très calmante. (A noter, cependant, que ceci est plutôt défavorable aux emphysémateux.)

Il y a aussi l'état hygrométrique, sans doute assez variable, selon le beau ou le mauvais temps, mais qui, en général, est plutôt sec. L'action du vent, même venu du large, celle du sable chaud qui dessèche rapidement l'atmosphère sous les pieds de ceux qui séjournent sur la plage, y contribuent puissamment.

En cas de pluie et d'orage, il en va autrement, bien entendu. Mais cette alternance est bienfaisante. Elle endurcit les voies respiratoires à ces changements, qui seraient dangereux dans l'atmosphère des villes, autant qu'elle est défavorable, sur les rivages, aux objets inorganiques, incapables de réactions spontanées, tels que les boiseries et les cordes de piano. On le sait assez dans les villas des plages. Mais ce sont précisément ces réactions alternées qui constituent un bienfait pour nos bronches, et il est notoire qu'on ne s'enrhume presque jamais à la mer, malgré les pires imprudences vestimentaires.

Il y a surtout les qualités toutes spéciales de l'air marin, imprégné de particules salines qui prennent naissance quand les gouttelettes des embruns se sont desséchées rapidement dans le vent. L'effet est proportionnel à l'intensité de celui-ci, et s'observe en particulier sur nos plages venteuses du Pas-de-Calais, de la Somme et de quelques parties de la Bretagne, où il arrive même que ces sels se logent jusque dans les cheveux et la barbe des promeneurs.

Ces chlorures, iodures et bromures en poussières de cristaux se trouvent même ici dans un état physico-chimique très spécial, propre aux corps qui viennent de passer d'un équilibre moléculaire à un autre, en se cristallisant. Ils sont momentanément *ionisés*, c'est-à-dire chargés d'une électricité particulière qui les porte à leur maximum d'action physiologique. Il faudrait plusieurs litres d'huile de foie de morue pour produire le même résultat que ces vapeurs iodées, inhalées pendant quelques jours sur une plage, surtout si celle-ci est parsemée de varechs abondants, se séchant au soleil.

C'est par là que le climat marin produit ces cures quasi-miraculeuses dans la scrofule, les engorgements ganglionnaires du cou, et aussi ceux, moins visibles, du réseau lymphatique du pourtour de la trachée et des bronches, dans les arthrites tuberculeuses (tumeurs blanches) et les suppurations fistuleuses de toute nature. On voit des fistules osseuses qui ont résisté pendant de longs mois à tous les traitements se tarir à Berck en quelques jours, quand elles sont exposées à l'air libre. Les petits scrofuleux (il y en a 75 % parmi les enfants des villes) s'y transforment à vue d'œil. Sous l'action du vent, exerçant un véritable massage vibratoire et continu, leur peau bouffie et blafarde, leurs lèvres tuméfiées, leurs tissus mous se raffermissent, par un véritable tassement des mailles conjonctives désengorgées, si bien que l'enfant gras semble d'abord maigrir quelque peu, ce qu'il faut interpréter comme un bon indice de l'activité de la cure. Le grain de la peau devient plus serré, en même temps qu'elle brunit par la formation d'un pigment défensif contre les rayons solaires.

Car il ne faut pas oublier l'action de ces rayons, non moins précieuse ici que tout le reste, et à laquelle j'ai déjà fait allusion. La lumière, elle aussi, se présente, à la plage, avec des qualités particulières, lumière directe, riche en rayons chimiques, lumière réfléchie par la surface de la mer et dépouillée de ses rayons rouges, lumière reflétée par le sable blanc. C'est le bain de lumière permanent, la cure idéale d'héliothérapie, qui exerce sur l'activité chimique des globules sanguins, sur le pouvoir de réduction de l'hémoglobine, des effets si puissants, en même temps qu'une véritable action antiseptique en profondeur, plus énergique encore chez l'enfant que chez l'adulte parce que son revêtement cutané est moins épais. (Voir p. 78.)

C'est donc aux enfants, tout le monde le sait, que le climat marin apporte le plus de bienfaits. Chaque année, toutes nos plages, ces admirables plages de France telles qu'aucun pays n'en possède à la fois d'aussi nombreuses et d'aussi belles, fourmillent, pendant trois mois, de légions de bambins pataugeant dans les flaques d'eau, à la recherche de crevettes improbables, faisant la petite « trempette » à l'heure du bain, ou se muant en terrassiers affairés et ambitieux, à coups de pelles dans le sable, tandis que les plus grands s'essaient déjà à des jeux plus organisés, à des sports enfantins qui les font s'agiter haletants, la joue en feu et la crinière au vent.

Depuis quelque temps on assiste même à un spectacle nouveau qui, pour ma part, me ravit de joie. Des professeurs de gymnastique en vacances organisent, sur la plage même, des exercices en commun de culture physique, auxquels tous ces enfants prennent un plaisir extrême, qui leur en donnent le goût pour l'avenir, et qu'ils pratiquent ici dans des conditions vraiment idéales, au grand soleil, au milieu d'un air pur dont ils emplissent largement leurs petits poumons, et enfin, — ce qui n'est pas moins important, — presque nus, à l'antique. Vous savez que « gymnastique » vient du grec *gymnos*, qui veut dire : nu.

Il faut que l'enfant passe la majeure partie de son temps sur la plage, le corps vêtu d'un simple maillot de bains en lainage, lorsque le temps est beau, ou d'un jersey sans manches recouvrant le thorax et l'abdomen. Il ne s'enrhume presque jamais dans ces conditions. Tout au contraire, la toux « ganglionnaire », toux sèche et quinteuse, toux nerveuse provoquée par la compression des nerfs de la trachée par les ganglions hypertrophiés, se calme ici en quelques jours.

Et puis il y a les bains, dont l'enfant peut user et abuser. Tous les enfants, à l'exception des albuminuriques et des tuberculeux vrais, peuvent être plongés dans l'eau de mer. Même avec les plus récalcitrants, il ne s'agit que de savoir s'y prendre, choisir une journée chaude pour les débuts, faire entrer l'enfant graduellement dans l'eau, en le soutenant et en l'entourant pour le rassurer, et surtout en lui donnant l'exemple de ses petits voisins, déjà aguerris, exemple dont l'effet est si puissant à cet âge, où tout s'apprend, comme chez les jeunes animaux, par l'imitation, enfin en ne le laissant dans l'eau que quelques instants, sans jamais attendre qu'il frissonne, qu'il crie, que ses petites lèvres bleuissent : tout cela n'est pas grave, mais effraie l'enfant et le décourage. Il faut lui donner le goût du bain, après quoi il en devient bien vite passionné.

Le bain de mer produit rarement, chez l'enfant, au moins d'une façon durable, l'agitation et la nervosité qu'il amène parfois chez l'adulte, parce que, chez lui, le sommeil est aisément beaucoup plus long et toujours plus réparateur. A son appétit exalté, il ne faudra refuser aucune satisfaction : l'excès même de sa ration sera utilisé en croissance, et non en engraissement comme chez l'adulte.

Il importe seulement que l'enfant ne prenne pas froid au sortir du bain, et qu'on lui procure une réaction rapide et générale par quelque exercice un peu violent aussitôt après.

Si, par chance, il fait très chaud, on ne l'essuiera que légèrement au sortir de l'eau, et on laissera sa peau s'assécher rapidement au grand soleil ou dans l'air surchauffé de la cabine, de façon qu'elle conserve le plus possible de sels à sa surface.

Une très bonne pratique, pour les tout petits, que l'entrée dans la mer pourrait effrayer, consiste à leur creuser une cuvette dans le sable, au voisinage du point où la mer s'est retirée, de façon que les infiltrations la transforment en une petite baignoire de toute sécurité : c'est un travail auquel les « grands », avec leurs bêches, s'emploieront avec joie.

Enfin, il y a les bains de sable chaud, où les tout petits peuvent être enfouis tout nus, jusqu'à la tête, dans les zones sèches de la plage, pratique excellente, aux effets toniques merveilleux.

On voit donc toute l'importance de cette cure marine, surtout pour tous les enfants des villes, et s'il est permis de formuler ici un regret, c'est qu'un trop petit nombre d'entre eux puisse en profiter, car il y a là, pour les familles, une grosse dépense qui n'est permise qu'aux privilégiés de la fortune.

Sans doute, des œuvres existent (1), très méritoires,

---

(1) Des fondations privées, des municipalités vigilantes, ont organisé beaucoup de ces colonies de vacances pour les enfants des écoles, qui sont une des plus belles et des plus utiles entreprises de prévoyance sociale que l'on puisse concevoir.

Au dernier Congrès des œuvres de colonies de vacances, on annonçait que, cette année 1922, 60.000 à 70.000 enfants de Paris seraient envoyés à la campagne, à la montagne ou à la mer. Du point de vue médical, je préférerais, je l'avoue, que tout l'effort portât du côté de cette dernière.

Et puis, pourquoi seulement les enfants pauvres ? Les classes moyennes, la petite bourgeoisie, dont la situation présente est au moins aussi difficile et aussi intéressante que celle de beaucoup d'ouvriers, n'ont-elles pas droit, elles aussi, qu'on fasse quelque chose pour leurs enfants, qu'elles ne peuvent envoyer seuls à la mer, et qu'elles ne peuvent pas davantage y accompagner, aux prix que demandent les hôtels à l'heure actuelle ?

Il me semble qu'il ne serait pas trop difficile qu'un groupement intelligent et bien intentionné obtînt, dans de bonnes conditions, la concession de dunes incultes, et y installât quelques-uns de ces baraquements laissés en si grand nombre par la guerre, et dont on ne paraît savoir que faire, puisqu'on en trouve encore pourrissant dans tous les coins. Une petite cité, à l'image des hôpitaux de campagne ou des dépôts de convalescents, avec ses dortoirs, son réfectoire, ses salles d'études, ses cuisines, son ravitaillement collectif s'y constituerait sans trop de peine, sous la surveillance d'instituteurs, de jeunes médecins en vacances, et pourrait y recueillir un très grand nombre d'enfants pour un prix de revient extrêmement modéré, si l'entreprise se contentait de joindre les deux bouts. Un placement en « capital humain » n'est-il pas le plus intelligent que puisse faire un pays ?

De ces cités estivales enfantines, mi-écoles, mi-sanatoria,

qui, chaque année, envoient des groupes d'enfants passer deux ou trois semaines à la plage : les résultats sont excellents, mais peu durables, parce qu'il faudrait que l'enfant y retournât plusieurs années de suite, et encore trop peu considérables, quant à leur nombre, en regard des énormes besoins à remplir.

Je me suis étendu un peu longuement sur le chapitre des enfants à la plage parce que c'est surtout à eux que la cure marine s'impose. Mais les adultes aussi, cela est évident, peuvent tirer le plus grand profit de cette admirable cure d'air pur et de soleil.

Il n'est pas besoin d'ailleurs que les adultes se livrent à une cure aussi intensive que l'enfant. Pour ce qui est de l'usage des bains de mer, je vous renvoie au chapitre où j'en ai parlé. Avec ou sans bains, les grandes personnes qui vont faire une saison au bord de la mer pourront s'adonner surtout au repos, coupé de quelques exercices de culture physique, dont les meilleurs sont le tennis et la marche à pied. On peut leur recommander la chaise longue, surtout sur les balcons, où il y a moins de poussières qu'au rez-de-chaussée, en

---

mi-boy-scouts, il pourrait y avoir plusieurs classes, avec plusieurs prix, pour satisfaire à tous les goûts. Bien des parents, non absolument pauvres, mais trop peu fortunés, parfois embarrassés pour occuper et même loger aujourd'hui à l'aise leurs jeunes enfants pendant la totalité des deux mois et demi de vacances qu'on leur octroie maintenant, - et qui dépassent de beaucoup celles des parents, — seraient fort heureux de leur procurer à bon compte, pendant quelques semaines, sans être obligés de les accompagner, les bienfaits de la cure marine, combinés avec la culture physique au grand air. Cela ne vous paraît-il pas une idée intéressante à tenter de mettre en pratique ? À quand les « coopératives de santé » pour les petits Français en vacances ?

particulier depuis l'ère de l'automobile. La cure marine idéale pour ces sédentaires se pratique en s'étendant, comme on le fait en Angleterre et en Amérique, pendant plusieurs heures, dans une barque amarrée à faible distance du rivage, en s'abritant convenablement la tête des rayons solaires.

Ceux-ci ont quelquefois des effets cruels sur le visage des personnes à peau délicate, ou rendue telle par l'exagération des soins. Une crème, dont je vous ai d'ailleurs déjà donné la formule, faite, à parties égales, de vaseline, de lanoline, d'oxyde de zinc et de poudre d'amidon, additionnée d'un peu de teinture de benjoin, et réduite à l'état de pâte par une longue cuisson au bain-marie, est le meilleur préservatif à recommander.

Les nerveux ne se verront pas, *à priori*, interdire le séjour à la mer, sinon dans la région trop venteuse de Berck, et s'ils sont réellement trop excitables. Mais on a beaucoup exagéré les effets fâcheux du climat marin chez eux, car, le plus souvent, ils finissent par s'y acclimater fort bien. Leur habitation devra être choisie plutôt un peu loin du rivage et, s'il se peut, à l'abri d'un rideau d'arbres formant écran contre le vent et le bruit des flots.

Un critérium très facile à consulter ici, c'est le sommeil. Quand un névropathe dort plus mal à la mer que chez lui, et qu'au bout de quelques jours, aucun acclimatement ne se manifeste, il fait mieux de s'en retourner.

Les goutteux même ne s'accommodent pas mal du climat marin. Il réduit chez eux la formation de l'acide urique, tout en favorisant l'élimination de l'acide déjà formé, parce que la diurèse est ici plus intense. C'est ce qui explique qu'on trouve alors souvent, au matin, un peu de gravier rouge au fond du vase de la veille.

Les tuberculeux sont à éloigner de la mer, si leur mal est à forme aiguë ou même subaiguë : ils s'exposent à l'élévation de la fièvre, à des crachements de sang : bref, c'est un véritable coup de fouet donné à la tuberculose. Seules, les formes torpides, lentes, non fébriles, évoluant vers la sclérose cicatrisante, peuvent, si le médecin le juge à propos, être admises sous les pins de la baie d'Arcachon, ou dans l'arrière-plan de quelques localités du rivage méditerranéen, à mi-hauteur et sous la protection des arbres.

Le séjour à la mer, pour donner son plein effet sur la santé, doit être de quelque durée : deux ou trois semaines ne sont guère suffisantes pour un résultat sérieux. Un mois au moins est nécessaire chez les enfants; deux valent mieux.

Enfin, si bienfaisant que soit le climat marin, ses vertus ne dispensent pas des pratiques d'hygiène habituelles. Le surmenage, les excès gastronomiques et alcooliques ne trouvent pas en lui un contrepoison toujours prêt. Il suffit de voir le nombre des enfants indigènes malingres et rachitiques, qui peuplent les villages de nos côtes normandes et bretonnes, dans les pays même où les enfants des villes recouvrent la santé en quelques semaines, pour comprendre qu'il ne suffit pas d'habiter au bord de la mer pour s'y bien porter. Dans ces milieux, pourtant si salubres, la malpropreté, le taudis, l'hérédité alcoolique et syphilitique, continuent impitoyablement leurs effets.

La mer prête largement son concours à la réfection de notre santé : mais elle ne prête pas aux prodigues.

A LA MONTAGNE

Si la mer a ses fidèles, la montagne garde ses partisans, moins nombreux sans doute, surtout depuis que la Suisse nous est fermée, grâce aux fantaisies du change, — et à son propre désespoir, d'ailleurs. Mais nos amateurs d'altitudes et nos alpinistes ont encore de quoi se satisfaire dans les Alpes françaises, le Dauphiné et les Pyrénées. La fermeture de la Suisse aura même eu l'avantage de favoriser le développement de nos stations françaises d'altitude, qu'un certain snobisme faisait délaisser, et aussi, avouons-le tout bas, l'absence d'un confortable suffisant, dès qu'on s'écartait des palaces ruineux : mais il paraît que tout cela est en train de changer.

Il y a, pour les altitudes, deux clientèles très distinctes, l'une qu'attire le goût d'un sport violent, l'autre qui recherche le repos, le calme, l'air pur et, un peu aussi, le rétablissement d'une santé ébranlée.

Je ne parlerai point des alpinistes véritables, qui sont des sportifs très spécialisés, connaissant bien les règles du jeu et les précautions hygiéniques qu'il exige : ils savent se vêtir, se chausser, s'équiper, comme il convient, et connaissent le prix de la sobriété.

Mais, à côté d'eux, il y a le lot important des alpinistes occasionnels, représenté par les jeunes gens faisant partie d'une famille venue, en majorité, pour se reposer. Ceux-là, que l'ardeur de leur âge entraîne, **sont** coutumiers de beaucoup d'imprudences, qu'ils paient souvent très cher, et quelques conseils ne leur sont pas inutiles.

Il leur faut d'abord savoir que l'alpinisme est le plus fatigant de tous les sports et qu'il exige, avant tout, un cœur et des poumons solides. Beaucoup de jeunes gens ont des hypertrophies cardiaques de croissance qu'ils ne se connaissent pas. Les médecins chargés du contrôle des sports dans les lycées, à l'heure actuelle, découvrent de ces cas très fréquemment. L'escrime et le foot-ball ne sont plus permis à tout venant. Un examen médical semblable devrait donc s'imposer à tout jeune homme qui a l'intention, à la montagne et pendant que ses parents se reposent, d'affronter les pics et les glaciers. On s'évitera ainsi bien des surprises fâcheuses.

Même ainsi sélectionnés, les débutants ne s'engageront dans des courses sérieuses en montagne qu'après un entraînement progressif, ici absolument nécessaire. Ils apprendront le pas du montagnard, lent, rythmé, régulier, le corps bien assis sur des jambes largement ployées. Ils apprendront aussi à bien régler leur respiration. L'entraînement pulmonaire, qui commande l'entraînement cardiaque, est peut-être plus important encore que celui des jambes. Leur nourriture sera choisie de façon qu'elle soit très substantielle sans exiger un long travail stomacal : viande froide, pain bien cuit, beurre, chocolat, fromage, sucre à discrétion; comme boisson : thé et café, pas de vin ni d'alcool. Ils porteront de gros vêtements de lainages, bien fermés au cou et aux poignets, des chaussures larges et solides, des culottes, des bas et des molletières. On ne grimpe pas au Mont-Blanc en tenue de tennis. Ils n'oublieront pas les lunettes de verre jaune, pour préserver leurs yeux du rayonnement solaire, dans l'atmosphère très pure des sommets, où les rayons chimiques agissent avec une intensité particulière, causant parfois même de cruelles brûlures de la peau du visage et du cou.

Ces précautions prises, l'alpinisme est un sport excellent, qui développe l'endurance et le sang-froid : le but fixe, qui longtemps se dérobe et que l'amour-propre oblige d'atteindre, opère comme un merveilleux agent d'entraînement.

Mais revenons à la clientèle plus modeste qui va demander à la montagne une simple cure d'altitude, et qui y pratiquera surtout le repos, coupé de pacifiques promenades en palier.

Elle se compose en grande partie d'arthritiques et de nerveux, qui recherchent le silence, mais parmi lesquels il faudra encore faire un choix, pour éliminer les neurasthéniques, qu'un rien semble fatiguer à la ville, et que cependant un calme trop absolu plonge dans l'ennui farouche, l'aboulie et le désespoir : ceux-là n'ont d'autre ressource que de s'imposer un travail intellectuel modéré, mais d'une régularité absolue, en se fixant à l'avance un programme dont ils devront rester esclaves, heure par heure (voir vol. I, p. 203). Alors, mais alors seulement, ils retireront le plus grand bénéfice de la cure d'altitude et de silence.

Trouveront également avantage à cette cure, les anémiques, les prétuberculeux, les bronchitiques — en excluant soigneusement les emphysémateux, pour qui l'altitude est détestable, — et même les cardiaques à respiration courte, à la condition formelle qu'ils se feront transporter mécaniquement et ne bougeront, sous aucun prétexte, du terrain plat : ils devront se contenter d'excursions en voiture.

Les grands facteurs de santé de la montagne sont la pureté absolue de l'atmosphère, exempte des germes qui empoisonnent celle des villes, et l'intensité des radiations lumineuses. C'est là qu'il convient de faire de l'héliothérapie, c'est-à-dire la cure de soleil, sur la chaise longue, méthode merveilleuse qui transforme rapidement les anémiques, les lymphatiques, les scrofuleux même, presque autant que le climat marin, en recueillant parmi eux ceux que celui-ci n'accepte pas, c'est-à-dire les arthritiques et les grands nerveux.

D'autre part, cet air pur stimule singulièrement l'appétit, d'où l'engraissement si le repos est prescrit d'autre part. Le sommeil est parfait au milieu de ce grand silence. Il faudra seulement se méfier, dans la belle saison, et surtout vers sa fin, des très grandes différences de température qui distinguent les heures du matin ou du soir des heures ensoleillées, et régler le costume en conséquence. Passé le milieu ou même le début de septembre, le séjour à la montagne n'est à recommander que dans des établissements disposés pour les cures et les sports d'hiver.

Il y a altitude dès qu'on s'élève au-dessus de la plaine : mais en réalité le terme ne devrait s'appliquer qu'aux régions situées au delà de 1.000 à 1.200 mètres. Au-dessous, existent toutes les étapes intermédiaires, qui conviendront mieux à certains sujets, mais où l'on retrouvera l'humidité des vallées et des bois. L'orientation de l'habitation prendra donc ici une importance toute particulière.

EN VOYAGE

Tous les goûts sont libres. Si les uns préfèrent employer le temps des vacances, dans quelque villégiature sédentaire, à un repos complet, coupé par un peu d'exercice physique, c'est fort bien pour leur hygiène générale. Préférer les longues randonnées de ville en ville, en France ou en dehors, par auto, bicyclette, chemin de fer, voire tout simplement à l'aide d'une bonne paire de jambes, n'en reste pas moins chose fort louable, si les goûts de l'intéressé et surtout son âge l'y entraînent.

L'effet utile à attendre des vacances, je vous l'ai déjà dit, c'est d'organiser un contraste aussi complet que possible avec le mode d'existence adopté ou imposé pour tout le reste de l'année. C'est à cela que le physique et aussi le moral trouvent le mieux leur compte, le physique parce qu'il résulte de tout ceci une fatigue salutaire, le moral parce que le cerveau échappe à ses préoccupations habituelles et laisse au repos les « cases » quotidiennement surmenées (l'idée fixe est celle qui use le plus rapidement nos facultés), et parce qu'enfin, au retour, nous retrouvons aux joies calmes du foyer une douceur dont nous ne nous apercevions plus.

L'hygiène, qui se trouve naturellement intéressée en tout ceci, a donc encore son mot à dire en la circonstance.

Eh oui, il y a une hygiène du voyage, et dont les

principes tiennent, d'ailleurs, en quelques mots. Je ne parle, bien entendu, que pour les voyageurs sérieux, cherchant, avant tout, à voir du pays, et, dans chaque pays, à y faire le maximum d'observations intéressantes, c'est-à-dire à se préparer la plus riche moisson de souvenirs pour plus tard.

Hæc olim meminisse juvabit...

Le premier point est de se lever de grand matin. Les premières heures du jour sont toujours les plus belles, les plus fraîches, celles où la lumière donne aux choses l'aspect le plus séduisant. Le grand soleil ne fait pas la couleur· il la tue, disait Corot, qui s'y connaissait.

Donc, réveil précoce : toilette fraîche et rapide. C'est la veille au soir, avant de se coucher dans les draps blancs, qu'il aura fallu procéder aux grands nettoyages, aux bains, etc.

Petit déjeuner rapide, lui aussi : café et pain grillé beurré, miel et fruits frais. Il ne faut pas avoir à s'occuper de ses fonctions digestives en voyage. La variété des cuisines de rencontre expose à bien des aventures. Il est donc très important de se faire une règle. C'est pourquoi l'on évitera, pour ce premier repas dont le menu est celui qui offre le moins d'imprévu, le thé et les œufs, trop échauffants; on sera sobre quant au chocolat pour les mêmes raisons, de même pour le pain trop frais, les croissants mal cuits, qui pourraient provoquer, une ou deux heures plus tard, dans les estomacs délicats, le fâcheux pyrosis.

D'une façon générale, on sera prudent sur le chapitre gastronomique. Faire connaissance avec les cuisines régionales, goûter les plats locaux, est un des charmes du voyage. Mais tout cela peut se faire avec modération. Il y a presque partout des mets préparés avec abondance de corps gras, beurre, saindoux, graisse d'oie, huile, ou fortement épicés, auxquels les indigènes sont accoutumés et qui troubleront les néophytes sans méfiance. C'est toujours une mauvaise affaire de contracter un embarras gastrique en voyage : on le traite difficilement d'abord, et cela assombrit l'humeur, qu'il importe de conserver parfaite si l'on veut rester en bon état de « réceptivité » cérébrale. Je me suis vu, en Espagne, obligé de me nourrir d'œufs à la coque, de pain et de fruits, après avoir été empoisonné par la cuisine des posadas, et j'avoue que mes impréssions sur Séville et Grenade en ont un peu souffert. Pour les mêmes raisons, on se méfiera de l'eau des carafes et l'on évitera l'abus des boissons glacées, comme des pâtisseries et des sucreries indigènes.

On accordera, bien entendu, une attention particulière aux soins de propreté, que la poussière des routes et la fumée des chemins de fer auront rendus plus nécessaires encore que chez soi. Le bain, dès l'arrivée à l'hôtel, est une pratique qu'on ne saurait trop recommander. Certaines personnes, dans les régions où les bons hôtels sont rares, emportent avec elles un sac de couchage ou même leurs draps et leurs taies d'oreiller : on ne saurait blâmer ce raffinement, non plus que l'habitude de dormir habillé d'un pyjama.

On se couchera de bonne heure, puisqu'il faut se lever tôt, hors l'exception d'une soirée consacrée à quelque spectacle qui en vaille la peine : encore ne s'y attardera-t-on point plus qu'il ne convient. Inutile donc d'adopter, en traversant un pays, les mœurs locales, lorsque, pendant la belle saison, la population a l'habitude de passer une partie de la nuit dans les rues, comme cela se voit dans les régions méditerranéennes.

Ces gens-là ignorent le charme du frais matin, et, d'ailleurs, ils font la sieste, qui n'est point permise au voyageur sérieux.

Par contre, si l'on est affligé par le mauvais temps, il ne faut point s'entêter, sous l'esclavage du programme tracé à l'avance, à braver les intempéries au risque de sa santé. Pour voyager agréablement loin de chez soi, il faut s'attacher à rester toujours bien portant et en bonne forme — *confortable*, disent les Anglais.

Une petite trousse pharmaceutique sera utile à emporter pour pouvoir parer, de suite, aux menus incidents de route sans perdre de temps : élixir parégorique, aspirine, paquets de poudres alcalines (bicarbonate de soude, magnésie et craie), teinture d'iode, solution antiseptique, petit pansement individuel : il n'en faut pas davantage.

LA CURE THERMALE

Les vertus des eaux minérales sont connues et utilisées depuis la plus haute antiquité.

Les Grecs et les Romains, on le sait, en faisaient grand usage; les ruines des installations qu'ils créèrent autour des sources, et qui méritent souvent encore notre admiration pour leur ingéniosité, en sont les témoignages indiscutables. Les travaux que les Romains avaient exécutés à Plombières, par exemple, sont des modèles que nous n'avons jamais pu même égaler.

Dès cette époque, les anciens avaient cependant fait une observation dont la plupart de nos contemporains pourraient encore faire leur profit. C'est que l'effet d'une cure thermale ne résulte pas seulement de l'absorption de l'eau minérale en boisson, ou de son emploi sous forme de bains de vapeurs, d'étuves, etc. Le séjour aux eaux correspond à un changement d'air, souvent d'altitude, à une modification du genre de vie et du régime, qui entrent pour une bonne part dans les effets de la cure. Jamais on n'eût songé à employer les eaux chez soi, transportées en bouteilles, loin de la source, et absorbées à domicile, sans rien changer des habitudes de la vie courante.

Nos idées sur la valeur et l'utilisation thérapeutique des eaux minérales ont été profondément modifiées, ces dernières années, par la découverte de leurs propriétés radioactives

C'est à Curie (1) que l'on doit cette découverte, qui conduisit à des résultats du plus haut intérêt, entre les mains de Curie lui-même, de M. Laborde et surtout de M. Moureu. En réalité, toutes les eaux thermales sont plus ou moins radioactives à leur point d'émergence; cer-

---

(1) Qu'on me permette de fixer ici, à titre purement anecdotique, un tout petit point de l'histoire de cette question.

Le hasard fit que je fus, je le crois bien, le premier confident des soupçons de Curie à ce sujet. Quand Curie me demanda de le mettre en rapport avec le Syndicat des médecins hydrologues pour lui faciliter les recherches qu'il entreprenait sur la richesse des sources en émanations radioactives, — ce que je fis, bien entendu, avec empressement, — je suis très convaincu que la question médicale ne le préoccupait guère, mais qu'il cherchait surtout à être mis sur la piste d'un gisement minéral riche en radium, d'où l'on eût pu extraire le précieux métal; car, à cette époque, il fallait le retirer à gros frais des résidus de pechblende de Joachimsthal, sur lesquels d'ailleurs le gouvernement autrichien s'était empressé de mettre l'embargo, pour s'en réserver le monopole.

Le susdit Syndicat, présidé par le professeur Robin, organisa une souscription parmi les Sociétés thermales françaises, pour faire les frais de ces recherches, dont les stations thermales attendaient un grand bénéfice. La première eau recueillie fut celle de Mézières, en Côte-d'Or, que M. Robin avait proposée parce qu'elle est très active, avec une composition chimique insignifiante, et ce fut M. André Robin fils qui se chargea de transporter à Mézières le ballon de verre que Curie m'avait remis pour cet objet, ballon où l'on avait fait le vide barométrique absolu et qui s'effilait en une pointe fine : celle-ci fut brisée dans le griffon même de la source, puis refermée dans un jet de flamme quand le ballon se fut rempli par aspiration. Le ballon, transporté pendant la nuit, me fut apporté à 6 heures du matin, et, une heure plus tard, je le remettais à Curie dans son laboratoire de la rue Cuvier.

taines le sont considérablement, et ce sont précisément, en général, celles dont la composition chimique n'avait jusque-là révélé rien d'extraordinaire, ni comme choix, ni comme proportions des minéraux qu'on y trouve.

Enfin, il serait injuste d'omettre ici le nom d'un autre savant français, Garrigou, qui eut le premier l'idée de procéder à l'analyse chimique des eaux thermales en opérant, non plus sur quelques litres, mais sur des mètres cubes. Ceci lui permit d'y découvrir la présence, en quantités infinitésimales, de minéraux rares, actifs même à ces doses, grâce au pouvoir exalté que leur communique momentanément la radioactivité, et qui viennent jouer un rôle très important, jusque-là méconnu, à côté des éléments salins ordinaires que l'on y trouve, les proportions de ces derniers différant souvent assez peu de celles qui caractérisent telles autres eaux, classées cependant, du point de vue chimique, comme très voisines, et qui pourtant ont des effets curateurs fort dissemblables.

Ces constatations nouvelles n'ont pas détruit les notions que l'expérience des siècles avait établies : mais elles nous ont fait entrevoir des modes d'utilisation plus rationnels. C'est ainsi que le bain de piscine, tel que le pratiquaient les Romains, — piscine alimentée directement par la source, et où le baigneur a le nez et la bouche placés aussi près que possible de la surface de l'eau, absorbant largement, pendant qu'il respire, ces émanations radioactives si puissantes, mais si fugaces, — nous apparaît maintenant comme le meilleur dispositif à employer pour obtenir les effets des eaux à leur maximum. Toutes les installations imaginées pour la commodité de l'exploitation, et qui s'écartent de ce type, les baignoires disséminées dans un vaste établissement, faiblement remplies, d'où émerge la moitié du tronc, et recevant, par des canalisations métalliques très étendues, l'eau en provenance de réservoirs où elle est conservée, réchauffée, mélangée, etc..., constituent certainement autant d'éléments d'atténuation du pouvoir radioactif de l'eau à partir du griffon d'émergence.

Quant aux eaux mises en bouteilles à la source, transportées au loin et bues à domicile, toutes celles qui doivent le meilleur de leur pouvoir à leur radioactivité n'ont plus que la valeur de solutions salines et n'agissent que proportionnellement à l'abondance et à la nature des éléments minéraux qu'elles renferment (1). C'est dire que leur action curatrice est faible, parfois nulle, ou ne rappelant que de très loin les effets que donnent les mêmes eaux, utilisées sur place, dès leur sortie du sol. C'est de l'eau morte, ou comme on l'a dit encore ce n'est plus que le squelette de l'eau minérale. Il y a à des illusions soigneusement entretenues par les prospectus des sociétés exploitant les sources, et qui veulent continuer de tirer parti, la saison terminée, d'un produit précieux qui se perd à la rivière. Le dernier mot de ces illusions est représenté par l'emploi de ces eaux à table (2), mêlées au vin, au cours des repas, — excep-

---

(1) Je dois dire qu'en application de ces principes indiscutables, on a entrepris récemment de faire parvenir à Paris, transportées *par avion*, des bouteilles venant d'être remplies à la source et dont la radioactivité (qui disparaît avec une vitesse proportionnelle au *carré* du temps) reste encore très appréciable. Il y a là une conception très logique et très intéressante.

(2) Ceci est particulièrement vrai pour certaines eaux recommandées aux arthritiques, aux goutteux, aux gravelleux, lesquelles ont surtout une action de lavage. Leur

tion faite pour les eaux du type Evian, qui ne renferment rien, à peine différentes de l'eau distillée, et qui ont l'honnêteté de ne se présenter que comme des eaux très pures et de saveur agréables.

Le choix d'une station thermale par le médecin, pour son client, demande donc une connaissance très approfondie des ressources de la station, de ses indications thérapeutiques particulières, en même temps que de la constitution du malade, et il commettrait une véritable faute professionnelle en cédant à des suggestions inspirées par celui-ci et nées de considérations très accessoires : désir de se retrouver avec des amis, voisinage de la résidence, choix des distractions, etc. Tel client voudrait qu'on l'envoyât de préférence à une station où l'on puisse chasser ou pêcher !...

Il ne faut donc pas choisir soi-même sa station. Il faut encore moins régler sa cure soi-même, lorsqu'on y est, en copiant les prescriptions qu'un médecin a établies pour un voisin, dont le cas est peut-être, en dépit des apparences, très dissemblable. Il y a telle station, où, chaque année, il se produit des cas de mort

---

pouvoir ne se manifeste que lorsqu'elles sont absorbées pures, à jeun, par demi-verres, et à la source, bien entendu. Prises à domicile, en se conformant même à cette règle, elles ont déjà une action beaucoup plus faible. Mais essayer de faire croire, par voie d'affiches et de notices, qu'il suffit à un goutteux de mêler ces eaux à son vin, à table, pour se guérir, « sans rien changer à ses habitudes », ma conscience m'oblige de dire qu'il y a là un abus de confiance caractérisé, et qu'il est bien regrettable de voir tolérer ; car, dans cette fausse sécurité, imaginée, suggérée avec un but purement mercantile, des gens imprudents ne se refusent plus aucun excès, et j'en sais qui, dûment, en sont morts.

chez des gens qui n'ont écouté que leur propre inspiration pour la façon de prendre les eaux.

J'ai connu des femmes qui avaient choisi Aix d'elles-mêmes, pour y soigner leurs rhumatismes, ce qui était logique, mais en oubliant qu'elles portaient un fibrome à ses débuts, et qui y furent prises d'hémorragies violentes, effet inévitable des eaux sulfureuses, qu'un médecin, dûment consulté, n'aurait pas négligé de leur faire prévoir.

Au fond, une cure thermale est, pour beaucoup, un mode de villégiature particulier, et que l'on n'adopte guère de bon gré. Il y faut l'impératif catégorique de la douleur, et l'espoir d'une guérison vainement attendue des moyens normaux. C'est un gros sacrifice, sacrifice de temps, sacrifice d'argent, sacrifice de la vie plus agréable que l'on pouvait espérer de mener pendant la belle saison, et ces divers sacrifices sont ordinairement partagés par le conjoint, ou même la famille, de l'unique intéressé. De tout cela, ne devrait-il pas résulter, chez la victime, un désir logique de tout combiner pour retirer de cet effort le maximum d'effets utiles?

Et c'est justement ici que l'hygiéniste a peut-être son mot à dire, car, pour ce qui est de la direction du traitement, qui varie avec chaque station, il va de soi qu'il faut entièrement s'en remettre au médecin du lieu. Le corps des praticiens hydrologistes français est peut-être le plus sérieux qui existe. Chez eux, point de ce mercantilisme subtil que l'on rencontre si souvent dans certaines stations étrangères, point de cet étalage de techniques accessoires qui viennent greffer sur l'action des eaux des médications et même des interventions chirurgicales, physiothérapiques ou autres, que le médecin de famille n'a point prévues, mais une parfaite conscience, une connaissance approfondie des ressources de la station, et, le plus souvent, une culture générale toujours maintenue au courant des derniers progrès de la science. Les cliniques de nos maîtres des hôpitaux n'ont pas d'auditeurs plus assidus que nos médecins d'eaux dès qu'ils sont de loisir. On peut donc se fier à eux entièrement; c'est le premier et le meilleur des conseils que j'aie à vous donner ici.

Il faudra obéir au médecin, non seulement quant au rythme des verres à boire ou des bains à prendre (1), mais surtout quant à la durée du traitement. La tradition qui fixe celle-ci immuablement à vingt et un jours, est une des plus stupides que je connaisse (2). Certaines cures exigent au moins un mois et plus, coupées de périodes de repos, fort utiles pour laisser à

---

(1) Le public est porté à croire que le rôle du médecin d'eaux se borne là, et qu'il n'est pas, au fond, bien difficile à remplir. Quelquefois, je le veux bien, il peut en être ainsi; mais, beaucoup plus souvent, le médecin a des fonctions plus délicates. Il lui faut surveiller de très près les effets de la cure dans ses répercussions, parfois imprévues. A Aix, le traitement sulfureux intense peut produire des crises d'hypotension artérielle auxquelles il faut opposer un peu de digitaline. Au Mont-Dore, il est nécessaire de renvoyer, chaque année, dès le début de la cure, des emphysémateux à poussées congestives, suspects de bacillose méconnue. A la Bourboule, certains sujets présentent des accidents toxiques parfois dangereux. A Vichy, on voit des crises de coliques hépatiques chez les uns, des crises d'hypertension chez d'autres, voire des cancers, non diagnostiqués jusque-là, des voies digestives et du foie, et qui peuvent commander une orientation tout autre du traitement, ou même l'abandon de la cure. Vous pouvez deviner ce qui arrive au client « plus malin que les autres », que viennent surprendre ces éventualités en l'absence de tout secours médical.

(2) Il est probable que ce délai a été fixé pour correspondre à l'intervalle de deux périodes menstruelles fémi-

l'organisme en travail le temps de se ressaisir. D'autres comporteraient, beaucoup plus judicieusement, deux périodes de quinze jours, l'une à la fin du printemps, l'autre à l'entrée de l'automne. Je conviens que tout ceci n'est pas toujours facile à arranger avec la marche des affaires ni avec le cours des vacances officielles; mais qui veut la fin, n'est-ce pas, doit vouloir les moyens.

C'est que la cure thermale agit par des moyens assez mystérieux, parfois violents, dont le mode d'action nous échappe encore assez souvent, et qui provoque un véritable branle-bas de toutes nos humeurs, un bouleversement provisoire de toutes nos fonctions. Il est fréquent qu'au bout de quelques jours cette perturbation soit telle que le sujet soit pris de fièvre, de courbature, et doive garder le repos et interrompre momentanément sa cure. Fréquemment aussi l'effet du traitement ne se manifeste que plusieurs semaines après la saison. Il y a donc là un ensemble d'actions très complexes, au sujet desquelles il faut s'en remettre aux spécialistes de ces questions, qu'une longue expérience a pu seule initier à la marche de phénomènes bien faits pour dérouter les explications théoriques les plus subtiles.

Voilà pourquoi, — et ceci est mon second conseil, — il importe, pendant toute la durée de la saison ther-

___

nines. Mais outre que ce compte n'intéresse ni les hommes ni les enfants, à qui on l'applique tout aussi automatiquement, il est absurde même pour les femmes. Une bonne cure thermale, chez elles, demande un mois, de façon, précisément, à être interrompue, vers son milieu, par la période menstruelle. Après cette saignée naturelle, la reprise de la cure thermale antérieurement amorcée donne des résultats bien meilleurs. D'ailleurs les anciens médecins saignaient volontiers pendant la cure et, en réalité, rien n'est souvent plus logique.

male, de n'introduire dans la marche du traitement aucun élément perturbateur. Autant vaudrait jeter des cailloux au milieu d'un mécanisme d'horlogerie dont nous ignorons le secret.

Ces perturbations peuvent résulter tout simplement du genre de vie que nous adoptons à la station. La sagesse est de s'y comporter comme on le ferait pour une sorte de « retraite » religieuse, et non pas comme s'il s'agissait de demi-vacances, gâtées par quelques fâcheux devoirs.

Eh ! je sais bien que le métier de buveur d'eau ou de baigneur n'a rien de bien réjouissant, surtout pour ceux qui ont le goût de la vie facile et s'estiment traités en condamnés dès qu'il leur manque leurs distractions habituelles, soirées mondaines, bons dîners, etc. Condamnés est, d'ailleurs, le mot juste à employer : la cure d'eau est un peu une expiation, méritée, le plus souvent, par une longue série de fautes contre l'hygiène; et, si l'on veut être absous, il ne faut pas tricher.

On se lèvera de bonne heure, — d'ailleurs le programme officiel de la cure généralement vous y invite, — ce qui veut dire aussi qu'on se couchera tôt. Après le bain, on rentrera à l'hôtel et on se reposera sur son lit pendant une heure au moins. Les buveurs feront de même, à moins qu'il ne s'agisse d'une de ces cures de « lavage » (Evian, Vittel, Contrexéville, Martigny) qui comportent des prises de verres en séries, au cours d'une douce promenade. Après quoi, un peu de chaise longue sera encore utile ici. Il faut laisser le charme opérer dans le recueillement.

Pas davantage il ne faut troubler l'effet des eaux par des excès ni même par des imprudences gastronomiques. On mange toujours beaucoup plus à l'hôtel que chez soi, parce que le service y est plus lent et qu'on s'ennuie. C'est un point auquel on ne prend pas assez garde : on se bourre de pain en attendant les plats lents à venir. Le plus grand nombre des clients des villes d'eaux sont, directement ou indirectement, des malades de la nutrition, qui devraient profiter de la circonstance pour s'imposer un régime plutôt rigoureux, lequel serait du meilleur effet pour compléter leur cure. Inversement, des erreurs de régime concomitantes peuvent compromettre les résultats de celle-ci. C'est pourquoi toute boisson alcoolique, tout apéritif doivent être interdits. En cas de soif, la citronnade reste toujours permise, — sans sucre pour les diabétiques, bien entendu, — ou encore quelque eau légèrement gazeuse.

D'ailleurs, l'importance du régime alimentaire destiné à compléter la cure est reconnue aujourd'hui par tous les praticiens, et la plupart des hôtels des villes d'eaux ont fini par se décider à installer, à l'exemple de l'étranger, des tables de régime dont les menus ont été réglés par les médecins. Il était grand temps : les malades sérieux, avant la guerre, commençaient à franchir les frontières, rien que pour cela.

L'après-midi sera consacré au repos, à la lecture, à la flânerie, à des promenades non fatigantes. Les sports actifs, les fréquentes excursions en automobiles à grandes distances, les longues courses à bicyclette même, sont à exclure du programme de beaucoup de baigneurs. Il y a quelques cas, par contre, où tout cela peut être utile. Il faudra consulter là-dessus son médecin. C'est ici que l'on peut excuser, chez les joueurs de cartes, le libre exercice de leur placide passion.

Je sais bien que, loin d'exciter au recueillement, la plupart des villes d'eaux offrent à leur clientèle désœuvrée l'appât de multiples distractions, toujours renouvelées. C'est une très vieille tradition. Les Romains, leurs ruines en témoignent, doublaient toujours leurs thermes d'arènes ou d'amphithéâtres. Passe pour le concert et la comédie : mais les longues soirées au casino, les danses, les émotions du baccara, le coucher tardif, tout cela sera non pour le baigneur, mais pour les personnes de sa famille qui l'accompagnent, et à qui le sacrifice de leurs vacances à son profit mérite bien quelques compensations.

Enfin, point capital, après la cure, on ira se reposer quelque temps avant de reprendre son train de vie ordinaire ou de courir à la mer ou à la montagne. Se replonger hâtivement dans le surmenage mondain, dans les fatigues de la chasse ou même les joies saines de l'alpinisme, dès le lendemain d'une cure expédiée comme une corvée, est le meilleur moyen d'en perdre le bénéfice pour une bonne part, — hors de quelques états particuliers où, tout au contraire, une grande activité physique peut représenter un complément utile, ce dont le médecin reste seul juge.

Dans bien des cas, l'effet des eaux ne se manifeste ni pendant la cure, ni même au lendemain, et ce que l'on éprouve est plutôt une grande sensation de fatigue. Ce n'est souvent qu'après un mois, quelquefois plus, qu'apparaît l'amélioration qu'on était allé chercher. Il y a là une sorte d'incubation des forces médicatrices qu'il faut savoir respecter.

Une certaine transition s'impose donc entre la « retraite » thermale et le retour à la vie normale. C'est encore un peu ennuyeux, mais c'est de bonne politique. Pourquoi s'être imposé les ennuis d'une saison, si l'on doit en gaspiller immédiatement le bénéfice ? Ce faisant, vous vous exposeriez peut-être à être obligé d'y retourner l'an prochain... Songez souvent à cette perspective, et je pense qu'elle aidera beaucoup à vous calmer.

LA CHASSE

Que peut dire de la chasse l'hygiéniste, sinon que c'est un sport excellent, — le roi des sports, le sport des rois, — seul capable d'inciter à se livrer, de temps en temps, à un vigoureux exercice physique, bien des citadins aux habitudes sédentaires, aux allures alourdies, qui n'ont pas le loisir de s'adonner à la pratique assidue des sports, pendant toute l'année, ainsi qu'il est dans les mœurs des Anglo-Saxons? Il y a là un prétexte fort heureux, pour beaucoup d'hommes mûrs, à de longues marches sur des terrains plus rudes que l'asphalte des boulevards ou les trottoirs des villes, à une fatigue corporelle salutaire, que la poursuite du gibier leur fait accepter comme toutes naturelles, et qu'ils trouveraient mille raisons pour écarter, si elles leur étaient imposées par leur médecin, simplement pour l'entretien de leur santé.

Tel est l'effet ordinaire des passions, dès qu'elles ont un but, et mainte aimable dame qui se déclarera incapable de faire un trajet de trois cents mètres autrement qu'en voiture, passera volontiers une heure, le sourire aux lèvres, à piétiner dans un grand magasin.

C'est ce qui permet de classer la chasse au premier rang des sports véritables, c'est-à-dire des exercices physiques ayant une autre fin qu'eux-mêmes, sport passionnant entre tous, dont le goût a peut-être ses racines dans notre plus lointain atavisme, héritage des temps préhistoriques où nos sauvages ancêtres, nés carnivores, n'avaient à compter que sur elle pour trouver leur nourriture, et aussi se préserver des fauves.

Mais il y a bien des manières de chasser, qui sont loin d'avoir toutes la même valeur, du point de vue qui nous occupe. Tendre, puis relever des collets, se poster à l'affût pendant de longues heures, guetter, au repos, le passage de volées de faisans ou de perdreaux chassés par une bande de rabatteurs, tout cela n'a qu'un intérêt hygiénique très relatif. Ce qui compte surtout, dans les bienfaits de la chasse pour la santé, ce sont les longues randonnées à pied, dans les terres labourées, dès l'aurore, d'un pas pesant, que les hasards du terrain rendent inégal; c'est-à-dire le travail isolé du chasseur, partant en exploration avec son chien, la course soudaine vers le gibier abattu et qui se débat, le retour alourdi sous le poids du carnier, — c'est du moins la grâce que je vous souhaite, — tout cela sous le soleil, la pluie, le vent... Quelle magnifique épreuve d'endurance ! Quelle heureuse dépense d'énergie musculaire ! Et le soir venu, après un bon bain, une douche ou une simple ablution générale, quelles bonnes nuits réparatrices, pour recommencer dès le lendemain, au petit jour ! Les articulations se dérouillent, la respiration s'amplifie, la circulation générale s'active, les combustions organiques se parachèvent, l'acide urique se dissipe...

Seulement, cela représente, pour beaucoup, je veux dire pour la plupart des citadins qui se plaisent, à juste titre, à voir là une « cure » bienfaisante, un bouleversement assez brusque de leurs habitudes organiques. A mesure que l'âge rend ici les adaptations moins faciles, il devient prudent de ne pas aborder cette nouvelle forme d'existence sans quelque préparation. Un peu d'entraînement est nécessaire, quelques jours avant l'ouverture, sous forme de marches graduellement plus importantes, comme un bon chef sait en imposer à ses troupes avant les grandes manœuvres. Un chasseur sérieux sait bien l'utilité de cet entraînement, dans la semaine qui précède le grand jour, pour ses chiens devenus trop gras.

Sinon, c'est le surmenage physique, l'essoufflement, le cœur trop brusquement fatigué, la belle partie forcément écourtée. Bien heureux si l'acide urique, mobilisé trop brutalement, ne fait pas éclater alors, chez ses victimes habituelles, une petite crise de goutte.

Autre précaution : ce bel exercice, au grand air, ouvre l'appétit, et c'est même un de ses avantages. On aura cependant la sagesse de s'imposer une certaine sobriété, si l'on ne veut perdre d'un côté ce qu'on gagne de l'autre. Les déjeuners de chasse sont habituellement plantureux et convenablement arrosés. Une prudente modération s'impose aux gens avisés. Ce n'est pas sans raison que la tradition veut qu'on ait le coup d'œil moins sûr l'après-midi, effet habituel du café et des petits verres, du café surtout. Mieux vaut déjeuner sobrement, après avoir fait, dès le lever, un premier « casse-croûte » un peu substantiel, avec œufs ou viande froide, café au lait bien sucré, tartines de pain grillé bien beurrées. Le café noir trop fort fait trembler la main au visé. L'alcool donne un coup de fouet de quelques minutes, puis, un peu plus tard, « coupe les jambes ».

Le meilleur équipement du chasseur n'est pas le plus élégant. Il lui faut chausser de larges et solides brodequins, assez larges pour ne pas le blesser, pas trop cependant pour que le pied ne glisse point, à chaque pas, dans la chaussure, ce qui est le meilleur moyen de produire des excoriations ou des ampoules. La chaussette de fil est préférable, ici, à la chaussette de laine, — à moins qu'il s'agisse, plus tard, d'affronter les froids de l'hiver. Si l'on s'attend à des marches longues et fatigantes, la « chaussette russe », c'est-à-dire le pied nu dans la chaussure, garni de bandelettes de toile fine, bien graissées, est encore ce qu'il y a de préférable, en dépit de l'élégance : un bon bain de pieds savonneux remettra tout en ordre au retour. La sudation excessive du pied, chez ceux qui en sont affligés, sera combattue à l'aide de bains additionnés d'un peu de formol, et de lavages à l'alcool camphré.

Les vêtements seront amples et faits de lainages plus ou moins épais, selon la saison. Ils préserveront mieux des refroidissements subits, si la sueur est abondante, que les costumes de toile, même très dense. Et puis il faut songer aux surprises de la pluie. Les pardessus en « ciré » ou en caoutchouc ne sont pas très recommandables, précisément parce qu'ils sont trop imperméables et empêchent non seulement le passage de l'eau du ciel, mais celui de la perspiration cutanée. Ils provoquent donc l'échauffement de la peau et la sudation : si on les laisse entr'ouverts, pour y remédier, ou si on les enlève, au retour, dans une atmosphère humide et froide, on s'expose à voir se congestionner le poumon, c'est-à-dire au moins à un bon rhume. Il existe des étoffes imperméabilisées, qui protègent assez bien contre les effets d'une pluie qui ne serait pas par trop prolongée, et qui laissent mieux passer la perspiration cutanée que les imperméables.

Il faut penser aussi aux accidents possibles et emporter avec soi une petite trousse de poche, presque toujours inutile, mais dont on peut avoir un jour à regretter l'absence. Il suffira qu'elle renferme les éléments d'un pansement simple : gaze, ouate et bande, de l'alcool, de la teinture d'iode pour les plaies, de l'acide phénique, de l'ammoniaque et de l'acide acétique pour les piqûres d'insectes, du perchlorure de fer *très étendu* ou de l'antipyrine pour les petites hémorragies, un lien de caoutchouc pour arrêter les grosses, une petite pince (stérilisée d'avance, dans un tube) pour enlever les corps étrangers pouvant souiller une plaie; enfin, si l'on veut avoir pris le maximum de précautions et si l'on doit se trouver loin de tout secours éventuel, une ampoule de sérum antitétanique, une autre de sérum antivenimeux, avec une seringue de Pravaz pour injecter l'un ou l'autre.

*_**

Mais si l'hygiène ne peut que glorifier la chasse comme sport bienfaisant, il y a un revers à la médaille. Ce sont les accidents de chasse, très nombreux chaque année, presque toujours dus à l'imprudence d'autrui ou de soi-même, et infiniment variés, depuis l'infime grain de plomb logé dans le mollet, jusqu'aux fractures par chute, et aux plaies graves des membres, du thorax, de l'abdomen, de la tête, qui ont une gravité égale et souvent même supérieure à celle des blessures de guerre.

Car si la balle du fusil de combat actuel, à grosse vitesse initiale, est en partie stérilisée par la haute température qu'elle atteint dans le canon, et aussi au dehors grâce au frottement de l'air, — en sorte que si son trajet se trouve infecté, chez le blessé, c'est surtout par les débris de vêtements entraînés au passage, et qui sont suspects, — les grains de plomb, envoyés à courte distance, la bourre et tous les ingrédients de la cartouche sont toujours souillés, et créent, avec les autres souillures provenant du costume comme plus haut, une source d'infection toute particulière.

Mettons de côté les blessures très graves, par coup tiré à courte distance, où la charge, groupée encore en faisceau trop dense, a fait balle, déchiquetant irrégulièrement les tissus, et aussi les plaies du thorax et de l'abdomen, exposant, les unes à l'hémorragie, les autres aux perforations intestinales multiples, avec péritonite à plus ou moins brève échéance, — tous traumatismes redoutables, qui commandent le transport immédiat du blessé, avec d'infinies précautions, à l'hôpital ou à la clinique le plus proches, après désinfection provisoire de la plaie par la teinture d'iode, application d'un pansement compressif, application de glace, si l'on en trouve, sur la paroi de l'abdomen, et injection de morphine. Tenons-nous-en, ici, à la classique blessure par grains de plomb égarés.

La gravité de la plaie dépend, naturellement, de la région atteinte. Si c'est l'œil, c'est la perte fatale de la vision pour celui-ci, et souvent, même s'il guérit, l'obligation de l'enlever plus tard, pour éviter que l'ophtalmie *sympathique* (ô ironie !) ne compromette peu à peu la vision de l'œil sain.

Si le plomb a coupé un vaisseau artériel de quelque importance et qu'une issue de sang bien rouge, par jets saccadés, qui semble intarissable, vienne à s'ensuivre, il faut procéder à la ligature du membre à sa base, à l'aide d'un mouchoir roulé en ficelle, transformé en bracelet par un nœud solide (voir vol. II, p. 102). Pour les petites artères cutanées superficielles, on peut se contenter du vieux procédé des anciens chirurgiens, avant l'invention de la pince à forcipressure, et qui consiste dans l'enchevillement. Une aiguille longue,

11

bien flambée, transfixe la peau profondément, visant à passer au-dessous de l'artère, les deux extrémités de l'aiguille restant hors de la peau. A l'aide d'un fil solide, stérilisé tant bien que mal en le trempant dans l'alcool, on forme, autour de ces deux bouts de l'aiguille, plusieurs 8 bien serrés, de façon que la tige de l'aiguille, à l'intérieur des tissus, comprime l'artériole entre elle et la peau. Mais il faut une aiguille assez forte, qui ne risque pas de se casser.

Le grain de plomb isolé, logé plus ou moins profondément dans les chairs, ne cause qu'une plaie insignifiante, le plus souvent bénigne, dont beaucoup de vieux chasseurs ne font que rire, quand ils ne la considèrent pas comme une cicatrice glorieuse.

Malgré d'innombrables exemples, qui arrivent immédiatement aux lèvres des témoins, de l'innocuité de ces petites plaies, il ne faut pas trop les mépriser. Quoi qu'il arrive, le grain de plomb abandonné dans les tissus reste toujours une source possible d'infection, parfois même d'intoxication tardive.

Le plus sage est de laver immédiatement la blessure avec un alcool quelconque, cognac ou eau de Cologne, de la toucher avec de la teinture d'iode si l'on en a, d'y verser un peu de poudre d'antipyrine si l'écoulement du sang est un peu tenace, et de recouvrir le tout d'un pansement propre, un peu compressif. Le collodion n'est applicable que lorsque tout écoulement sanguin a cessé.

Rentré chez soi, on fera un nouveau pansement, plus minutieux. Souvent le grain est logé très superficiellement et on peut l'extraire avec une petite pince flambée ou une petite curette explorant très prudemment le trajet de la blessure. Si l'on n'y réussit point, il faut surtout ne pas insister, pour ne pas provoquer d'hémorragie ni étendre l'infection du tunnel à son entourage. Le mieux est de pratiquer un petit drainage du trajet, à l'aide d'une fine mèche de gaze, poussée, si possible, jusqu'au fond, et imprégnée de glycérine rendue antiseptique par addition de quelques gouttes de teinture d'iode, — mèche très grêle, non tassée; c'est un fil conducteur et non un tamponnement. La mèche est renouvelée le lendemain, le surlendemain, s'il le faut. Il n'est pas rare que le grain de plomb sorte alors avec le pansement, ou que de légères pressions suffisent pour le faire cheminer vers l'orifice de la plaie, par le tunnel rendu ainsi plus spacieux.

Si l'on n'obtient pas de résultat, on n'insistera pas, et, si la plaie a bon aspect, s'il n'y a ni enflure, ni pus, ni fièvre, si la douleur se calme, on laissera la blessure se refermer sous un pansement et l'on ne s'en préoccupera plus.

En effet, le plus souvent, le grain s'enkyste dans une gangue de tissu cicatriciel, né à l'occasion de la petite inflammation locale que provoque sa présence, et qu'excitent encore les quelques germes dont il est inévitablement chargé. Il peut y demeurer silencieux jusqu'à la fin de la vieillesse de sa victime.

Telle est du moins la règle. Pourtant, quelques observations publiées par des chirurgiens sont venues nous apprendre qu'elle peut comporter des exceptions. On a vu, plusieurs années après la blessure, ces grains provoquer des accidents d'intoxication plombique tout à fait inattendus. C'est quand, à la suite d'une chute sur la région anciennement blessée, d'un traumatisme assez violent pour écraser les tissus dans leur profondeur, la gangue fibreuse entourant le grain a éclaté, laissant à nu la surface métallique. Aucune réaction inflammatoire ne venant plus, à cette heure, lui constituer, une nouvelle enveloppe isolante, le grain de plomb est attaqué lentement par les humeurs organiques et tend à se dissoudre.

Comme le plomb est un des métaux les plus toxiques, aux doses les plus minimes, surtout si elles s'ajoutent quotidiennement comme ici, l'intoxication lente commence et se continue sournoisement, ne s'accusant d'abord que par des symptômes très vagues, dont ni le médecin ni le malade — qui a depuis longtemps oublié sa blessure — ne saisissent tout de suite l'enchaînement : troubles digestifs persistants, diarrhées douloureuses, haleine fétide, amaigrissement, maux de tête, troubles nerveux, albuminurie, jusqu'au jour où l'apparition du liséré plombique caractéristique sur les gencives et la paralysie d'un groupe musculaire de l'avant-bras droit fixent le diagnostic du médecin. L'extirpation du projectile, les purgations et le régime lacté font rapidement tout rentrer dans l'ordre.

Aujourd'hui qu'il existe des installations radiologiques dans tous les grands centres, il est devenu facile et il reste toujours plus prudent, après une telle blessure, de faire repérer sur l'écran l'emplacement du projectile, et de s'en rapporter au chirurgien pour décider si cet emplacement, tout bien pesé, commande l'intervention ou permet l'abstention.

Enfin, d'autres blessures accidentelles peuvent guetter le chasseur pendant l'action : déchirure des téguments par des épines, par un clou rouillé, un pieu, un tesson de bouteille, un objet quelconque, piquant ou coupant, heurté à l'occasion d'une chute.

Il faut désinfecter aussitôt la plaie à l'alcool, ou mieux avec de la teinture d'iode, après enlèvement, au moyen de la pince stérilisée, des corps étrangers, mettre un pansement occlusif bien fixé, et, si l'objet risque d'avoir été souillé par la terre, penser au tétanos (voir vol. I, p. 39). Cette redoutable maladie est extrêmement fréquente après toute blessure, même insignifiante, ayant permis l'introduction du bacille, que l'on trouve en abondance dans presque toutes les terres ∾ bourées. Dans ce cas, l'injection de sérum antité tanique s'impose, dès qu'on peut s'en procurer une ampoule.

Il faut aussi prévoir, parmi les accidents possibles, les fractures et les entorses par chute. Il n'y a qu'à conduire le blessé au chirurgien, en immobilisant du mieux possible le membre blessé, entre deux pièces rigides cerclées de deux ou trois liens, — et surtout ne rien laisser tenter sur le terrain par les amateurs, aussi bien par les plus distingués que par les plus humbles. J'entends par ceux-ci les rebouteux de village, qui montrent quelquefois, il faut le reconnaître, une grande dextérité dans les cas simples, représentant 90 % de ceux qu'on leur apporte, mais qui produisent des désastres quand ils appliquent leur invariable formule à un cas plus rare, dont ils sont incapables de faire le diagnostic.

LE GIBIER

Le gibier est un aliment fort savoureux qui, à son heure, vient apporter de la variété dans nos menus, et qui sert de base à quelques-uns des chefs-d'œuvre de notre cuisine française.

Pourtant on voit son interdiction figurer sur beaucoup d'ordonnances de médecins. Sans doute, c'est parce qu'ils sont surtout consultés par des malades. Mais abordons ici franchement la question. Le gibier est-il une nourriture saine ou malsaine?

Réponse : Cela dépend de l'état dans lequel il se trouve quand on le mange, — du degré de cuisson qu'il a subi, — et bien plus encore de l'état du foie et des reins de celui qui le mange.

Le gibier présente ces caractères particuliers, entre toutes nos viandes de consommation, d'être celle d'un animal tué en pleine action (à l'exception, bien entendu, des bêtes prises au collet ou fusillées au gîte), non saigné (ou fort peu), non vidé de ses viscères, viande conservée, habituellement, avant d'être consommée, plus longtemps qu'on ne le fait pour les autres, sa saveur spéciale, qui la fait rechercher par les gourmets, ne se développant qu'après quelques jours d'attente. Tous ces points ont leur importance et jouent un rôle dans l'établissement du coefficient hygiénique du gibier.

Un perdreau ou un faisan qui détalent à tire-d'aile, un lièvre, un chevreuil qui fuient avec la vitesse que l'on connaît, font une énorme dépense musculaire, dans un temps très court, et qui épuise assez vite leurs forces. Ce travail intense s'accompagne d'une forte production d'acide lactique, qui imprègne les muscles, et qui n'a pas le temps de s'éliminer. Quand la dose devient trop considérable, chez les grands animaux, elle finit par altérer la fibre musculaire elle-même, jusqu'à la coaguler. C'est ce qui arrive pour le cerf *forcé*, c'est-à-dire forcé de s'arrêter parce que ses muscles, durcis par cette coagulation, ont perdu toute élasticité et refusent de se contracter.

La chair d'un animal tué ainsi en pleine action n'est pas immédiatement mangeable, parce que cette coagulation la rend trop dure. Mais si l'on attend un certain temps, le même acide lactique, aidé des oxydases et des ferments que renferme la chair, va produire un travail d'auto-digestion, de peptonisation sur place, qui rendra la viande molle et savoureuse. Telle est la raison d'être du faisandage (1).

Tout cela n'a donc, jusqu'ici, rien que de très normal. Malheureusement, un autre facteur s'en mêle, la putréfaction, plus complète dans ces tissus en « auto-digestion », aggravée par les germes introduits avec le plomb, avec la terre, qui ont souillé la blessure, et rapidement propagée grâce au fait que l'animal a conservé

---

(1) On sait d'ailleurs, que la viande de boucherie elle-même gagne à ne pas être consommée très fraîche, pour la même raison. Il s'agit là, en somme, du phénomène bien connu, de la rigidité cadavérique, poussée, chez le gibier, à un point extrême, pour les raisons que je viens de donner,

presque tout son sang (1). Les vaisseaux, qui en demeurent remplis, sont envahis par les germes, qu'ils conduisent et répartissent partout. On sait que la chair du gibier est toujours plus « gâtée » au voisinage de la blessure, et que le faisandage est plus prononcé autour des os, non que ceux-ci y soient pour rien, mais parce que c'est le long de leur trajet que se trouvent les gros vaisseaux.

Enfin, il ne faut pas oublier que la conservation des viscères, dans le gibier, y entretient une réserve de microbes de la putréfaction, coli-bacilles et autres, qui, chez lui tout comme chez les humains, se répandent, aussitôt après la mort, dans tous les tissus, et qui sont l'origine de l'odeur toute spéciale que l'on connaît. Il faut même tenir compte, en outre, des ferments ammoniacaux, issus de la vessie, particulièrement infects, et il n'est pas un chasseur qui ignore la petite manœuvre qu'il faut faire subir au corps d'un lièvre aussitôt qu'on l'a tué.

---

(1) Cette putréfaction plus rapide, quand les cadavres ont conservé leur sang, est un fait connu de tout temps. La loi mosaïque le consacre, et, même aujourd'hui, les israélites fervents ne sauraient consommer que de la viande *kascher*, c'est-à-dire provenant d'animaux tués par une saignée à blanc. D'autre part, on sait les accidents graves, quelques-uns mortels, qui ont suivi l'ingestion de canards tués à « l'étouffée » et préparés avec leur sang (canard « à la rouennaise »). En réalité, ce n'est pas un plat inévitablement mortel, mais du moins très suspect. Il suffit que le canard, — et nous n'en savons jamais rien, — soit infecté jusque dans son sang par quelques germes provenant des mares vaseuses où il vit, ou par un de ses aliments ordinaires, — sans en être lui-même incommodé, — pour que son sang devienne, après sa mort, un excellent milieu de culture pour ces germes, et qu'il s'enrichisse alors de toxines extrêmement dangereuses pour le consommateur.

En somme, le faisandage, nécessaire pour rendre le gibier mangeable et pour développer en lui le fumet que l'on recherche, est un début de putréfaction qu'on ne doit jamais laisser se poursuivre trop loin; et ceci n'est pas toujours facile, car nous manquons d'éléments d'appréciation. Le nez est parfois un mauvais guide. Quant au temps écoulé depuis que le gibier est tué, le consommateur l'ignore le plus souvent lorsque la pièce arrive sur la table de la cuisine; et c'est d'ailleurs un facteur que les conditions climatériques peuvent toujours troubler.

Ce qui est à redouter ici, ce sont moins les microbes, qui sont généralement tués par la cuisson ou détruits dans notre estomac, que les poisons qu'ils ont eu le temps de fabriquer et qui, eux, ne sont pas tous détruits par la chaleur. Ces leucomaïnes, ces toxines, sont des alcaloïdes volatils doués d'un haut pouvoir vénéneux. Armand Gauthier, qui les a isolés, en a trouvé dont il suffit d'une goutte pour tuer un homme.

Bien entendu, ces alcaloïdes n'existent, dans le gibier, qu'à doses infinitésimales, tant que la putréfaction n'est pas poussée trop loin. Chez un sujet parfaitement sain, ils sont détruits par le foie et éliminés par les reins sans grand dommage, ou après un effet très passager (1).

Ce n'est donc pas à ceux-là qu'il faut interdire le gibier, aliment savoureux, fort agréable, et dont nous serions bien sots de nous priver à l'occasion. Il suffit

---

(1) Si l'on y regarde d'un peu près, on observe cependant, assez fréquemment, même chez les sujets sains, des signes d'une congestion hépatique passagère après la consommation du gibier faisandé : mauvais sommeil, soif, urines colorées en brun, pouls accéléré. L'intoxication

de ne pas le laisser atteindre un degré exagéré de faisandage, de le manger cuit à point, et surtout de ne
pas le faire figurer dans un menu déjà trop copieux
ou quelque peu indigeste, où il voisinerait avec des
sauces lourdes et épicées, des vins généreux, etc., après
quoi il pourrait trouver un foie moins complaisant pour
faire les frais de cette incartade.

Il en va autrement avec les dyspeptiques, qui ont
habituellement des digestions très lentes : un séjour,
trop prolongé, de ces substances à demi putréfiées,
dans l'estomac, ne peut alors qu'accroître des fermentations déjà fâcheuses. C'est pour ceux-là que le médecin
est obligé de faire figurer l'interdiction du gibier sur
ses ordonnances.

Il y a aussi la catégorie très nombreuse des sujets
dont le foie fonctionne mal, soit par lui-même, en
raison de maladies antérieures, soit comme corollaire
d'une dyspepsie habituelle, même peu gênante.

Ceux-là sont légion, à partir de la quarantaine, et
bien souvent sans s'en douter. Il y a, chez eux, *insuffisance hépatique*, ce qui veut dire, dans le cas qui nous
occupe, insuffisante destruction des toxines que la
digestion intestinale envoie ensuite au foie. Non arrêtées
par la glande hépatique et versées dans la circulation,
elles produisent alors leurs effets : migraine, élévation
de la tension sanguine, action sur la peau, surtout chez
ceux qui souffrent déjà de quelque dermatose, excitation de la sécrétion biliaire et diarrhée. Ces troubles,
lorsqu'ils se produisent après consommation d'un plat

---

ne fait aucun doute ici; l'essentiel est qu'elle soit légère‘
courte et rare. Mais l'usage habituel d'aliments putréfiés,
(famine, folie) détruit rapidement la fonction physiologique
antitoxique du foie,

de gibier qui, à la table ·commune, n'a incommodé personne d'autre, doivent donner l'éveil au sujet et l'inciter à prier son médecin d'examiner son foie, dont c'est peut-être le premier cri d'alarme. Il se soignera ainsi en temps voulu et pourra reprendre ensuite le régime de tout le monde.

Il y a enfin les sujets dont la perméabilité du rein est insuffisante, qu'elle soit révélée avec évidence par l'albuminurie, ou qu'elle n'apparaisse que par une recherche faite avec les nouvelles méthodes d'exploration de l'organe.

A ceux-là, tout gibier est nettement défendu, comme tout aliment renfermant ou pouvant faire naître, pendant le travail digestif, des principes toxiques (œufs, fromages avancés, crustacés, mollusques, certains poissons). Ces principes, un organisme normal s'en débarrasse assez vite par l'élimination urinaire. Chez ces malades, ils s'accumulent et produisent leurs effets au maximum. On peut assister alors à un véritable empoisonnement, avec maux de tête violents, vomissements, troubles cardiaques attestés par la petitesse et l'accélération du pouls et par une gêne singulière de la respiration (dyspnée toxi-alimentaire d'Huchard). Chez de tels malades, surtout s'ils sont atteints déjà de sclérose cardio-rénale, une imprudence de cet ordre, faite certainement en violation des prescriptions de leur médecin habituel, peut avoir les conséquences les plus graves. On connaît ici des cas de mort.

L'un d'eux, qui est classé dans les archives de la médecine légale, survint chez un bon vivant qui avait mangé, dans un restaurant hautement cité, une large portion de civet de lièvre, faisandé à souhait, et qui mourut le lendemain soir, avec tous les signes d'un violent empoisonnement. Le restaurateur, sur une plainte de la famille, était déjà inquiété par la justice, quand le médecin ordinaire de la victime, informé tardivement, parce qu'il se trouvait hors de Paris, arriva à temps pour expliquer que son client était un brightique avéré, avec sclérose cardio-rénale ancienne, prévenu depuis longtemps du sort qui l'attendait en cas d'incartade alimentaire, et qui n'était, en somme, victime que de sa propre imprudence.

D'une façon générale, toutes les personnes chez qui le gibier produit des troubles, spécialement cette dyspnée survenant quelques heures après le repas, feront bien de s'abstenir et de songer à l'état de leurs reins, si leur médecin ne l'a déjà fait.

Quant aux gens bien portants, qu'ils demeurent sans inquiétude et se livrent paisiblement à leur plaisir gastronomique, en évitant seulement, comme je vous l'ai dit, sa répétition trop fréquente et l'introduction d'un gibier trop faisandé dans un menu déjà lourd et copieux.

MORSURES DE VIPÈRES

Les morsures par vipères, — on dit aussi bien « piqûres », à cause de l'exiguïté de la plaie qu'elles provoquent, — sont une des tribulations auxquelles sont exposés, en automne, les chasseurs et les promeneurs qui s'aventurent dans les bois et les chemins boisés.

Il y a des années où elles abondent, en certaines régions. Les actions climatériques règlent, en général, ces variations annuelles, en favorisant ou en détruisant les « couvées ». Les incendies de forêts sont aussi l'occasion d'émigrations dangereuses.

Ces vilaines bêtes constituent d'ailleurs les seuls serpents venimeux dont notre pays soit affligé. La rareté et la gravité tout à fait relative de leurs morsures font que nous nous trouvons, sur ce point, plutôt avantagés, en comparaison de maintes autres régions du globe, où les méfaits des serpents constituent un véritable fléau public, aux Indes, par exemple, où ils causent la mort de plus de 100.000 personnes par an, et dans certaines républiques de l'Amérique centrale, que leur pullulation rend difficilement habitables. Dans l'Équateur, où les maisons sont construites en bois, avec un seul étage, en raison des perpétuels tremblements de terre qui y règnent, on trouve des serpents dans tous les coins des habitations. Longtemps, notre colonie de la Martinique en a été littéralement infestée.

Que sont, auprès de cela, les quelques centaines de piqûres observées chez nous chaque année et qui sont, en somme, très rarement mortelles? Elles peuvent même ne plus l'être jamais à l'avenir, si nous le voulons bien, ainsi que je vais vous l'expliquer.

Tout de même, il ne faut pas négliger cette éventualité. Les vipères fuient plutôt l'homme, et elles n'attaquent que lorsqu'elles se croient menacées et dans l'impossibilité de s'échapper. Leur acte malfaisant n'est que le résultat d'un malentendu, et les gens qui traversent les régions à vipères s'en préservent assez facilement en portant de solides chaussures et des guêtres. D'autre part, un coup de badine bien appliqué, — mais adroitement et sans hésitation, — quand elles rampent sur le sol, suffit à les casser net. Les chasseurs professionnels de vipères savent leur bloquer prestement la tête entre les dents d'une petite fourche. Elles ne risquent donc guère d'atteindre que les gens marchant pieds nus, les enfants sans méfiance, et surtout les chiens de chasse, lesquels, généralement piqués au museau, et étant de taille moindre que la nôtre, sont ainsi exposés à des suites souvent beaucoup plus graves qu'elles ne le sont chez l'homme adulte.

Il n'existe guère en France que deux sortes de vipères, la vipère vraie ou aspic, et la petite vipère *(Pelias berus)*. La première présente de grandes variétés de taille et de couleur. Sa tête aplatie, triangulaire, n'est recouverte que d'une mosaïque de petites écailles égales. La seconde a le front garni de plaques polygonales assez importantes, un peu excavées, dont une centrale nettement plus large que celles qui l'entourent. Toutes deux se distinguent assez facilement de la couleuvre, le seul reptile qu'on puisse, dans notre pays, confondre avec elles. Il n'y a à s'occuper ni de la taille, ni de la couleur, qui sont très variables, et l'on n'a pas toujours le temps de compter les écailles de la tête. Il suffit d'examiner l'extrémité caudale, terminée assez brusquement en pointe mousse chez la vipère, tandis que celle de la couleuvre est longuement effilée. Ce dernier caractère est le plus facile à constater du premier coup d'œil.

On trouve aussi, chez nous, beaucoup plus rarement, et surtout dans le Dauphiné, une troisième espèce, plus commune en Italie et en Dalmatie, la vipère cornue ou vipère *ammodyte*, dont le museau porte une sorte de longue verrue conique, molle, cuirassée de fines écailles.

Chacun sait que l'arme de la vipère est représentée par deux crochets très aigus, situés vers l'extrémité de sa mâchoire supérieure, et dirigés en arrière comme des hameçons. Chacun d'eux est creusé d'une rigole, qui conduit vers sa pointe le liquide sécrété par une glande à venin, placée sous la mâchoire supérieure, et qui laisse échapper une goutte, par compression, au moment où la gueule s'ouvre très largement pour donner une direction verticale aux crochets, malgré leur implantation oblique. On trouve même, à la base de chaque crochet, sur le trajet du canal excréteur, un petit réservoir à venin, où celui-ci s'amasse peu à peu dans l'intervalle des morsures, le travail de la glande elle-même étant continu, mais assez lent.

Ce venin n'entre donc en jeu que dans des circonstances exceptionnelles, et la vipère n'en dépense pas chaque fois qu'elle ouvre sa gueule pour avaler une proie paisiblement. Cette sécrétion, ou plutôt sa réserve disponible, s'épuise d'ailleurs assez vite : en quelques morsures successives, la glande est vidée.

Et c'est ce que savent bien les bateleurs et les montreurs de serpents, qui se font piquer impunément jusqu'au sang, même sur la langue, comme j'en ai été témoin, au Maroc et en Syrie, pour tirer quelques piécettes des badauds. Ils font d'abord mordre le serpent à plusieurs reprises sur une proie, un morceau de viande ou même une simple couverture; après quoi, pour plusieurs heures, les crochets ne reçoivent plus de venin de la glande épuisée. Le maniement de serpents à qui on a arraché leurs crochets, également très exploité, est sans doute plus sûr, mais il produit sur les spectateurs une émotion moins profitable que la vue, assez répugnante du reste, de la plaie qui saigne.

Le venin des divers serpents est d'une activité très variable selon les espèces. Les plus petits sont quelquefois les plus redoutables, le serpent minute, le serpent banane, etc. Mais il ne faut plus croire que chaque genre possède son venin particulier. Tous ces venins se ramènent aujourd'hui à deux types assez distincts, très caractérisés l'un chez le najah, l'autre chez le crotale. Leurs effets sont d'ailleurs très comparables, et peuvent être foudroyants si, par la piqûre, ils sont déversés directement, par malheur, dans une veine. Dans les plaies ordinaires, traversant la peau et atteignant les muscles, ils agissent plus ou moins rapidement selon la promptitude de leur absorption par la circulation (c'est pourquoi la première chose à faire, après une piqûre, est d'arrêter, immédiatement, par une solide ligature, la circulation dans le membre atteint), selon aussi la puissance propre du venin, qui paraît due à un principe albuminoïde coagulable, agissant à la manière d'un ferment, à doses infinitésimales. La mort peut survenir, avec certaines espèces des climats chauds, en quelques minutes, quelques heures au plus : elle est rare, passé deux ou trois jours.

La région piquée s'entoure vite d'une teinte violacée, qui gagne progressivement tout le membre et qu'accompagnent une enflure des téguments et une sensation pénible de froid et d'engourdissement. Plus ou moins rapidement apparaissent ensuite les signes d'une intoxication générale, qui porte ses effets principalement sur le bulbe : pouls précipité et filiforme, dyspnée, angoisse, oppression violente allant jusqu'à l'étouffement, puis délire, crampes musculaires, soubresauts, convulsions, finalement syncope et mort.

La vipère de nos pays est loin de provoquer des effets aussi dramatiques. Ils sont d'ailleurs beaucoup plus lents à se manifester et laissent habituellement le temps d'agir. Il n'y a réellement péril que si la piqûre, je l'ai dit, a malencontreusement rencontré une veine, ou si aucun secours n'intervient, par exemple, pour un enfant isolé et qui perd connaissance.

Chez un adulte en bonne santé, tout peut se borner à l'enflure du membre atteint et à des troubles respiratoires, cardiaques et nerveux, toujours passagers, esquisse très atténuée du tableau tracé plus haut, et dont on accélère le dénouement par des sudations violentes et des boissons très abondantes, un peu alcoolisées (1).

On a d'autant plus de chances de succès que l'on

---

(1) Au Brésil, on fait avaler à la victime, emmitouflée dans d'épaisses couvertures, par grands verres, donné toutes les cinq minutes, un litre de rhum, versé dans un litre d'eau chaude sucrée, avec le jus d'une dizaine de citrons.

parvient plus vite à localiser les accidents et à retarder l'absorption du venin. C'est pourquoi la ligature circulaire du membre blessé, à l'aide d'un mouchoir, d'une corde, d'un lien quelconque, serré avec énergie au niveau de la racine du membre, s'impose, comme je l'ai dit, immédiatement.

Cela fait, on procédera au traitement local de la blessure, qui n'est pas suffisant sans la ligature, mais qui a néanmoins une grande importance parce qu'il permet souvent de détruire une partie du poison introduit.

La plaie, qui se borne à deux piqûres rouges et minuscules, est agrandie impitoyablement avec la pointe d'un couteau aussi propre que possible (trempé dans du cognac, pour réaliser au moins une antisepsie relative, si l'on en a sous la main). Puis on fera, par des pressions, saigner la blessure le plus que l'on pourra, et on aidera à l'issue du sang par la succion. Cette opération peut être confiée à un tiers, à la condition qu'il ne présente pas d'écorchures aux lèvres.

Divers procédés ont été recommandés pour cautériser la blessure et détruire le poison sur place avant qu'il soit absorbé. Mais ils ne sont réalisables que si l'on dispose, à point nommé, des substances et des engins nécessaires, ce qui est rarement le cas, hormis pour les chasseurs prévoyants qui s'engagent dans des terrains à vipères en connaissance de cause, et qui ont pris la précaution d'emporter avec eux le matériel nécessaire.

Il est inutile d'employer la brûlure au fer rouge. L'ammoniaque est habituellement recommandée; mais ses vertus ont été très exagérées. L'acide phénique est sans valeur. Le meilleur neutralisant du venin est l'hypochlorite de chaux, en solution à 1/60, avec lequel

on lave la plaie d'abord, et dont on injecte ensuite
10 centimètres cubes, en trois ou quatre endroits différents, dans la plaie et autour de la plaie. Faute d'hypochlorite, on peut employer le permanganate de potasse,
en solution forte sur la plaie, en solution faible pour les
injections.

Mais toutes ces méthodes sont devenues archaïques
depuis la découverte d'un sérum antivenimeux par le
docteur Calmette. L'Institut Pasteur prépare, par inoculation graduelle des divers venins aux chevaux, un
sérum polyvalent qui groupe les antitoxines correspondant aux deux types de venins existants.

Son emploi est très simple. Après ligature et lavage
à l'hypochlorite, comme ci-dessus, on pratique une
injection de 20 centimètres cubes de ce sérum, avec les
précautions antiseptiques usuelles, sous la peau des
flancs (10 cc. pour les enfants et pour les chiens). On
peut, quelques minutes après, enlever la ligature sans
crainte, frictionner le blessé, lui faire prendre du thé
ou du café chaud. Les boissons alcooliques deviennent ici inutiles et même nuisibles, parce qu'elles con-
trarient l'action de la sérothérapie. Le succès est certain lorsque l'injection est pratiquée à temps, même
après les piqûres des plus redoutables reptiles, à plus
forte raison après celles de nos simples vipères.

L'Institut Pasteur fournit même du sérum desséché, en paillettes, — faciles à emporter dans un tube,
et précieuses pour le transport aux colonies, — et qu'il
suffit de dissoudre dans de l'eau bouillie, au moment de
l'emploi, pour obtenir un sérum immédiatement injec-
table.

Le nombre des vipères semblerait être plutôt en
augmentation en France, si l'on en juge par le chiffre

des primes payées chaque année par les préfectures,
pour chaque tête de reptile qu'on lui apporte. Mais un
naturaliste de mes amis, un peu sceptique, m'affirme
qu'il ne faut pas en prendre trop d'émotion, vu que
certains chasseurs de vipères, devenus professionnels,
se livrent, paraît-il, tranquillement, à leur élevage...

LES MORSURES D'ANIMAUX

(AUTRES QUE LES REPTILES)

Tout récemment, à Paris, une fillette de deux ans était mordue, dans son berceau, par un rat blanc familier : deux jours plus tard, elle était morte.

Les blessures que peuvent nous causer les animaux n'ont pas toujours, fort heureusement, des suites aussi fâcheuses. Pourtant, il est certain que nous ne leur apportons pas toujours le degré d'attention qu'elles méritent, et qu'elles peuvent nous causer souvent de graves surprises. La morsure du singe avec lequel s'amusait le jeune roi de Grèce, et qui entraîna sa mort, malgré qu'aucun soin ne lui eût été épargné, comme vous le pensez, a causé, par contre-coup, grâce au changement de la politique européenne qui s'ensuivit, des hécatombes de soldats, et ce singe, comme eût dit Pascal, a failli changer la face du monde. Il est probable qu'il ne s'en doutait pas, mais, tout de même, si, dans les premières heures qui suivirent l'accident, les médecins avaient montré un peu plus de méfiance, les choses se seraient peut-être passées tout autrement.

Ce qui crée le caractère particulier des morsures d'animaux, c'est la nature des plaies qui en résultent et la qualité des germes qu'elles peuvent inoculer.

Elles diffèrent nettement des plaies ordinaires par coupure, par perforation ou par écrasement, ou plutôt elles participent de tous ces caractères à la fois, — sauf quand il s'agit de piqûres par de petites dents aiguës (rat, cobaye, jeune chat). Leur section n'est pas franche, comme après un coup de couteau : les bords de la plaie sont toujours broyés et déchiquetés, et c'est là une disposition toujours très fâcheuse, comme l'expérience de la guerre vient encore de nous le rappeler, à l'occasion de certaines blessures par des éclats d'obus, à faible vitesse initiale.

Si l'on se contente de nettoyer ces plaies, de les désinfecter avec quelque antiseptique, puis de les suturer aussitôt, on s'expose à de graves mécomptes. Leur disposition anfractueuse favorise la dissimulation de germes, qui échappent aux lavages antiseptiques. Les tissus, ceux de la profondeur comme ceux de la peau, ont été broyés sur une plus ou moins grande étendue, c'est-à-dire frappés de mortification, et ces tissus morts constituent un excellent milieu de culture pour le développement des germes. Il n'est pas rare de voir de telles plaies, même peu étendues, mais suturées tout de suite, révéler, dès le lendemain, des signes d'inflammation, de la rougeur, de l'enflure du voisinage, du gonflement des ganglions à la racine du membre atteint, de la fièvre ; enfin, avec une rapidité très grande, une septicémie peut se déclarer, qui risque, au bout de quelques jours, et malgré tous les soins, d'emporter le blessé.

La règle, en présence d'une pareille plaie, est donc tout autre que pour les plaies par instruments tranchants, qui laissent une section nette et franche. Il faut immédiatement régulariser ces plaies, couper, avec de bons ciseaux, toutes les parties broyées, les tissus déchiquetés, au besoin gratter le fond de la blessure avec une bonne curette jusqu'à ce que ce fond soit plat et les bords très nets. Les hémorragies seront arrêtées avec un grand soin, par pincement ou ligature de tout vaisseau qui saigne, si petit fût-il. Une ligature sera même placée, pendant quelques heures, sur le membre, au-dessus de la plaie, si le suintement sanguin continue, et desserrée plus tard progressivement.

La désinfection sera faite avec un jet vigoureux (à l'aide d'une forte seringue ou d'un bock haut placé) d'eau oxygénée (au 1/4) ou de liqueur de Labarraque (au 1/3), très chaude, presque brûlante. Après essuyage et séchage, on répandra, dans la plaie et sur ses bords, de la teinture d'iode dédoublée.

Mais surtout on ne s'empressera pas de la fermer au moyen de sutures ni d'agrafes. Il faut, comme disent les chirurgiens, la panser *à plat*, en la bourrant de gaze antiseptique ou aseptique, renouvelée matin et soir, qui favorisera et absorbera le suintement. Il est même sage, lorsque la disposition de la blessure le permet, de l'encercler d'une bonne ventouse qui provoquera mieux encore ce suintement. Bref, on s'efforcera d'empêcher l'absorption trop rapide, par l'organisme, des liquides déjà infectés.

Dans les cas franchement suspects, on pourra faire une injection préventive de sérum antistreptococcique si l'on en a sous la main, et surtout de sérum antitétanique si la plaie provient d'un cheval ou si la peau se trouvait souillée par de la terre.

Si la plaie n'a pas mauvais aspect au bout de quarante-huit heures, s'il n'y a ni réaction locale, ni engorgement ganglionnaire, on pourra remplacer les antiseptiques, à l'heure du pansement, par du sérum de cheval ou du sérum de Leclainche. On ne songera à

suturer la plaie que lorsque tout danger de septicémie sera sûrement écarté. Si celle-ci apparaît, il
faudra recourir vite aux grands moyens : injections de
ferments métalliques, de sérums divers, médications
par les chocs protéiques (injections de lait, autohémothérapie), autovaccins, etc.

Si les accidents évoluent vers le sphacèle et la gangrène, il faut impitoyablement sacrifier à mesure les
parties atteintes, à coups de ciseaux. La cautérisation
au fer rouge, que les anciens n'hésitaient pas à employer,
tant ils savaient déjà la gravité de ces blessures, ne
doit être employée que par une main experte, sachant
faire tout le nécessaire, et rien que le nécessaire. Il
faut bien savoir que notre thermocautère actuel, si
commode à manier, ne vaut pas le fer rougi au feu,
parce qu'il est fait d'une coque de platine très mince,
vite refroidie au contact des tissus : avec lui, il faut
procéder à plusieurs reprises, en faisant rougir à nouveau l'instrument au maximum, à l'aide de la soufflerie,
entre chaque attouchement. Avec la barre de fer rougie,
beaucoup plus lente à se refroidir, et semblable à un
instrument des bourreaux du moyen âge, un attouchement un peu appuyé peut suffire. Cela n'est pas
aussi douloureux qu'on pourrait le croire, les nerfs
étant détruits instantanément.

Après guérison, la cicatrice sera sans doute moins
belle; mais ce qui importe avant tout, c'est d'avoir la
vie sauve. Le chirurgien aura le temps, plus tard, de
faire des rectifications en rapport avec le souci de
l'élégance.

Tout ce qui précède s'applique aux morsures que
peuvent causer nos divers animaux domestiques, chien,
chat, lapin. l'âne et le cheval en particulier, dont
les dents larges broient plus qu'elles ne mordent.

Je laisse ici de côté, parce que le sujet m'entraînerait trop loin, les morsures produites par des chiens suspects de la rage. Chacun sait qu'en pareil cas le traitement par sérum antirabique à l'Institut Pasteur le plus proche, s'impose sans délai. Mais, même pour les petites plaies causées par le chat, le lapin, etc., il faut toujours se conformer aux principes exposés ci-dessus : *faire saigner, empêcher l'absorption, régulariser, et ne pas refermer trop vite.*

Les morsures de rat méritent une mention particulière. Vivant dans les charognes, et, d'autre part, faisant, avec ses dents aiguës, des piqûres très profondes, le plus souvent aux mains ou au visage, le rat peut être l'agent d'inoculation de germes très graves. Nos poilus se souviennent que les morsures des rats de tranchées étaient souvent beaucoup plus sérieuses qu'il ne semblait tout d'abord.

On connaît même, depuis quelques années, une maladie particulière, étudiée d'abord au Japon, le *sodoku*, due à un spirochète particulier, et qui est spécialement transmise par les morsures de rats. On ne l'observe guère chez nous que lorsqu'on a affaire, sur les navires ou même dans les ports, à des rats en provenance de l'Extrême-Orient et encore en possession de cette singulière maladie. Elle cause une forte fièvre pendant une quinzaine de jours, mais est rarement mortelle.

Il faut donc se méfier particulièrement de toutes les morsures de rat, les plus capables, entre toutes, de nous inoculer des maladies fort diverses, car la flore microbienne qui pullule autour des dents de ces rongeurs est infiniment variée. On fera saigner ces petites plaies abondamment, quitte à les agrandir par deux profondes incisions en croix. On les soumettra, si on le peut, à l'aspiration par la ventouse, qui remplace l'ancienne succion, dangereuse et malpropre; on les cautérisera énergiquement; on laissera la plaie ouverte et suintante, sous pansement antiseptique, le plus longtemps possible, et l'on tiendra le blessé en observation pendant plusieurs jours, afin de guetter les premiers symptômes d'une septicémie, toujours possible, et dont l'apparition est quelquefois tardive.

LES CHAMPIGNONS

La recherche des champignons est un des plaisirs de la fin de l'été et de l'automne, à la campagne. Retardés quelquefois dans leur apparition en août par la sécheresse, ils abondent, au mois de septembre, par nos prés et nos bois. Leur cueillette n'est pas seulement le prétexte de jolies promenades et de précieux exercices de la faculté d'attention pour la jeunesse : ils constituent un aliment délicieux, je dis un aliment véritable, représentant, en albumine, poids pour poids, plus de la moitié de la valeur nutritive de la viande. 300 grammes de champignons par jour suffiraient, à eux seuls, à la nourriture d'un adulte. L'expérience a été faite plusieurs fois, et il y a des régions pauvres de la Pologne, de la Russie et de l'Allemagne orientale où, surtout en cas de disette, les champignons, que l'on conserve desséchés pour l'hiver, suffisent en partie à nourrir la population.

Chez nous, ils représentent évidemment un aliment accessoire : mais ils servent à préparer des plats charmants ou tout au moins des sauces savoureuses. Ceps, oronges, pratelles, girolles, cortinaires, lactaires, mousserons, cueillis jeunes et préparés convenablement, dans la fraîcheur de leur récolte récente, sont autant de régals, très supérieurs à l'honnête et coriace champignon de couche de nos ragoûts citadins. Et je ne parle pas des exquises morilles du printemps...

C'est, en plus, à certains points de vue, un excellent aliment de régime, que nous n'utilisons peut-être pas autant qu'il le mérite. Aux albuminuriques, aux sujets condamnés à un régime végétarien, les champignons offrent des albumines végétales, aussi nourrissantes que celles de la viande, et sans dangers pour eux. Beaucoup d'espèces même, convenablement préparées, donnent assez exactement, au palais, l'illusion de la viande en ragoût. Les champignons grillés fournissent un bouillon, que l'on fait concentrer par l'ébullition, et qui peut remplacer l'extrait de viande, le Liebig et autres, dans les sauces et les potages, précieuse ressource pour assaisonner le riz, le macaroni, et maints autres plats, un peu fades, du régime des albuminuriques, des goutteux et des entéritiques.

Ils passent pour indigestes, ce qui n'est exact que lorsqu'ils sont préparés avec un excès d'huile et d'ail, comme il arrive pour les ceps à la Bordelaise (1). Convenons toutefois que, précisément pour les cèpes, la *mucosine* un peu visqueuse que recèle leur chapeau, et qui est insoluble, contribue aussi à retarder leur digestion. Mais c'est là une exception. Tous nos autres cham-

---

(1) Comme les champignons renferment beaucoup d'eau, qu'ils perdent en grande partie par leur cuisson à haute température dans les matières grasses, leur corps spongieux, ainsi ratatiné, reprend ensuite presque tout son volume dans l'estomac, au contact des liquides des boissons, à la manière de l'éponge frite dans le saindoux salé, dont se servent quelquefois les maraudeurs, dans les campagnes, pour se débarrasser des chiens de garde. Après un fort repas de champignons, cuits au beurre et bien épicés, on sent très nettement l'estomac se gonfler lorsqu'on se laisse ensuite aller à boire sans modération.

pignons dits comestibles, recueillis jeunes, préparés
sans trop de graisses, pas trop cuits, et surtout crus,
sont parfaitement digestibles, — le pied peut-être un
peu moins que le chapeau et sa doublure de lamelles
ou de tubes.

Le champignon serait donc un aliment parfait s'il
n'existait le danger d'erreurs dans sa récolte, et de
l'emploi, par méprises, d'espèces renfermant de redoutables poisons.

Sachez d'abord qu'il n'existe aucun moyen infaillible de séparer les uns des autres en bloc, sans examen
individuel. La pièce d'argent ajoutée pendant la cuisson
et qui doit noircir s'il se trouve dans la casserole un
champignon mauvais, est une fable dangereuse : cette
réaction prouve seulement que les champignons contiennent un peu de soufre, ce qui arrive aux meilleurs
et ce dont peuvent se dispenser les pires. Ne pas croire
davantage que les champignons attaqués par les
insectes et les limaces sont inoffensifs. Ces bestioles se
moquent du poison comme une chèvre de la nicotine
d'un paquet de tabac. L'ébullition prolongée dans du
vinaigre passe pour rendre tous les champignons
inoffensifs. Ce n'est pas très certain; mais ce qui l'est,
c'est qu'ensuite ils ont perdu tout agrément. Il n'existe
qu'un moyen sûr, c'est d'examiner les champignons
un à un et de vérifier leurs caractères botaniques,
caractères qui, pour les espèces usuelles, sont, en
somme, assez simples.

En réalité, 95 % des empoisonnements mortels
sont dus uniquement à quatre ou cinq espèces, avant
tout l'*amanite phalloïde*, aidée de ses voisines l'*amanite
citrine* et l'*amanita verna*.

C'est l'amanite phalloïde, et peut-être encore plus
l'amanite printanière (amanita verna), qu'il faut sur-

tout redouter, car elle ressemble, à l'état jeune, par son aspect général, sa couleur blanche, sa forme globuleuse et l'existence d'une collerette membraneuse ou *volve*, à la base de son pied, à notre délicieux champignon de rosée, la *pratelle* — dit encore boule de neige ou brouette, — qui couvre en abondance, et parfois presque soudainement, nos prairies, à la fin de l'été, et qui n'est que la forme sauvage de notre champignon de couche.

Presque toujours, l'erreur se produit de la façon suivante. On part en famille récolter le champignon de rosée, dont on remplit aisément des paniers quand la poussée est abondante. On a emmené les enfants, qui en ramassent aussi et s'aventurent jusqu'aux limites de la prairie, au voisinage des bois qu'habite l'amanite, et d'où celle-ci sort quelquefois, se mêlant à la pratelle, dont elle emprunte l'aspect.

Rien n'est cependant plus facile que de l'en distinguer. Sous le chapeau des deux champignons, existent des feuillets rayonnés, qui sont blancs chez l'amanite, rose ou lilas (la couleur d'une tache de vin rouge sur une nappe) chez la pratelle. Il n'y a vraiment pas moyen de s'y tromper, surtout si l'on coupe le chapeau en deux pour examiner sa tranche.

Il suffit donc de rechercher ce caractère pour éviter à coup sûr toute méprise. Donc, dans la recherche du champignon de rosée, rejeter toute espèce lui ressemblant et dont les lames feuilletées, sous le chapeau, ne sont pas d'un rose vineux. Les deux autres amanites dangereuses peuvent être confondues avec certaines *russules* comestibles : *mais celles-ci n'ont pas de collerette sur le pied.*

Les autres espèces vénéneuses de nos pays sont la *fausse-oronge*, bien reconnaissable à son pied blanc, son chapeau rouge, parsemé d'écorchures blanches, hémisphérique, étalé ou excavé, suivant l'âge, — la *polvaria speciosa*, le *gloïocéphale*, champignons très peu répandus.

D'autres espèces sont à éviter : le gros poivrier blanc, laissant sourdre un jus laiteux et âcre sur sa tranche, certains bolets voisins du cep (faux cep, bolet du diable), dont la tranche jaune, après section, bleuit à l'air, la russule émétique, la fausse golmotte, le lactaire aux tranchées. Et c'est à peu près tout.

Certaines personnes se vantent de consommer sans danger ces espèces suspectes. Il vaut mieux ne pas suivre leur exemple : le plus souvent, elles n'arrivent guère à ce résultat que par une accoutumance lente et graduelle, mais surtout en faisant cuire ces champignons pendant longtemps et dans plusieurs eaux, avec un résultat gastronomique très médiocre, qui ne vaut certainement pas le risque encouru. Ces fanfarons jouent, en réalité, un rôle fâcheux, en troublant le public, que l'on ne peut parvenir à' éduquer qu'au moyen de formules très simples.

Il y a des manuels excellents, avec planches coloriées, que l'on trouve partout en librairie, et qui vous renseigneront sur les caractères de ces espèces, les comestibles et les autres. Et puis, dans le doute, la règle est évidemment de s'abstenir.

Venons-en maintenant aux empoisonnements.

Tous les champignons vénéneux doivent leur pouvoir à l'un ou l'autre de deux alcaloïdes, l'*amanitine*, poison du sang, et la *muscarine*, poison de l'intestin et du cœur.

L'*amanitine*, ou *phalline*, que l'on trouve chez les amanites, est la cause des empoisonnements les plus fréquents et les plus redoutables. Elle n'est pas détruite par la chaleur ni par les sucs digestifs : elle traverse l'estomac, l'intestin et le foie sans les révolter d'abord, et, parvenue dans le sang, s'attaque aux globules rouges, qu'elle tue, dissout et rend impropres à la fixation de l'oxygène. A ce moment, l'empoisonnement est presque sans remède.

C'est donc un empoisonnement *tardif*, puisqu'il exige que le champignon ait été digéré et absorbé. Ses effets ne se montrent que de dix à douze heures après le repas où figurait une amanite : je dis *une seule*, car l'amanitine est tellement toxique qu'il suffit d'un unique exemplaire, égaré dans un plat de pratelles, pour intoxiquer toute une famille.

Donc, aucun signe avertisseur avant dix ou douze heures. Le repas, à la suite duquel vont peut-être succomber plusieurs personnes, est digéré d'abord très normalement et peut être déclaré exquis (1). Puis les symptômes se déclarent brusquement et se déroulent dans l'ordre suivant : éblouissements, malaise vague, anxiété, crampes d'estomac, soif ardente, sueurs froides, vomissements, diarrhée très fétide, parfois striée de

---

(1) Les champignons les plus toxiques n'avertissent nullement du danger par une saveur spéciale. On prétend que le fameux poison des Borgia, que ses victimes avalaient sans méfiance, mêlé au vin ou aux aliments, se composait d'une macération de champignons vénéneux et de suc de crapauds putréfiés (?). Les empoisonnements criminels par les champignons, à la campagne, sont peut-être plus fréquents qu'on ne le pense, — et peuvent être confondus aujourd'hui avec des crises d'appendicite. C'est pourquoi il y a un intérêt social à ce que les signes en soient bien connus de tous : or le diagnostic est facile, pourvu qu'on y pense.

sang, sensibilité extrême du creux de l'estomac. Le malade se couche, les jambes repliées, pour soulager la sensibilité de sa paroi abdominale. Les urines sont rares et brun acajou; le teint est jaune ainsi que le blanc des yeux, ce qui indique que le foie est gravement touché.

Après quelques heures d'atroces souffrances, un soulagement trompeur se produit : le malade dort paisiblement pendant une heure ou deux, et l'entourage croit que tout est terminé. Brusquement, une nouvelle crise douloureuse réveille le patient; il se redresse, plein d'angoisse, sur son lit : ses souffrances sont aussi atroces que la première fois : mais déjà il commence de s'affaiblir. Puis il s'endort de nouveau. Et les crises se succèdent ainsi, entrecoupées de périodes de torpeur, le sujet s'affaiblissant de plus en plus; des syncopes surviennent, puis la paralysie; le pouls devient imperceptible, et c'est la mort.

Tout ce drame peut se poursuivre pendant plusieurs jours, et, le plus épouvantable, c'est que, dès les premières heures, il n'y a déjà plus guère d'illusions à se faire sur le dénouement.

Tout ce que l'on peut tenter, au début, c'est de pratiquer le lavage de l'estomac et d'administrer des purgatifs (50 gr. de sulfate de soude ou 30 gr. d'huile de ricin). Les vomitifs sont inutiles et ne font qu'exaspérer les douleurs atroces de l'estomac. Le poison a gagné le sang, et même le rein ne le laisse déjà plus passer. On ne peut qu'espérer son élimination par l'intestin, à l'aide de la purgation, et par la peau, au moyen de tisanes sudorifiques abondantes, d'enveloppements chauds, de bains de vapeur au besoin. On tentera de réveiller le pouvoir d'évacuation du rein par l'ingestion de lait, ou de macération d'oignon cru,

par des injections sous-cutanées, rectales ou intra-
veineuses, de sérum artificiel (sérum glucosé de préférence). On calmera la douleur par des opiacés et on
administrera en permanence des ballons d'oxygène,
pour permettre au sang de respirer malgré son appau-
vrissement en globules rouges. La saignée légère, suivie
de la transfusion du sang, dont la technique est aujour-
d'hui très sûre, est ici tout indiquée (voir vol. II, p. 106).

L'empoisonnement par les autres champignons :
fausse oronge, fausse golmotte, lactaire aux tranchées,
russule émétique, se présente avec des caractères
totalement différents. A vrai dire, il est rarement très
dangereux. Il faudrait, pour cela, que l'on eût absorbé
beaucoup de ces champignons, alors qu'il s'agit le plus
souvent d'une erreur portant sur un seul exemplaire,
ou que le sujet fut prédisposé à réagir aux moindres
intoxications par un foie ou des reins insuffisants.
L'agent toxique, ici, n'est plus l'*amanitine*, poison du
sang, mais la *muscarine*, poison de l'intestin, et, —
accessoirement, — du cœur. Or, à l'inverse de la première, la muscarine produit rapidement des effets d'une
telle violence sur les voies digestives, que les vomissements et la diarrhée suffisent le plus souvent pour
l'expulser avant qu'elle ait pu être absorbée en quantité suffisante pour nuire gravement.

La scène est ici tout autre. Une heure ou deux
après le repas suspect, apparaissent des vomissements
violents, très pénibles, mais qui ont l'avantage de faire
rejeter la plus grande partie du poison : un vomitif,
de l'eau tiède, peuvent y aider. L'estomac et le ventre
sont douloureux : il y a de la diarrhée. De plus, signe
très caractéristique, le sujet est en proie à une sorte de
délire gai ou furieux, d'apparence bachique. Au bout
de quelques heures, tout s'apaise, et, dès le lendemain,

le malade ne conserve plus, de sa mésaventure, qu'un fâcheux souvenir, et une salutaire méfiance pour l'avenir.

En somme, la question peut se formuler d'une manière assez simple. Tout empoisonnement précoce, c'est-à-dire se déclarant dans les deux ou trois premières heures qui suivent le repas suspect, est sûrement dû à la *muscarine :* il se traite par les vomitifs et guérit assez facilement. Tout empoisonnement tardif (douze heures, au plus tôt dix, après le repas) est dû à l'*amanitine :* il réclame des soins médicaux énergiques et éclairés, et, en les attendant, pas de vomitif, mais un purgatif, des tisanes très chaudes, du lait et de la sudation.

Le mieux est, évidemment, d'éviter de s'exposer à tout cela, en n'absorbant, en fait de champignons, — en dehors de ceux qu'on trouve dans le commerce, et dont la vente est aujourd'hui très surveillée, du moins dans les grandes villes, — que ceux que l'on a récoltés soi-même si on les connaît bien, ou sous la conduite d'un connaisseur véritable. Il vaut donc mieux, dans l'ignorance, se méfier des champignons achetés à des paysans de rencontre, ou offerts par des voisins aimables, même si les uns et les autres sont prêts à consommer eux-mêmes le reste de leur récolte. Le danger n'est pas dans une erreur portant sur tout le lot, cas invraisemblable, mais dans la présence fortuite, et passée inaperçue, d'un seul champignon vénéneux parmi les autres. C'est pourquoi, avant de livrer à la cuisine les champignons de cueillette, il est recommandé, même aux plus connaisseurs, d'examiner à nouveau *tous* les champignons *un à un :* c'est le plus sûr moyen de découvrir l'intrus par comparaison.

LA CURE DE RAISINS

Voici la saison du raisin. Profitez-en. C'est mieux qu'un dessert; c'est un des aliments les plus précieux que la nature nous ait fournis. Ce faisant, elle nous a comblés, et c'est vraiment une des marques de la perversité humaine, que nous ayons fini par faire aboutir le raisin, ce bienfait, à l'alcool, ce poison.

Un grand seigneur, à qui l'on en offrait une belle grappe, répondait : « Merci; je ne prends pas mon vin en pilules... » C'était un sot, et de ceux que Molière connaissait déjà si bien quand il parlait de « ces gens de qualité qui savent tout sans avoir rien appris ».

Entre le vin et le jus de raisin, est-il besoin de dire qu'il y a la fermentation alcoolique? Ce jus non fermenté, — ou à fermentation arrêtée aussitôt par addition de bisulfite, — est une boisson des plus saines, recommandée par toutes les Sociétés de tempérance. Et c'est toujours une chose plaisante d'entendre raconter que les grives *s'enivrent* à picorer les grappes de nos vergers. Déjà, de son nom, nous avions fait « grivois »; la voilà alcoolique! La grive, la délicieuse grive, est décidément une grande calomniée.

Non seulement le raisin est un aliment, mais, à doses suffisantes, il peut devenir, sinon un médicament à proprement parler, du moins un précieux agent de cure.

Il renferme, à l'état frais, 75 % d'eau et jusqu'à

25 % de sucres divers (glucose, saccharose, dulcite, mannite), soit 25 grammes de sucre par 100 grammes de grains. On y trouve également des sels organiques précieux, tartrates, malates, citrates de soude et de potasse. A l'état sec, la proportion de sucre se montre naturellement plus considérable encore. Il ne contient que des traces de matières azotées, un peu de tannin, et la teneur de sa pellicule en cellulose est relativement faible.

C'est donc un aliment très riche, qui pourrait suffire à nous nourrir, pourvu que nous l'accompagnions de quelque peu de matière azotée. Avec du pain, du raisin et de l'eau pure, les *hamals* (portefaix de Constantinople) développent une force musculaire vraiment prodigieuse, légendaire, du reste. J'en ai vu gravir la côte de Péra avec des charges de 100 kilos sur le dos, d'un pas tranquille, mangeant placidement leur *chaouch* grain à grain. Nos déménageurs parisiens ont d'autres exigences, et leur sentiment, sur ce point, se rapproche plutôt de celui du noble personnage que je citais, — à moins que ce fût lui qui raisonnât comme un déménageur.

De par son sucre abondant, le raisin est un puissant générateur d'énergie musculaire. Par ses sels minéraux, il contribue à alcaliniser le sang, à stimuler les fonctions hépatiques, à exciter aussi les fonctions rénales. Par ses vitamines, il améliore la chimie intime de tous nos actes nutritifs. Au total, non générateur de toxines, puisqu'il ne renferme pas d'albumine, stimulant des combustions respiratoires, grâce à ses sucres et à ses carbonates, diurétique par ses sels, le raisin se présente comme un agent merveilleux de désintoxication, précieux pour les arthritiques, les dyspeptiques, les constipés, les hépatiques, les albuminuriques. Seuls, les pauvres diabétiques restent écartés de ses bienfaits.

Une cure exclusive de raisins, pratiquée pendant deux ou trois jours, à la dose quotidienne de trois à quatre livres, constitue une cure de dépuration véritable, répondant à toutes les indications d'une désintoxication complète; et ses vertus, sur ce point, étaient déjà célébrées par Pline l'Ancien, par Galien, par Celse, parrainages illustres s'il en fut. C'est une forme fort agréable du régime déchloruré, très salutaire pour le rein. Pour les arthritiques, ce serait là une sorte de petit « carême d'automne », tout à fait propre à leur faire passer convenablement le seuil de cette crise saisonnière dont je vais vous parler tout à l'heure, et qu'on ne saurait trop leur recommander.

Sans aller jusque-là, — car, en somme, ce régime exclusif est tout de même un peu insuffisant et, par la privation de toute albumine, met notre nutrition générale dans un état qui se rapproche de celui du jeûne « vrai », et s'il est excellent pour les obèses, les pléthoriques, les rhumatisants, les albuminuriques, il est inutile, pour les sujets à peu près normaux, de le prolonger trop longtemps, — sans aller jusque-là, dis-je, on peut se contenter d'une cure mixte, c'est-à-dire d'un régime ordinaire, particulièrement sobre, où le raisin est surajouté avec abondance, et surtout pris en dehors des repas.

Ce mode de cure est très pratiqué en Suisse, dans le Tyrol, en Allemagne, dans le nord de l'Italie et même dans le sud de la Russie, dans des localités, bien entendu, où le raisin est abondant et à bon marché. Des malades s'y rendent à cet effet comme pour une cure thermale, pour cinq ou six semaines. Elle donne les meilleurs résultats dans beaucoup d'affections du foie et des reins.

Quelque aide que lui apportent, dans certains de ces pays, les effets bienfaisants du climat, de l'altitude, du grand air et du repos, cette cure est facile à organiser, même chez soi, à l'époque des vendanges; et voici, exposée en quelques mots, la façon la plus simple d'y procéder :

Notre délicieux chasselas, — issu du beau *chaouch* turc, dont un sultan offrit jadis quelques ceps à François Ier, qui les fit planter à Fontainebleau, — représente la variété qui convient le mieux à la cure : les constipés le consommeront plutôt demi-mûr et encore légèrement acidulé. Mais, en pratique, toutes les variétés de raisin peuvent parfaitement être utilisées ici.

Trois à six semaines de cure sont nécessaires pour obtenir un effet suffisant, avec une dose quotidienne qui ira progressivement d'une à quatre livres. Les doses de 3 à 5 kilos, préconisées par certains, sont excessives. Cinq kilos représentent en effet 1.250 grammes de sucre, ce qui ne peut qu'imposer un gros surmenage au foie; l'estomac et l'intestin finissent aussi par se révolter; on observe alors des flatulences, du ballonnement, de la diarrhée... et du dégoût, ce qui est tout à fait fâcheux.

La dose fixée sera prise en trois fois, la première dès le réveil, une heure au moins avant le petit déjeuner; en une demi-heure, on consommera, grain à grain, la moitié de la dose de la journée. Un troisième quart sera pris une heure avant le repas de midi; le dernier, une heure avant le dîner.

Les grains seront d'abord lavés soigneusement : bien entendu, on rejettera les pellicules et les pépins. On peut aussi écraser les grains, passer le jus au tamis et le boire par petits verres, de cinq en cinq minutes. C'est ce que l'on pourra faire, vers la fin de la cure, quand l'estomac commencera à s'en lasser un peu.

Pendant toute cette période, il est préférable que le régime alimentaire demeure très sobre. Petit « carême d'automne », vous ai-je dit.

LES HUÎTRES

Septembre ramène les huîtres sur nos tables, et, avec elles, les scrupules, naturels chez beaucoup de personnes, sur le chapitre de leur valeur hygiénique. Répondons ici d'un seul coup aux questions diverses qui assaillent le médecin, lorsque, d'aventure, se trouvent réunis, dans un dîner, le docteur, les huîtres et les consommateurs hésitants.

Du point de vue alimentaire, l'huître est un mets excellent, doué d'une valeur nutritive certaine, et tout spécialement facile à digérer, même pour les estomacs les plus délicats. Elle est riche en albumine, en phosphates, parfois même en fer (huîtres vertes), sans parler des sels de l'eau de mer : il y a du glycogène dans son foie; elle renferme des vitamines aux effets antiscorbutiques puissants, étant mangée crue. Très infiltrée d'eau, elle se dissout facilement dans le suc gastrique. Le sel marin qui l'accompagne excite l'appétit, ce qui rend bien inutile, auprès d'elle, le potage, dont la fonction, principalement apéritive, fait ici double emploi.

Il n'y a pas de meilleur aliment à offrir à un malade ou à un convalescent. Elle peut passer même avant l'œuf à la coque. Saint-Évremond, à 88 ans, dans son exil de Londres, se vantait de ne pas passer un seul jour sans en manger. Quant aux enfants, même tout jeunes, s'ils y goûtent avec plaisir, il faut s'en féliciter :

ı ien ne peut leur être plus favorable. Seuls les dyspeptiques hyperchlorhydriques et les albuminuriques font
mieux de s'en abstenir (à cause du sel).

L'estomac du gourmet peut en tolérer des quantités impressionnantes, quand elle est absorbée à l'état
naturel et sans accompagnement. Ce qui gâte l'affaire,
ce sont les délicieuses tartines de pain tendre et bien
beurré, qui lui font un si naturel cortège, égayé du
fifre aigrelet d'un jus de citron. C'est ce pain frais qui
peut rendre délicate la digestion de l'ensemble, en se
gonflant dans l'estomac, en y fermentant s'il n'a pas
été mastiqué avec soin, lentement, presque silencieu-
sement. Et puis l'eau salée donne soif... Tout cela fait
ensuite le ventre un peu lourd, ce qui veut dire qu'il
vaut mieux n'en pas faire la préface d'un repas copieux
ou compliqué.

Mais, de ceci, la pauvre huître est bien innocente,
comme elle l'est de presque tous les méfaits qu'on lui
impute. L'opinion veut qu'elle soit toxique, de mai à
août, pendant les quatre mois sans *r*. Respectons cette
tradition, qui aide à limiter le dépeuplement de nos
parcs, au même titre que, pour le gibier, la fermeture
de la chasse, et nos pauvres parcs, à l'heure actuelle
en ont bien besoin : une maladie (non nuisible pour
l'homme) a décimé nos exquises marennes et belon,
et la populaire portugaise, — qui n'est pas une huître,
mais une *gryphée*, espèce voisine, — se hausse aujour-
d'hui à les remplacer vainement sur nos tables. On a
cherché à l'améliorer par la culture; malheureusement,
si elle a perdu ainsi sa saveur amère et sauvage, elle
est devenue un peu fade.

Il serait vraiment stupide de supprimer peut-être
un million d'huîtres d'une seule bouchée, en en avalant
une au moment du frai. Mais, au fond, l'huître laiteuse,

lle-même, ne peut causer aucun accident sérieux. Sachez-le, mais ne le dites pas trop...

Innocent également, en stricte justice, le béat céphale, quand on lui impute la transmission de la fièvre typhoïde. Entendons-nous bien. S'il la propage encore trop souvent, — et il faut bien que je le reconnaisse, — ce n'est pas par sa faute. L'huître ne loge que les bacilles typhiques qu'on lui a confiés, qu'on a laissés contaminer l'eau où elle s'engraisse, et que, tranquillement, impunément d'ailleurs pour elle, elle s'efforce même à détruire, pour peu qu'on lui en laisse le temps.

L'huître se développe plus volontiers dans les fonds qui avoisinent le débouché des cours d'eau : elle préfère les eaux saumâtres, mélange d'eau douce et d'eau de mer. Et partout le même phénomène se reproduit. Autour du parc, installé près du rivage, se développe une agglomération qui vit de cette industrie, et le cours d'eau devient l'égout de la petite cité. Le jour où la fièvre typhoïde y est importée, les bacilles, convoyés par l'égout, infectent le parc, les huîtres, et, à distance, le consommateur.

En Angleterre et en Hollande, le contrôle des parcs à huîtres est depuis longtemps obligatoire, et l'État fait fermer sans hésitation ceux qui se révèlent contaminés : aussi les Anglais sont-ils parvenus à rendre toutes leurs huîtres admirablement saines. Chez nous, on est resté longtemps sans oser faire montre de la même énergie, et l'hygiène, pour les huîtres comme pour bien d'autres choses, y est demeurée trop souvent en fonction des contingences électorales.

En France, *l'Office national des pêches*, qui dépend du Ministère de la Marine, s'est donné la mission de veiller à l'assainissement de cette importante industrie nationale. Il met son contrôle à la disposition de tous les ostréiculteurs pour vérifier, du point de vue de l'hygiène, les conditions dans lesquelles sont installés leurs parcs, faire les analyses bactériologiques demandées, et indiquer les mesures à prendre. Quelques grands restaurants parisiens, intéressés à la sécurité de leur clientèle, ont grand soin de ne s'approvisionner que dans des parcs ainsi contrôlés; mais cette clientèle ne représente que l'infime minorité des consommateurs.

Il existe, en effet, un moyen bien simple de purifier l'huître, même lorsqu'elle est le plus infectée. Des recherches très précises ont montré que l'huître, souillée expérimenta'ement à l'aide des pires microbes, digérait ceux-ci rapidement. Au bout de six jours, s'agit-il même des bacilles typhiques les plus virulents, on n'en trouve plus de traces.

Il suffit donc de faire séjourner les huîtres, au sortir du parc, si celui-ci est quelque peu suspect, et avant de les livrer à la consommation, dans un bassin alimenté en eau de mer filtrée ou puisée au large (1). Après dix jours de cette *stabulation*, les huîtres originairement les plus infectées deviennent parfaitement inoffensives.

La chose en vaut la peine. Le nombre des cas de fièvre typhoïde ayant leur origine dans la consommation d'huîtres infectées est, en effet, beaucoup trop considérable, et ces cas présentent, sans que l'on sache trop pourquoi, une gravité toute particulière. Le docteur

---

(1) On peut également faire séjourner l'huître dans des bassins cimentés, au fond garni de sable, sans que le renouvellement de l'eau soit nécessaire, pourvu que celle-ci soit constamment brassée par un courant d'air très **vif**, amené à l'aide de tuyaux : c'est ce qu'on a appelé la **suraréation**.

Courtois-Suffit a très bien montré que la fièvre typhoïde *ostréaire* se reconnaît à sa longue durée, à sa courbe thermique spéciale, à son issue très souvent fatale. Un quart des cas de fièvre typhoïde rencontrés dans son service d'hôpital provenaient des huîtres, et ils ont fourni, proportionnellement, quatre fois plus de décès que les autres. A l'heure où les efforts pour amener la disparition de cette redoutable maladie accusent un succès croissant, grâce à la purification des eaux potables et à la vulgarisation des vaccinations antityphoïdiques, il serait infiniment regrettable que ces efforts fussent contrebalancés par le fait qu'une porte reste ouverte pour la perpétuation indéfinie de l'infection typhique, grâce aux huîtres.

Il faut ajouter qu'ici interviennent, en plus de l'infection au parc, les nombreuses causes de souillures qui guettent l'huître à ses diverses étapes jusqu'à son arrivée sur nos tables. A Marseille, les huîtres non vendues dans la journée sont placées, pendant la nuit, dans un filet, et plongées dans l'eau du Vieux Port. Or, ce qu'est le fond du Vieux Port, les Marseillais eux-mêmes se sont chargés de le définir dans une formule célèbre. Dans les marchés des villes, les jours de chaleur, les huîtres sont mises en conserve dans de la glace, qui souvent n'est autre que celle qui a déjà servi à conserver le poisson. Chez les détaillants, marchands de vin, etc., les paniers dans lesquels les huîtres sont enfermées sont rafraîchis, à la devanture même de la boutique, à l'aide d'eau prise au ruisseau : ou bien, on les arrose d'une eau de mer artificielle confectionnée avec les résidus de sel des saumures...

Étonnez-vous, après cela, que les cas d'infection causés par les huîtres soient restés si nombreux parmi la population, plus encore dans la classe ouvrière, qui achète ses huîtres dans les dépôts des marchands de vin, que dans la clientèle des grands restaurants et surtout des restaurants spéciaux qui ont passé, je vous l'ai dit, des marchés importants avec des parcs dont ils connaissent la salubrité.

Mais, tout cela, il faut l'espérer, va changer; car, sous la pression de la campagne entreprise par la presse scientifique, qui n'a pas hésité à faire connaître inlassablement tous ces faits scandaleux, malgré les cris et les menaces des marchands (j'en sais personnellement quelque chose), les pouvoirs publics ont fini par se décider à prendre les mesures que nous réclamions depuis longtemps pour la protection de la santé publique.

Le Ministre de l'Hygiène, M. Paul Strauss, a fait signer l'an dernier, par le Président de la République un décret réglementant minutieusement l'exercice de l'industrie ostréicole, le transport, la manutention et la vente des huîtres. Ces dispositions, excellentes de tous points, ont été arrêtées après consultation d'une commission très compétente, où figuraient des représentants de l'Office scientifique des pêches, des hygiénistes qualifiés, et des représentants de l'industrie et du commerce ostréicoles.

Je ne puis entrer dans le détail des dispositions de ce décret, qui remplit six colonnes de l'*Officiel* du 14 août 1923. Disons seulement qu'il soumet l'exploitation d'un parc à l'obligation d'une demande d'inscription sur une liste des installations reconnues salubres par l'*Office des pêches*, ce qui entraîne l'acceptation d'un contrôle permanent par les soins de celui-ci, liste constamment révisable, où la radiation, comportant l'interdiction de la vente, est prévue comme sanction des négligences nuisibles. Tout colis d'huîtres transportées devra être accompagné d'un certificat d'origine, qui n'est accepté que s'il provient d'un des établissements inscrits sur la liste : le transport sera refusé par les expéditeurs, en l'absence de ce certificat. Les huîtres de dragage, dites de pêche, voient ces formalités remplacées par une déclaration spéciale, lorsqu'elles sont destinées au reparcage. Celui-ci ne peut s'effectuer que dans un des établissements reconnus salubres, et sa durée est fixée à un mois.

Le contrôle de la vente n'est pas moins sévèrement réglé : interdiction de l'arrosage des colis d'huîtres avec des eaux impures, de leur conservation dans de la glace impropre à l'alimentation, de l'entreposage des paniers sur des quais souillés, ou dans des eaux impures, de l'ouverture des huîtres avec des outils ou des appareils malpropres. (On aurait pu exiger en même temps la propreté des mains de l'exécutant et celle du linge avec lequel il essuie la boue et les débris de la coquille) (1). L'entreposage par immersion, dans les établissements de vente (stabulation en magasin, souvent illusoire), est interdit, sauf autorisation préfectorale, qui ne sera accordée qu'à bon escient.

On peut donc espérer que désormais les amateurs d'huîtres pourront satisfaire leur goût sans qu'aucune méfiance les arrête, et que les stupides fièvres typhoïdes qu'elles entretiennent encore vont disparaître de chez nous.

---

(1) Lorsqu'on ouvre soi-même, ou que l'on fait ouvrir les huîtres chez soi, il est toujours prudent de laver et de brosser soigneusement leurs coquilles, auparavant, dans une grande bassine pleine d'eau très propre.

On ne peut formuler qu'un regret, ou plutôt deux : c'est d'abord qu'on ait attendu si longtemps, et ensuite que ces mesures arrivent au moment où les huîtres ont atteint un prix tel qu'il est permis à bien peu de personnes d'en manger.

Quant aux huîtres *cuites*, servies en potages, en timbales, bouillies ou frites, la cuisson les stérilise, évidemment, d'une façon parfaite. Il n'en faudrait cependant pas conclure que cela peut remédier à tout, et, par exemple, qu'un restaurateur insuffisamment scrupuleux peut utiliser, à cet usage, les huîtres défraîchies, non vendues, et ayant commencé de se gâter. Ainsi qu'il arrive pour le gibier faisandé, la cuisson tue les microbes, mais ne détruit pas les toxines déjà engendrées par leur action.

PENSÉES D'AUTOMNE

Nous entrons dans l'automne, saison bien poétique, au dire des poètes, qui en ont célébré si souvent le charme discret, la douce mélancolie, en vertu de délicates associations d'idées où la vieillesse commençante de l'année nous fait songer, pour nous-mêmes, au temps qui s'écoule et à nos propres beaux jours qui s'enfuient. La chute des feuilles a été chantée, sur le mode mineur, dans toutes les langues : c'est le terme du répit accordé, en alexandrins plaintifs, aux tristes poitrinaires; et, dans le langage populaire, on connaît la formule plus brutale, pronostic édicté à l'endroit de tant de valétudinaires : « Il ne passera pas l'hiver... »

Restant sur un terrain plus positif, il nous faut bien constater que la tradition de tous les âges s'est accordée pour reconnaître qu'il y a, à ce moment, pour notre organisme, une période critique à franchir. C'est ce que, en d'autres termes, on a appelé la crise saisonnière, crise d'automne, répondant à celle du printemps, dont je vous ai dit quelques mots à son heure, — ce qui va m'obliger ici à me répéter un peu, — mais plus grave peut-être que celle-ci, car elle nous éloigne du soleil, père de la vie, tandis que la première nous y conduisait. Au bout de la première, il y avait le sourire de l'été; au bout de celle-ci il y a le froid hiver et le ralentissement de la vie dans toute la nature, — mais non dans les sociétés humaines, et c'est là, comme on va vous le montrer, qu'est le point faible.

Mais, au fait, qu'est-ce, au juste, qu'une crise saisonnière ?

C'est une des plus vieilles notions de la médecine des anciens maîtres, qu'au printemps et à l'automne notre organisme passe par une période critique correspondant à celle que subit à ces moments-là toute la nature. Ne connaissant rien de la physiologie, science toute moderne, et se satisfaisant aisément avec des explications purement mystiques, ils y voyaient volontiers un des effets de l'équinoxe, voire des conjonctions planétaires. En ces temps anciens, tous les secrets de la vie étaient dans le ciel.

On croyait donc à une sorte de « marée des humeurs » ce qui impliquait nécessairement le rôle de la lune. Les vieilles gens parlent encore des « humeurs en mouvement », pour expliquer, à leur manière, les malaises vagues et divers de ces époques de crises.

Nous sommes en droit de sourire de ces explications, bien que celles que nous pouvons proposer à leur place soient assez complexes et, au fond, quelque peu incertaines. Mais les faits n'en étaient pas moins exacts et, — comme il arrivait souvent au temps où l'observation était la seule méthode de la science, — fort bien observés.

Si vous en doutiez, interrogez les médecins spécialisés dans les maladies de la gorge, du nez, et des oreilles; interrogez les dentistes. Ils savent, de longue expérience, qu'à ces périodes de l'année leurs salons d'attente vont se remplir : la chose est d'une périodicité tellement régulière qu'ils peuvent régler là-dessus le rythme de leurs vacances et de leurs déplacements.

C'est, en effet, l'époque du réveil des vieilles

périostites alvéolo-dentaires, des fluxions, des angines, des laryngites, des otites, des névralgies de toutes sortes. Les arthritiques, les goutteux voient réapparaître leurs douleurs. Les gros mangeurs éprouvent de la congestion du foie; les hémorrhoïdes réapparaissent ou s'exaltent. Les migraines sont plus fréquentes...

Que signifie, au fond, tout ce remue-ménage? La première pensée qui nous vient est d'en rendre responsable un fait qui saute aux yeux : c'est le changement de la température.

L'équinoxe d'automne signifie le passage du régime thermique chaud au régime froid, et ce passage commande une adaptation de tout notre organisme à un régime nouveau. La nature tout entière nous en fournit maints exemples, depuis les animaux qui changent de pelage, jusqu'aux arbres, qui suppriment leurs feuilles, devenues inutiles pour la chimie chlorophyllienne offerte depuis le printemps aux rayons solaires, et qui arrêtent la montée de leur sève.

L'homme a beau se complaire à s'intituler le roi de la création; tout de même, c'est une créature comme les autres...

Succédant aux chaleurs de l'été, auxquelles notre organisme s'est adapté, — après une période d'acclimatation du même genre au printemps, — l'arrivée des premiers froids commande donc une adaptation nouvelle. On peut même supposer que si, par hypothèse, la température restait constante toute l'année, ces crises ne se produiraient pas. Cette merveilleuse faculté d'adaptation de notre organisme à des milieux différents, quand leur action est d'une durée suffisante, s'accomplit par un régime approprié de la tension sanguine, réglé lui-même par le travail mystérieux des glandes endocrines, les surrénales sans doute, en connivence avec le système nerveux du grand sympathique. En été nous supportons le chaud, en hiver nous supportons le froid, parce qu'un équilibre s'est créé en nous, au début de la saison, pour lutter normalement contre les effets réguliers de l'un ou de l'autre. C'est aux périodes intermédiaires, périodes de transition, qu'une sorte d'hésitation peut se manifester, surtout pour certains tempéraments, les arthritiques en particulier. De là la crise. On s'enrhume alors très facilement pour un petit froid qui, au cœur de l'hiver, n'aurait entraîné aucune conséquence. On empoigne un rhume de cerveau, — ou plutôt c'est lui qui vous empoigne — et vous devenez l'un de l'autre inséparables. Les arthritiques, chez qui le système sympathique fonctionne toujours assez mollement, sont le siège de curieux déséquilibres locaux de la tension sanguine. Leurs muqueuses sont gonflées et secrètent à l'excès; une bronchite, chez eux, est alors interminable. Les amygdales se congestionnent, deviennent la proie facile des microbes environnants, et ce sont les angines, porte d'entrée ordinaire du facteur invisible des douleurs rhumatismales. Cette sorte d'enflure de la muqueuse s'observe dans tout le domaine des voies d'accès de l'air extérieur. De là le coryza, le réveil des sinusites et des maux de dents, les pharyngites, et le réveil aussi des otites, dont je vous parlais tout à l'heure.

Le milieu atmosphérique, où les brouillards deviennent alors fréquents, s'enrichit en microbes. Au retour de la campagne, où nous avons respiré l'air pur, nous avons perdu l'habitude de la lutte contre ces ennemis invisibles. Aussi est-il prudent, à ce moment, de renforcer nos défenses, qui semblent affaiblies, par quelques lavages antiseptiques de la cavité buccale et du pharynx, ou quelques onctions grasses intranasales.

Si l'arrivée du froid est la cause de tout cela, il faut s'attendre à voir notre organe de perception de la température — je veux dire la peau — jouer ici un grand rôle. C'est en effet ce qui arrive.

Tout son fonctionnement devra peu à peu s'adapter au nouveau régime climatérique. Elle va secréter moins de sueur que pendant l'été, à moins que nous ne provoquions artificiellement celle-ci en exagérant l'épaisseur et le poids de nos vêtements. La dépuration constante de l'organisme qu'opère la secrétion sudorale va s'en trouver modifiée, et là est peut-être le secret de cette plus grande « âcreté des humeurs » dont parlaient les anciens. Ainsi s'explique, sans doute, qu'à l'heure de la crise du printemps, lorsque nos émonctoires cutanés reprennent une plus grande activité, on assiste aux poussées d'acné, de furoncles, et au réveil de toutes les dermatoses, eczémas et psoriasis, tandis que rien de semblable ne se produit lors de la crise d'automne.

Le rein devient alors le principal organe de notre élimination, la sueur ne le secondant plus aussi efficacement qu'en été. D'autre part, le froid excite son activité. Aussi les personnes dont le rein fonctionne mal et élimine médiocrement, celles qui accusent, à l'occasion, quelques traces d'albumine, doivent-elles se méfier ici des crises de congestion rénale, et surveiller quelque peu leur régime. Les bains de vapeur, en ce cas, peuvent jouer un rôle utile.

Enfin, le foie donne aussi, assez souvent, au retour des vacances, des signes de congestion passagère. Son rôle, dans tout notre équilibre humoral, est trop important pour qu'il ne ressente pas un contre-coup de cette petite révolution intérieure. A cette occasion, les malaises digestifs ne sont pas rares. C'est pourquoi les purgations, auxquelles se plaisaient nos pères, à cette époque de l'année, étaient parfaitement justifiées (1).

Ajoutons, pour être complet, que les glandes endocrines participent à ces émotions générales de tous nos appareils sécréteurs, les surrénales en particulier; il est fréquent d'assister à une baisse de la pression sanguine, ce baromètre de l'équilibre du système endocrinien-sympathique. Ainsi s'explique la recrudescence des migraines chez celles de leurs victimes habituelles qui appartiennent au type hypotendu (voir vol. II, p. 142).

Je ne sais si ces explications vous satisferont : je dois vous avouer qu'elles ne résolvent pas, à mon sens, toutes les inconnues du problème. Car, enfin, nous avons parfois des étés si capricieux, que le régime ordinaire de l'automne, avec ses brusques variations de température, n'en est pas toujours très différent. Pourtant, ces étés s'accomplissent sans encombre, et ce n'est vraiment qu'à l'heure fixée par le calendrier qu'apparaît la crise saisonnière, et ceci trouble étrangement l'âme du physiologiste.

Allons-nous en revenir à interroger les astres ?

C'est justement à quoi je pensais, dans mon trouble. Il y en a un, au moins, dont les effets sont évidents :

---

(1) Un fait qui vient bien à l'appui de ce que je viens de vous exposer, quant à la perturbation de nos émonctoires à l'heure des crises saisonnières du printemps et de l'automne, c'est que les personnes qui sont obligées, par leur état de santé, d'absorber de l'iodure de potassium, et qui, par malchance, le supportent mal, — les arthritiques, par exemple, — sont nettement plus incommodées par les accidents d'iodisme, à ces deux époques de l'année, qu'à tout autre moment.

c'est le soleil. Or, nous sommes bien loin de tout savoir sur son compte. Outre ses radiations lumineuses et calorifiques, il nous en envoie de mystérieuses, qui ne sont ni l'un ni l'autre : ce sont ces radiations chimiques dont je vous ai déjà parlé, et dont nous commençons à peine à soupçonner le rôle dans l'équilibre des manifestations vitales à la surface de notre globe. La radioactivité de certains éléments minéraux de celui-ci lui fait réponse dans une mesure que nous sommes incapables d'apprécier, mais qui n'en est pas moins certaine. C'est un fait bien connu qu'au fond des caves les plus profondes, dont la température est égale d'un bout de l'année à l'autre, donc sans que la lumière ni la chaleur du dehors y soient pour rien, le vin, dans ses bouteilles hermétiquement closes, ne reste pas indifférent aux influences saisonnières. Il n'est pas le même au printemps qu'à l'automne. Une barrique de vin, au repos à la cave depuis plusieurs mois, sera mise en bouteilles avec de meilleurs résultats en mars qu'en septembre. Les vignerons affirment que le vin en cave a conscience de l'époque des vendanges (?). Ne serait-ce pas plutôt l'effet des variations de la radioactivité terrestre, sensible dans toutes les caves, comme l'a démontré Curie, et qui traverse les bouteilles, radioactivité qui reste conjuguée avec celle du soleil et qui agit nettement sur toutes les fermentations?

Si vous acceptez ce point de vue, vous admettrez bien que notre corps humain, organisme bien autrement complexe que le plus fin flacon de Château-Yquem, ne reste pas plus indifférent que celui-ci aux variations saisonnières de la radioactivité solaire. Nous savons que cette radioactivité exerce une action aussi puissante que mystérieuse sur les phénomènes intimes de notre nutrition, où les fermentations de toutes sortes jouent un si grand rôle, qu'elle active ou ralentit nos moyens de défense naturelle contre les infections et les intoxications. C'est elle, je vous l'ai dit, que nous appelons à notre secours quand nous nous rendons aux sources thermales. La crise saisonnière, avec cette incohérence passagère de la structure de nos humeurs, ne serait-elle pas, en quelque façon, une sorte de « cure thermale à rebours »?

Je sais bien qu'une manie périodique des hommes de science est, après la découverte d'un agent nouveau — en l'espèce, ici, la radioactivité — de le charger de tout l'inconnu de leur époque. Tout de même, il y a là au moins matière à réflexion. Et, pour employer le langage de Nietzche, sans doute « ainsi eut parlé Zoroastre... »

Quoi qu'il en soit, il faut nous tenir prêts à parer à toutes ces petites misères du temps. Le point capital, puisqu'il s'agit d'une crise d'intoxication humorale, c'est de fournir, à ce moment, à notre organisme, le moins possible d'éléments toxiques, et de stimuler l'activité de nos émonctoires. C'est à quoi j'ai déjà fait allusion, chemin faisant. Une cure végétarienne, une cure de fruits frais, une cure de raisins surtout — puisque vous connaissez mes idées sur ce point, — vous aidera à franchir sans encombre ce mauvais pas, si vous avez atteint ou dépassé la maturité, c'est-à-dire si vous appartenez à cette catégorie des humains dont les organes ne sont plus très neufs et dont les moyens naturels de défense sont diminués ou se mobilisent moins activement à l'heure des alertes. La purgation, que pratiquaient les anciens, avait du bon, car elle modifie la composition du sérum sanguin et stimule le foie, qui reste toujours le grand dépurateur. Pour les hépatiques, une demi-cure de douze à quinze jours à Vichy, vers la fin de septembre, s'ils le peuvent, est tout à fait à recommander. Ménagez votre rein, en suspendant le vin et l'alcool pendant quelques jours : remplacez les momentanément par de l'eau pure, par quelque tisane diurétique, ou, si cela vous paraît trop sévère, adoptez provisoirement la bière légère, ou mieux le cidre doux. Un peu d'urotropine ne fera pas de mal aux arthritiques. Je vous ai déjà dit les bienfaits des bains de vapeur. Si votre tension sanguine faiblit, prenez, pendant 10 jours, de 30 à 60 gouttes, progressivement, d'adrénaline (au 1000), réparties en cinq ou six prises quotidiennes, un peu d'iodure de potassium au besoin, si vous êtes tributaires de ses services... Mais je m'arrête, car je vais empiéter sur le rôle de votre médecin, qui vous connaît mieux que moi, et il faut d'abord vous en rapporter à lui.

L'heure de la chute des feuilles est aussi celle de l'arrivée, pour beaucoup, des feuilles... d'ordonnances.

JOURS DE BROUILLARD ET DE PLUIE

Il y a une pathologie du brouillard, comme de tous les états climatériques. Ceux-ci n'agissent pas seulement sur notre organisme, comme je vous l'ai dit, et d'une façon, en quelque sorte, directe. Ils ont encore d'autres effets, plus graves peut-être, mais indirects, par les modifications qu'ils apportent à la vitalité de nos ennemis intimes, les myriades de milliards de microbes répandus, invisibles, autour de nous, et qui, suivant le temps qu'il fait, devenant inoffensifs ou cruels, contribuent, pour leur part, au bouleversement de notre modeste pathologie quotidienne.

Ce préambule est nécessaire pour vous aider à comprendre ce qui se passe en nous par les temps de brouillards que nous traversons, à cette époque de l'année.

Tout d'abord, l'air que nous respirons n'a pas, à ce moment, sa composition ordinaire. La vapeur d'eau s'y trouve à un degré de tension exagéré. Les phénomènes d'échanges de gaz, qui se passent dans l'intimité de nos alvéoles pulmonaires, à la surface de la fine membrane qui les tapisse, ne s'accomplissant pas aussi aisément, nous respirons avec un peu plus de difficulté. Le fait est surtout marqué pour les sujets chez qui ladite membrane a perdu quelque peu sa souplesse, je veux dire les emphysémateux (voir vol. I, p. 282). Ceux-là, dès qu'ils passent de l'atmosphère sèche d'un appartement à l'air humide et froid du dehors, sont pris de véritables suffocations. C'est même parfois ici, pour quelques-uns, l'occasion d'apprendre qu'ils sont touchés par un emphysème dont ils ne s'étaient jamais doutés auparavant.

A ceux-là, il faut conseiller, avant tout, de respirer par le nez, pour réchauffer l'air sur ces précieux radiateurs naturels que figurent nos cornets nasaux, avant qu'il pénètre jusqu'aux poumons. Si, par malchance, leurs voies nasales sont insuffisamment perméables, du fait de la présence de quelque cloison hypertrophiée, ou grâce à la coexistence d'un vulgaire coryza, ils feront bien de couvrir leur bouche avec leur mouchoir.

Chez d'autres, plus gravement touchés, de véritables crises d'asthme peuvent se déclarer, que l'on combattra aussitôt par des ventouses. Une bonne pratique, chez ces prédisposés, consiste, pendant les périodes de brouillards, à verser quelques gouttes de pyridine sur une soucoupe, ces soirs-là, près de leur lit, dans la pièce où ils couchent.

Un autre effet, bien connu, des temps humides, est de réveiller les douleurs des arthritiques et des goutteux, parfois même celles de cicatrices d'anciennes plaies.

Ce sont là des faits qu'il est plus facile de constater que d'expliquer. Il faut nous contenter ici d'hypothèses sur le rôle de la tension barométrique à l'endroit de notre propre tension nerveuse. Il est indiscutable que ce rôle existe, et que les animaux eux-mêmes n'y échappent pas, puisqu'on les voit être influencés par des orages lointains, bien avant nous-mêmes.

Mais quant à en décrire ce mécanisme sous une forme

raisonnable, je crois qu'il faut y renoncer pour le moment (1).

Un autre fait plus grave, et certainement mieux établi, c'est que l'atmosphère brumeuse, et tout spécialement dans les villes, représente un milieu très favorable à la pullulation des microbes flottant dans l'air, et qu'en effet, on observe toujours, à ces moments-là, une recrudescence certaine des maladies, endémiques ou épidémiques, qui se contractent par les voies respiratoires : rhumes, angines, grippe, diphtérie, encéphalite léthargique, etc.

Le fait a été observé depuis longtemps. Toutes les statistiques périodiques en font foi. M. Trillat, de l'Institut Pasteur, en a donné une explication qui a au moins le mérite de l'ingéniosité.

Pour M. Trillat, les poussières humides conservent beaucoup mieux la virulence des microbes qui y sont attachés que les poussières sèches. De plus, dans les villes, les fumées émanées de nos foyers domestiques,

---

(1) Il est certain, du moins, que les personnes logées dans des locaux humides, au rez-de-chaussée, — au ras de la chaussée, — sont, plus fréquemment que les autres, atteintes par ces névralgies et par ces douleurs. Il en va de même pour celles dont la demeure est entourée par des arbres trop nombreux, trop hauts et trop touffus, qui maintiennent l'humidité du sol en l'empêchant d'être balayée par le vent ou pompée par le soleil.

Si vous admettez avec moi, — qui n'ai fait que rééditer une vieille idée de Lasègue, — que la porte d'entrée du rhumatisme est dans la gorge, par une angine visible ou non, ce que je vous ai dit de l'influence des temps humides, sur le développement des infections de la gorge, bénignes ou graves, peut aider peut-être à comprendre le lien mystérieux qui unit l'humidité et les névralgies rhumatismales.

et surtout de nos usines, déversent, dans l'atmosphère, des gaz que la couche d'air humide maintient plus près de nous. Ces gaz subissent des réactions où l'électricité de l'air joue un rôle certain. L'azote y devient de l'ammoniaque, et celui-ci fournit, avec l'acide carbonique de l'air, avec les produits sulfurés contenus dans la fumée de houille, du sulfate, du nitrate et du carbonate d'ammoniaque, lesquels se fixent dans les gouttelettes du brouillard et sur les poussières humides.

Or, il y a là, pour les microorganismes transportés par ces poussières, un véritable élément nutritif. Par les temps de brouillard, l'air humide devient tout entier un merveilleux milieu de culture pour les microbes. Il n'est donc pas étonnant qu'à ce moment toutes les maladies qu'ils sont capables de provoquer subissent une recrudescence. Et ceci n'est pas une simple vue de l'esprit, car M. Trillat a accompagné ses démonstrations de graphiques établissant nettement un parallélisme entre les courbes figurant l'état hygrométrique de l'air et celles qui retracent le mouvement des épidémies.

Ceci explique encore que les campagnes, où cependant l'humidité est toujours plus tenace, en raison du plus grand développement de la végétation, sont moins touchées par cette loi, parce que l'air y est moins alimenté en fumées, par conséquent en éléments nutritifs pour les microbes, que dans les agglomérations urbaines.

Les mêmes faits expliquent combien le développement des épidémies est plus facile dans les locaux encombrés par un trop grand rassemblement d'individus, salles de spectacle, de cinéma, de conférences, d'écoles, casernes, etc. L'air expiré par toutes les personnes présentes se charge bientôt de la vapeur de toutes ces respirations. Les poussières flottantes s'en humidifient et les microbes qu'elles portent s'y développent avec une rapidité prodigieuse. Comme c'est toujours le même air, ainsi infecté, qui repasse par toutes les gorges et toutes les poitrines de l'assistance, il est facile de comprendre avec quelle rapidité les contagions s'établissent (1).

Qu'une petite poussée congestive se produise après cette introduction de poussières et de germes dans nos voies respiratoires, sur nos muqueuses, au moment où l'on passe de l'air chaud de la salle à l'atmosphère plus froide du dehors, et notre organisme sera placé aussitôt en état de moindre résistance; le microbe trouvera un bon terrain; et voilà réalisées expérimentalement toutes les conditions nécessaires pour attraper une bonne angine ou au moins un rhume tenace.

Donc, par les temps humides, montrons-nous un peu plus méfiants que de coutume. Veillons sur les voies d'accès de notre appareil respiratoire. Respirons à bouche fermée, et même, si nous nous connaissons quelque sensibilité dans ce domaine, faisons, avant de quitter notre maison, une petite onction, à l'aide d'une pommade légèrement antiseptique, à l'intérieur de nos fosses nasales.

---

(1) Cet effet nocif est à son maximum dans les salles de théâtre ou de cinéma, et surtout au cours des représentations données dans la journée, parce que le balayage s'y fait le matin, en sorte que les poussières mises en mouvement par lui, et que l'insuffisance des fenêtres ne permet pas d'évacuer ici comme dans nos appartements, n'ont pas eu le temps de retomber sur les parquets. Les personnes âgées, toujours plus fragiles, qui fréquentent plus volontiers ces « matinées » afin de se coucher de bonne heure, courent souvent ici un risque un peu plus grand qu'au cours des représentations du soir.

Quelques mots, maintenant, sur la pluie, sujet ennuyeux, par définition, mais sujet important du point de vue de l'hygiène, et d'ailleurs complexe, car, si la pluie est bienfaisante, l'humidité, je vous l'ai dit, est tout le contraire, et, sauf Gribouille, tout le monde a déjà remarqué que la première n'allait pas sans l'autre.

Le grand bienfait de la pluie, c'est qu'elle lave l'atmosphère et balaye les germes qui y pullulent et que le brouillard y a accumulés.

La question des besoins de l'agriculture mise à part, il est nécessaire qu'il pleuve de temps en temps pour que ce grand nettoyage s'opère. Ceci est vrai surtout pour les climats tempérés, car, dans les climats chauds, c'est la lumière solaire intense, puissamment germicide, qui se charge de ce soin. La pluie fait tomber la brume qui, vous le savez maintenant, est l'ennemi, parce qu'elle est la grande nourricière des germes atmosphériques. Sans doute, une nouvelle brume succède inévitablement à la pluie, lorsque le vent ne dessèche pas assez vite celle-ci : mais il faut un temps assez long pour que cette brume se charge de microbes nouveaux, et ces microbes ne peuvent recommencer leur ascension dans l'air que s'ils trouvent de nouveau, à chevaucher des poussières desséchées. C'est précisément ce qui rend les alternatives répétées de soleil et de pluie si malsaines au printemps et à l'automne.

En somme, après la pluie, et par les temps continuellement pluvieux, l'air est très sain à respirer, l'air du dehors bien entendu. On a vu des épidémies graves s'arrêter avec l'apparition des grandes pluies, comme avec celle du soleil.

Mais ces avantages ont leurs revers. L'humidité qui imprègne alors le sol, les murs et l'atmosphère confinée des habitations, présente des inconvénients assez sérieux. Pendant que la brume est balayée au dehors, elle s'installe dans nos appartements, et y constitue un milieu favorable à la pullulation de nos microbes familiers. C'est dans ces conditions qu'un malade contagieux dissémine plus facilement son mal autour de lui : aussi est-ce une raison de plus pour que les chambres des malades soient toujours convenablement chauffées (et cependant bien aérées), à cette époque, et jamais trop encombrées de visiteurs.

La logique voudrait donc, — cette logique absolue qui ne craint pas l'absurde, — la logique voudrait, quand il pleut, que nous allions respirer au dehors. Les mêmes raisons font que l'atmosphère mal renouvelée des voitures publiques, des wagons, etc., est alors plus malsaine encore que celle de nos appartements.

Et puis, pour en finir avec la pluie, vous n'ignorez pas que, lorsqu'il pleut, si vous ne portez pas de bonnes chaussures, celles-ci laissent vos pieds se mouiller, devenir froids, et que, par voie réflexe, la muqueuse du nez se congestionne, — d'où éternuement — cette congestion se propageant jusqu'à l'arrière-gorge, qui devient plus vulnérable encore aux infections apportées par l'atmosphère.

Il me paraît oiseux d'ajouter que lorsque vous êtes obligés de vous exposer à la pluie, cette question des chaussures prend une grande importance (les sabots garnis de bons chaussons, que portent nos paysans, ou les bottes, bien graissées, des Russes, représentent les solutions les plus recommandables, sinon les plus élégantes à la ville), et aussi celle du vêtement. Pour cela, je vous renvoie à ce que j'en ai dit (vol. III, p. 159) au chapitre de la chasse, à savoir que si les imperméables et les cirés ont du bon, il y a quelques précautions à prendre pour qu'ils soient sans inconvénients.

LES PREMIERS FROIDS

Les premiers froids viennent de nous surprendre. C'est l'hiver, il n'en faut plus douter, malgré la douceur récente et trompeuse de l'été de la Saint-Martin, dernière fête que nous offrait le soleil pour ses adieux.

Si j'insiste sur le fait de la surprise, c'est que les conséquences, lorsqu'elle se produit, en peuvent être assez fâcheuses pour l'organisme de certains d'entre nous. Je vous ai déjà expliqué que, dans nos régions tempérées, où le maximum et le minimum de la chaleur présentent, entre eux, pour une même année, un écart considérable, notre organisme était obligé de s'adapter successivement pour les deux saisons extrêmes, et se tenir prêt à mener, tour à tour, s'il le fallait, la vie d'un Sénégalais ou celle d'un Lapon. Le printemps et l'automne représentent des périodes de transition, avec leurs crises saisonnières, dont je vous ai dit tous les aléas.

La nature, il faut bien le reconnaître, ne paraît pas avoir veillé sur l'espèce humaine, en ces conjonctures, avec la même sollicitude que sur nos frères inférieurs, les animaux, à qui elle octroie un pelage d'hiver, plus épais, et qui ne leur coûte rien, — à moins qu'elle ne les plonge alors dans un sommeil fort opportun, où l'absence de mouvements réduit au minimum la perte de chaleur, et où la question alimentaire se trouve

15

ramenée à zéro, — toutes choses vraiment bien agréables, ce en quoi la vie chère actuelle nous fait sentir d'autant plus cruellement notre disgrâce.

C'est donc à nous-mêmes que revient le soin de faire le nécessaire, c'est-à-dire de nous habiller plus chaudement, de nous entourer d'une atmosphère plus douce et de régler notre régime de façon à opposer une meilleure résistance à l'ennemi du moment, autant de mesures pour lesquelles il s'agit de procéder avec sagesse, car, dans cet ordre d'idées, toutes les fautes se paient.

Et, malheureusement pour nous, c'est dans les pays situés comme le nôtre qu'il faut déployer ici le plus de sagacité. En Russie, la question est beaucoup plus simple. L'hiver, c'est l'hiver : au jour dit, le froid s'installe définitivement, du premier coup, et pour six mois. Il n'y a plus de pluies; le régime des vents devient à peu près invariable, ou du moins n'est pas soumis, comme chez nous, aux caprices des variations baro-métriques venues de l'Océan. Chacun endosse ses four-rures; tous les foyers s'allument à la fois, et, grâce à une expérience séculaire, ceux-ci sont combinés le mieux du monde de façon à fournir, par toute la maison, une température égale et constante. Les issues du logis sont calfeutrées; les portes et les fenêtres sont doublées d'une manière fort ingénieuse. On augmente, sur la table, les rations de pain, de beurre, de lard et de sucre : le samovar offre, à toute heure, une boisson presque bouil-lante. En fait, l'hiver est, là-bas, une saison très saine et fort agréable, et tous les Russes déclarent qu'ils souffrent davantage du froid chez nous, où nos pré-cautions sont beaucoup moins bien prises.

C'est parce que l'ennemi, le froid, se montre, sous le climat de France, beaucoup plus capricieux, — tantô modéré, tantôt violent, tantôt passant de l'un à l'autre en quelques jours ou même en quelques heures, tantôt faisant place à la pluie, au temps mou, au brouillard, — que nous sommes amenés à nous comporter, à son endroit, avec l'hésitation et le manque de méthode qu'on apporte dans les rapports avec un maître au caractère incertain et changeant, qu'on n'est jamais assuré de satisfaire. Et c'est toujours nous qui faisons les frais de sa mauvaise humeur.

En ce moment, beaucoup d'entre nous, dans la tiédeur de l'automne, n'ont pas compris que le froid arrivait pour de bon. Ils ont gardé des vêtements trop légers; leurs habits d'hiver n'étaient pas prêts. Voyant le soleil briller, ils ont négligé de consulter le thermomètre avant de sortir pour toute la journée. Aussi les rhumes se multiplient-ils sans pitié : c'est le moment où l'on recommence d'entendre tousser de tous les côtés pendant les représentations, au théâtre, signe public et certain du mauvais état des bronches de toute une population.

L'effet est d'autant plus rapide lorsque le froid vient nous surprendre pendant une période d'acclimatation au changement de saison, qu'il est toujours plus avantageux de voir se réaliser avec ménagements. Pendant l'été, même inclément comme il l'est parfois, notre peau, notre foie, nos organes digestifs se sont adaptés, je vous l'ai dit, aux circonstances climatériques et aux effets multiples des radiations solaires. L'hiver va comporter un nouvel équilibre, réglé sur d'autres bases, de toutes ces fonctions, qui sont d'ailleurs étroitement solidaires les unes des autres. La transition, pour se faire sans choc, doit s'accomplir doucement. Notre tension sanguine, dont les variations constantes fonctionnent, au dedans de nous, à la manière d'un balancier prêt à rétablir partout l'équilibre menacé, ne doit pas être affolée par des changements trop brusques. C'est elle qui règle le débit de notre circulation pulmonaire, et met le poumon à l'abri des « à-coups » que lui feraient subir les impressions brutales enregistrées sans discernement par la peau. La souplesse de nos artères est alors mise à l'épreuve, et c'est pourquoi l'on voit tant de vieillards supporter si mal les premiers froids. Leur peau, moins délicate, les renseigne souvent moins bien sur le degré du froid : leurs artères, qui ont perdu plus ou moins de leur élasticité, se prêtent difficilement aux distensions et aux contractions qu'impose alors le reflux de la masse sanguine de la périphérie vers le centre. Ils sont donc tout spécialement exposés, s'ils sortent sans pardessus ou avec des vêtements trop légers, aux congestions légères ou graves du poumon, qui entraînent ou la bronchite ou la broncho-pneumonie. C'est ainsi que les débuts brusques de l'hiver occasionnent régulièrement une assez grande mortalité chez des vieillards qui s'étaient montrés jusque-là très résistants.

Les enfants doivent être également l'objet de précautions particulières, l'insouciance propre à leur âge, leur ardeur au mouvement et aux jeux, où ils s'échauffent, les rendant naturellement plus imprudents. Ils n'ont pas, comme l'homme fait, tous leurs organes arrivés à leur état de complet développement. Beaucoup ont des malformations des voies nasales, des végétations adénoïdes, des ganglions péribronchiques hypertrophiés, qui se corrigeront avec les années : mais, pour le moment, tout cela les rend plus sensibles aux effets des refroidissements, comme leur peau plus fine, à circulation superficielle très influençable, les expose aux engelures des extrémités des membres, aux rougeurs (par réaction mal équilibrée) du nez et des oreilles. On veillera donc à ce qu'ils soient chaudement vêtus, sans cependant tomber dans des exagérations nuisibles, qui les rendraient trop délicats et augmenteraient leur sensibilité; je veux parler de ces tricots superposés et surtout de ces déplorables cache-nez qui entretiennent une forte chaleur autour de la peau et de la gorge, et exposent à la congestion de celle-ci aussitôt qu'on les enlève.

Les enfants qu'on est habitué à voir s'enrhumer dès le début de l'hiver et ne plus cesser de tousser jusqu'au printemps, sans accidents aigus, réclament l'examen de leur nez et de leur gorge par un spécialiste, la recherche de l'adénopathie trachéo-bronchique par une auscultation soigneuse ou par la radioscopie, et doivent être mis au régime de l'huile de foie de morue, au besoin avec l'adjonction de préparations iodées ou arsenicales, suivant l'avis du médecin de famille. Il faut leur imposer une friction générale et des exercices de culture physique chaque matin, et même de gymnastique respiratoire. C'est le meilleur moyen de les mettre en état d'affronter les intempéries du dehors, avec la souplesse nécessaire de leur appareil circulatoire, de leur système nerveux et de leurs réactions cutanées, ces trois facteurs étant solidaires, ne l'oublions jamais.

La question du chauffage ne joue pas un moindre rôle, ici, que celle du vêtement. Je compte d'ailleurs vous en reparler. Beaucoup d'entre nous se sont laissés surprendre et ont hésité, avant d'admettre que le froid s'installait définitivement dans le calendrier, à allumer leurs foyers, et surtout les salamandres et les calorifères, qu'on a l'habitude, une fois la chose décidée, de ne plus laisser s'éteindre. Sans doute, quand l'hiver est déclaré, les systèmes de chauffage modernes, qui font régner à l'intérieur de toute une maison une température égale, offrent, du point de vue de l'hygiène, de grands avantages. Mais, aux périodes de transition, où la température peut varier considérablement d'un jour à l'autre, cette invariabilité de leur action a ses inconvénients. Il faudrait pouvoir la régler suivant les besoins de chaque jour, après consultation attentive du thermomètre du dehors et de celui du dedans. Dans la pratique, cette régulation est à peu près impossible et d'ailleurs la plupart des appareils s'y prêtent très mal. Il fait le plus souvent trop chaud, dès le début de l'hiver, dans nos appartements, et cela crée des risques dès que nous mettons le nez dehors.

Pendant ces périodes de transition, il serait beaucoup plus logique de différer l'allumage général et de nous contenter chaque jour, suivant les besoins réels, d'une bûche mise dans la cheminée, seulement quand il est nécessaire.

L'HYGIÈNE DE L'HIVER

1° LE VÊTEMENT

Posons d'abord ceci en principe, que le froid, en lui-même, pas plus que le chaud, n'est un mal, et que les climats rigoureux sont loin d'être les plus malsains. Notre organisme s'acclimate à l'un comme à l'autre, pourvu que nous lui en laissions le temps. Ce qui est mauvais, c'est précisément de passer du chaud au froid sans transition suffisante. Rappelez-vous qu'au moment de cette succession, notre appareil de perception, qui est à la surface de la peau et des ouvertures respiratoires, envoie, par la voie des réflexes nerveux, un avertissement immédiat aux centres qui règlent le débit du sang dans les vaisseaux. Si l'appel est brutal, c'est l'engorgement de ceux-ci et la congestion des muqueuses et du poumon, avec toutes ses conséquences. S'il est discret, l'équilibre s'établit doucement et l'adaptation de notre corps, passant d'une température à une autre, se fait sans danger, la contraction spasmodique initiale des vaisseaux étant suivie d'une détente normale.

De là découlent deux principes d'hygiène : 1° Ne pas nous exposer sans précautions à ces brusques écarts de température; 2° Disposer d'un mécanisme réflexe bien entraîné, qui, à l'heure où il en est besoin' fonctionne avec célérité et discrétion .

On viole le premier principe quand on quitte une pièce très chaude pour passer dans l'air très froid sans se couvrir, *à ce moment*, d'une façon suffisante, et c'est la faute que l'on commet lorsqu'on garde un manteau, une fourrure, ou un pardessus, lorsqu'on demeure trop couvert, dans un appartement bien chauffé, sans réfléchir qu'au moment de la sortie il nous faudrait, logiquement, nous couvrir encore un peu plus, pour ne pas sentir l'effet de l'air froid. La plupart des rhumes et des bronchites ne se gagnent pas autrement. Il faut rester modérément vêtu dans un appartement chaud et mettre nos manteaux seulement au moment d'en sortir. On devrait même en faire autant pour les chaussures lorsque c'est possible, je veux dire, rester, quand on est chez soi, en pantoufles légères, de façon à ne pas épuiser par avance l'effet de protection que doivent nous donner nos chaussures quand nous les mettrons pour aller au dehors.

Quant au second principe, on se met d'accord avec lui en soumettant notre appareil nerveux régulateur à un entraînement qui le maintient constamment en état de souplesse. Il ne faut pas qu'il fasse par trop chaud dans nos intérieurs, dans nos bureaux, dans nos ateliers : on y est trop souvent conduit par la vieille idée que l'on se refroidit quand on ne se donne pas de mouvement, ce qui peut être exact, mais ce dont nous exagérons beaucoup l'importance. Il faut nous entraîner au froid, faire en hiver de larges ablutions de toilette, pas trop chaudes, qui mettent chaque fois à une épreuve utile la souplesse de notre mécanisme de réaction. C'est le moment, plus encore qu'en été, de ne pas négliger la culture physique. Beaucoup de gens, qui se sont ainsi bien entraînés, arrivent à sortir, en hiver, sans pardessus, et se vantent même d'éviter ainsi tous les rhumes, ce qui serait parfait si la gloriole de cette belle résistance ne s'en mêlait, et si un jour, par un froid violent et imprévu, au sortir d'un magasin trop chauffé, la congestion ne les guettait.

Les dames, à l'heure actuelle, nous fournissent une preuve de ce que peut donner ici la création d'une endurance spéciale, en sortant décolletées, en hiver, les jambes longuement découvertes, protégées seulement par un tissu arachnéen. Qu'eussent dit nos grand'mères, qui ne se risquaient au dehors qu'emmitouflées jusqu'aux oreilles et pareilles à des marmottes ! Peut-être est-il permis de penser que, parfois, nos compagnes exagèrent, et qu'il est des jours où elles feraient aussi bien de négliger la mode et de prendre plus de précautions. C'est surtout lorsqu'elles portent en même temps des fourrures. Celles-ci élèvent considérablement la température de la couche d'air en contact avec la peau. Lorsqu'on les enlève et qu'aucun tissu suffisant ne recouvre celle-ci et ne vient ménager la transition, la réaction est trop brusque. Si nos élégantes étaient raisonnables, elles devraient, dans ces grands magasins surchauffés où elles se complaisent parfois si longtemps, enlever délibérément leur manteau, comme elles le font au théâtre ou au restaurant, et ne le remettre qu'au moment de sortir. Mais existe-t-il beaucoup de femmes à la fois très élégantes et très raisonnables ?

Ce chapitre des vêtements est, en effet, de première importance pendant l'hiver, et sur ce point nos compagnes consultent plus volontiers le couturier, — qui ne songe qu'à leur placer avantageusement sa marchandise, et à les aider à attirer l'attention par un costume d'un type nouveau, à mesure que la mode précédente est devenue un uniforme qui ne distingue plus personne, — que le médecin, conseiller désintéressé, toujours prêt à leur livrer l'art d'éviter les maladies dont, au fond, il lui faut tirer ses moyens d'existence.

D'abord, une question préalable, souvent posée au médecin. Faut-il porter de la flanelle? Je répondrai tranquillement : cela dépend de ce qu'on met dessus. Les étoffes de nos vêtements sont faites de laine ou de coton. Le tissu le plus sain est la laine, substance animale, mauvaise conductrice de la chaleur, c'est-à-dire qui arrête la perte de celle de notre corps, comme elle le préserve en été de celle du dehors. La laine reproduit les effets de la toison chez le mouton, avec cette différence que la couche d'air interposée entre ses fibres, autre isolateur excellent, forme une nappe étalée sous le tissu au lieu de se placer entre les poils de la toison. Le coton et la toile, tissus végétaux, d'une trame plus mince, isolent infiniment moins bien, et ne conviennent qu'aux temps chauds et lorsque la température ne subit pas de trop grandes variations. Donc, en hiver, mieux vaut porter un tissu laineux, une bonne flanelle, sous nos chemises de coton et de fil, si celles-ci ne doivent pas être *constamment* et *entièrement* recouvertes d'un vêtement de pur lainage (1).

Par contre, si nous portons, tout l'hiver, des vêtements de laine épaisse, bien fermés au niveau du cou (type vareuse d'officier), la flanelle offre beaucoup moins d'utilité.

Donc nos vêtements d'hiver, vêtements superfi-

---

(1) J'ajoute qu'en été la flanelle reste encore utile, pour nous garantir en cas de refroidissement accidentel, et pour absorber lentement la sueur. Rien ne refroidit comme l'évaporation rapide de l'humidité d'un tissu de coton.

ciels et sous-vêtements, seront en laine. Il existe même des sous-vêtements particuliers pour les temps froids, des sortes de petites chasubles en laine, voire en simple papier, autre bon isolateur, protégeant le dos et la poitrine, et qui sont à recommander aux messieurs quand ils sortent en habit ou en smoking et qu'il fait très froid.

L'habit, avec son gilet très décolleté, s'ouvrant sur un plastron de toile rigide, est un vêtement assez dangereux, en pareil cas : les mouvements de soufflet de la cage thoracique, au cours de la respiration, créent un petit courant d'air qui se répand sur la poitrine, une fois entré par la fente du plastron, d'où l'utilité indiscutable, ici, de la flanelle, ou au moins d'un léger tricot laineux. Les chemises d'homme, à plastron d'une seule pièce et se boutonnant sur le dos, d'un modèle déjà ancien et abandonné bien à tort, exposaient moins à ces risques, puisque l'entrée de l'air s'y faisait par le dos, région couverte, et non par le devant. Il est de bonne pratique d'étaler un foulard de laine ou de soie sur le plastron, au moment d'endosser le pardessus.

Les fourrures constituent les plus chauds de tous les vêtements; mais il importe de les employer avec discernement. Il convient de les enlever aussitôt qu'on n'est plus exposé au froid, et surtout de ne jamais les laisser entr'ouvertes : la partie du corps demeurée libre se trouve ainsi exposée à un beaucoup trop grand écart de température par rapport au reste. Quand on porte une fourrure, il faut s'y enfermer à la Russe, comme dans une guérite.

Les vêtements caoutchoutés, les imperméables de toute espèce, tiennent très chaud et sont souvent préférés parce qu'ils sont moins lourds et qu'ils coûtent moins cher que les fourrures; mais ils présentent exactement les mêmes dangers, parce qu'ils empêchent l'évaporation de la transpiration et conservent trop **bien** la chaleur. Il faut les maintenir bien fermés, et les quitter tout d'une pièce, donc ne jamais les entr'ouvrir.

Les chaussures, par les mauvais temps, doivent être solides, point trop minces et bien à l'abri des infiltrations d'eau : les chaussettes et les bas de laine sont ici excellents. Les *snow-boots* offrent tous les inconvénients des vêtements caoutchoutés : le pied, maintenu très au chaud, se refroidit vite dès qu'il en sort. Quand on les a mis, il ne faut les quitter que lorsqu'on rentre dans un appartement garni de parquet ou de tapis, non pour marcher aussitôt sur un carrelage froid ou un sol humide.

Les gants, mitaines, etc., restent toujours recommandables, surtout pour les sujets exposés aux engelures : il est souvent utile, pour cette raison, d'en faire porter aux enfants.

Par contre, le cache-nez et le foulard sont des engins dangereux, parfois même meurtriers, qu'il faut sévèrement proscrire. Leur usage habituel rend très sensible au froid la région du cou, qu'il vaut mieux y endurcir, ainsi que le prouve l'exemple du décolletage chez les femmes, déjà cité. En cas de grand froid, il est préférable de porter relevé le col du pardessus, qui laisse mieux pénétrer par l'encolure le courant d'air inévitable pendant les mouvements respiratoires, tout en protégeant la région du larynx.

Il est bon aussi, toujours par les très grands froids, de protéger les oreilles des enfants, soit par des casquettes à oreilles rabattables, soit par un foulard noué en mentonnière.

On se préserve mieux des rhumes en respirant par le nez, qui réchauffe l'air avant son entrée dans les upoumons, et arrête a passage beaucoup de germes, entre

le feutrage des poils de l'entrée des narines, — qu'il
faut donc respecter, — et le long des replis des cornets
des fosses nasales. En l'état de santé, le mucus des
narines stérilise ces germes : un léger suintement nasal,
par les temps froids, est souvent une garantie de pré-
servation contre un véritable rhume de cerveau. Certaines personnes croient utile d'introduire une pommade antiseptique dans les fosses nasales quand elles
doivent sortir par un temps froid : c'est une pratique
très répandue chez les artistes qui vivent dans la poussière des salles de spectacle et des coulisses, et qu'on
ne peut qu'approuver. Elle peut cependant avoir des
inconvénients si l'on en emploie une trop grande quantité et si l'antiseptique est trop irritant (menthol).

Enfin, il y a une zone exposée au refroidissement
à laquelle on ne pense généralement pas assez, c'est la
région abdominale. Le froid sur le ventre peut déterminer des spasmes douloureux de l'intestin et, chez
les femmes, de graves désordres. La susceptibilité individuelle joue ici, évidemment, un certain rôle. En tout
état de cause, il ne faut pas hésiter à protéger cette
région par un tissu laineux, pour peu qu'il existe quelque
sensibilité de l'intestin, et cela surtout pendant la
digestion. Les femmes disposent ici d'un engin précieux,
qu'elles n'utilisent pas assez : c'est tout simplement le
manchon maintenu sur l'abdomen.

2° L'ALIMENTATION

Il y a, pour l'alimentation, un régime d'été et un
régime d'hiver. Les conditions climatériques imposent
cette distinction à notre organisme qui, je ne le répé-
terai jamais trop, ne peut se maintenir en équilibre

qu'en s'adaptant constamment à son milieu. D'ailleurs, la nature elle-même se charge de nous le rappeler, et nos fonctions digestives sont toujours moins actives en été que lorsque la nécessité de lutter contre le froid nous impose un plus grand effort pour entretenir notre chaleur animale.

Si nous négligeons d'écouter ces indications, des troubles digestifs, de l'inappétence, de la diarrhée, suivent facilement nos intempérances pendant la saison chaude : si nous réglons mal notre alimentation en hiver, nous en sommes punis par une moins grande résistance au froid. Mais ceci est moins à craindre, parce que l'accroissement naturel de notre appétit vient nous rappeler à temps notre devoir, et, en reconnaissance, nos organes satisfaits accomplissent leurs fonctions avec une énergie beaucoup plus grande.

Je viens de parler de l'entretien de la chaleur animale. C'est elle, en effet, qui domine ici toute la question. La déperdition en calories que le froid fait subir à notre corps doit être compensée par un apport supplémentaire de calories fournies par l'alimentation. Or, ces calories de renfort, nous devons les demander moins à l'augmentation de la quantité des aliments introduits, qu'à un meilleur choix de ceux-ci, sous peine de fatiguer nos organes par un excès de travail.

Chacun de nos aliments, à l'état naturel, se compose de parties utiles et de parties non assimilables (cellulose des végétaux, éléments fibreux des viandes, sels insolubles, etc.) qui sont rejetées avec les matières. Les éléments utilisables se réduisent tous, à l'analyse, à un certain nombre d'éléments : albumines et hydrocarbones, ces derniers comprenant les féculents, les graisses et les sucres, le tout accompagné d'éléments minéraux solubles, de nature et de quantité variables. Chaque gramme d'albumines et d'hydrocarbones se ramène, au point de vue de l'utilisation qu'en fait l'organisme, à un coefficient calculé en calories, et l'expérience a prouvé que le chiffre de 750 à 2.000 calories était nécessaire pour assurer la vie quotidienne d'un sujet normal de 75 kilos, cet écart correspondant à la quantité de travail physique à fournir par le sujet.

Il s'agit donc de composer notre alimentation de façon à atteindre ce chiffre, et nous n'avons ici que l'embarras du choix : le tout, je le répète, est de nous y prendre judicieusement pour ne pas fatiguer notre appareil digestif. C'est ainsi que si nous voulions y parvenir en nous nourrissant, par exemple, exclusivement de pommes de terre, il nous faudrait en ingérer chaque jour quinze kilos, ce qui serait fatigant avant même de devenir fastidieux. Par contre, un portefaix turc, dont la force physique est légendaire, atteint aisément son chiffre de calories en se nourrissant exclusivement de pain, de raisin et d'eau. Un paysan sobre y parvient avec du pain, du beurre ou du lard et du fromage ; une ouvrière modeste, avec du pain, deux sardines ou un hareng saur, un œuf et un peu de confiture.

Je cite ces quelques exemples pour montrer qu'il y a de nombreuses manières, très différentes, d'arriver au même résultat, quant à la réalisation de notre ration alimentaire normale.

Mais il y a longtemps que les hygiénistes se sont aperçus qu'il ne fallait pas prendre les chimistes trop au pied de la lettre, ou plutôt du chiffre, que toutes les calories ainsi supputées n'avaient pas la même valeur au point de vue de leur utilisation par l'organisme, et qu'il fallait faire entrer en ligne de compte la classe d'aliments d'où elles provenaient. On a constaté, par exemple, que l'albumine servait principalement au remplacement de celle que détruisent chaque jour dans nos tissus les échanges organiques, dans les muscles en particulier, et que les aliments qui pourvoient le mieux à l'entretien de la chaleur animale sont d'abord les graisses, puis les sucres et enfin les féculents.

Arrêtons là ces considérations techniques et tirons-en les conclusions qu'il faut pour le bon règlement de notre régime alimentaire hivernal.

Les aliments qui, sous le moindre volume, c'est-à-dire avec le minimum de fatigue pour notre appareil digestif, nous permettent d'entretenir avec le moins de frais notre chaleur animale et de lutter contre les effets du froid, sont d'abord les aliments gras, beurre, lard, conserves à l'huile, puis le sucre et tous les produits sucrés, confitures, fruits, sirops, et enfin les féculents, pain, gâteaux, légumes secs.

La charcuterie, les œufs, les poissons gras, les pâtés, les « confits » variés, les puddings, les lourds gâteaux alsaciens (Kugloff) sont, par excellence, les plats de l'hiver.

La viande a, par contre, une beaucoup moindre importance. Certes, elle joue ici son rôle : elle fournit, elle aussi, des calories, mais elle intervient surtout, en l'espèce, comme excitant nerveux et comme élévateur de la pression artérielle. Des peuplades des régions hyperboréennes s'alimentent uniquement de poisson, de pain, de lait et d'huile. Les légumes verts ont moins de valeur encore pour l'entretien de la chaleur animale, mais ils restent utiles par les sels qu'ils nous fournissent et pour prévenir la constipation. J'en dirai autant des fruits.

Enfin, il y a un aliment, dont on fait habituellement ici grand état, mais dont il faut connaître le rôle véritable, c'est l'alcool. Vous aurez beaucoup de peine à persuader bien des gens que l'impression de chaleur et de force que l'on éprouve en hiver, après en avoir bu, est purement factice. Ce n'est qu'un effet nerveux, dû au relèvement subit et momentané de la pression sanguine, et aussi une fausse interprétation de la sensation de brûlure que l'alcool produit dans le gosier, l'œsophage et l'estomac. Cet effet est d'ailleurs très court et suivi bien vite d'une réaction en sens inverse, qui se traduit par du refroidissement. Malheureusement pour eux, il y a des gens qui l'interprètent en pensant qu'un second verre est alors nécessaire, et, de verre en verre, cela peut les mener loin, je veux dire à une congestion foudroyante sur le trottoir, quand ils retrouvent, au sortir du bar bien chauffé, l'air glacé du dehors.

Non. *L'alcool ne réchauffe pas, il refroidit.* Au cours des explorations polaires, les explorateurs ont tous fait la même constatation, à savoir que ceux de leurs hommes qui résistaient le mieux aux redoutables effets du froid en ces régions étaient ceux qui s'abstenaient totalement d'alcool.

Le meilleur « réchauffant » c'est tout simplement la chaleur. Une tasse de thé quasi-bouillant vaut, en pareil cas, tous les verres de rhum. Le café est utile et, comme le thé, d'ailleurs, il combat bien l'engourdissement général produit par les grands froids.

D'une façon générale, une ration liquide un peu abondante offre moins d'inconvénients en hiver qu'en été, parce qu'elle provoque moins facilement la sudation : d'autre part, il est bien connu que le froid excite la sécrétion rénale, donc exige que celle-ci soit suffisamment alimentée.

3° LE CHAUFFAGE

L'hiver rallume en ce moment les foyers dans nos logis refroidis; ici la cheminée, là le poêle, ailleurs le calorifère. Toute notre santé, au cours de l'hiver, va subir l'influence du mode de chauffage adopté, et surtout de son fonctionnement. C'est dire que l'hygiéniste a ici voix au chapitre. Beaucoup d'anémies, nombre de migraines, dont on cherche vainement la cause, n'ont souvent pas d'autre origine qu'un mode de chauffage défectueux de nos appartements. S'il n'y a pas de fumée sans feu, il n'y a pas de foyer sans dégagement d'acide carbonique et d'oxyde de carbone, deux gaz toxique, et tout spécialement le dernier, beaucoup plus diffusible, extrêmement dangereux, et d'autant plus traître que rien ne nous avertit de sa présence, puisqu'il n'a aucune odeur.

Disons tout de suite que le mode de chauffage idéal, c'est-à-dire tout à la fois sain, propre et économique, n'exigeant aucun correctif sous forme de précautions spéciales, est encore à trouver, si près cependant que l'on s'en rapproche par les progrès modernes. Tous ceux dont nous faisons usage ont leurs inconvénients particuliers, qu'il faut connaître pour savoir les corriger.

Le plus mauvais est le brasero : c'est le feu à l'air libre dans une habitation, comme aux premiers âges de l'humanité, qui n'en évitait les fâcheux effets que par le trou percé dans le toit et la porte laissée ouverte.

On ne le rencontre plus guère que dans les halls de quelques grands hôtels ou de vastes établissements. Ne possédant pas d'issue pour les gaz de la combustion, c'est un véritable générateur d'oxyde de carbone, reproduisant, en plus grandes dimensions, le réchaud fatal de « Jenny l'ouvrière ». On l'excuse parce qu'il n'est employé que dans des pièces d'un énorme cubage et parcourues par des courants d'air qui en diluent les effets nocifs : il est cependant à rejeter absolument.

Le foyer de cheminée a constitué plus tard un progrès considérable. Ici, tous les gaz de la combustion sont entraînés au dehors par le courant d'air ascendant que la chaleur développe dans le tuyau de la cheminée... à la condition qu'elle tire bien. Or, les cheminées anciennes, à coffre très large, sont lentes à échauffer le gros volume d'air qu'elles renferment. Elles ne fonctionnent bien que lorsque le feu y est continu : encore ici est-on exposé au rabattement du courant d'air lorsque le vent est violent, et surtout si le tuyau n'a qu'une faible longueur, au dernier étage, par exemple, ou dans les habitations qui ne comportent qu'un rez-de-chaussée : c'est pourquoi on s'ingénie alors à les prolonger par une superstructure de tuyaux métalliques, pourvus d'une chape mobile, articulée en girouette, et se plaçant toujours dans le sens du vent.

Mais il reste au chauffage par cheminée deux inconvénients manifestes. Le premier est que le rendement en calorique est très médiocre, en regard du combustible consommé : la plus grande partie de la chaleur produite disparaît dans la cheminée (inconvénient qu'on atténue par les appareils Fondet). Le second est que le coffre de la cheminée exige une surveillance très sérieuse. Il faut veiller à son ramonage périodique pour éviter les feux de cheminée. Ceux-ci peuvent la détériorer gravement, faire éclater le revêtement de plâtre, et créer ainsi des fissures par lesquelles filtrent les gaz nocifs, parfois même déterminer un commencement de combustion lente, dans une poutre voisine, très vieille et très sèche, réduite à l'état d'amadou, origine d'un incendie véritable, à échéance plus ou moins prochaine. Ce qui est plus fâcheux encore, c'est que ces fissures secrètes du coffre de la cheminée ne sont pas seulement dangereuses pour son titulaire, mais, — s'il s'agit d'un immeuble renfermant plusieurs appartements, ou d'immeubles contigus, — pour le voisin. On connaît d'assez nombreux cas d'intoxication, dus à l'oxyde de carbone pénétrant par une cheminée *non allumée*, mais mise en communication, par quelque fissure, avec la cheminée d'un autre appartement, en activité celle-là. Quand cette dernière est alimentée au bois ou au charbon de terre, on est prévenu par l'odeur : si l'on y brûle du coke ou s'il s'agit d'un poêle mobile, rien ne nous avertit.

Les poêles du type ancien, avec coffre peu éloigné du mur ou de la cheminée, et reliés à celle-ci par un tuyau, chauffent mieux. Les poêles de faïence, employés dans le centre et l'Est de l'Europe, sont souvent excellents, surtout le poêle russe, gros cube placé au centre de la maison, chauffant à la fois quatre pièces, chacune par un de ses angles.

Les poêles s'avançant vers l'intérieur de la pièce sont déjà moins bons. Il faut, pour éviter la fuite des gaz de la combustion, que les raccords des tuyaux soient hermétiques, ce qui, — surtout pour les tuyaux métalliques, — est presque impossible, avec leur dilatation variable selon leur éloignement du foyer.

Enfin, les inconvénients les plus graves apparaissent avec les poêles de fonte, dont l'enveloppe poreuse se dilate, elle aussi, laissant filtrer les gaz, lorsque la température devient très élevée. L'oxyde de carbone la traverse alors comme un simple tissu, d'où intoxication chronique, migraines, anémies, troubles nerveux, etc., — ce à quoi contribue encore le manque de renouvellement de l'air dans la pièce, si le tuyau parti du poêle se rend, non à un coffre de cheminée, mais à un simple trou percé dans le mur, ainsi qu'il arrive dans beaucoup de petits ateliers.

Les poêles à combustion lente, ou poêles mobiles, si répandus aujourd'hui, sont passibles de ces reproches, et d'un autre beaucoup plus grave encore. Ils n'envoient qu'une faible partie de la chaleur dans la cheminée, — c'est même pour cela qu'ils constituent un chauffage économique; — aussi le tirage de celle-ci est-il médiocre. Quand on rallume le poêle, au début de la saison, il y a même là un véritable danger, auquel il faut parer en allumant dans la cheminée, préalablement, un grand feu de sarments ou de papiers. Mais, même en marche normale, le courant d'air chaud ascendant, dans la cheminée, est trop faible pour résister à l'action du vent du dehors, qui peut ramener alors l'oxyde de carbone dans la pièce, surtout si cette cheminée n'a pas une hauteur suffisante.

Les radiateurs à gaz d'éclairage échauffent mal et d'une façon peu durable l'atmosphère d'une pièce. S'ils possèdent un tuyau d'échappement se rendant dans la cheminée, la plus grande partie de la chaleur est perdue. S'ils fonctionnent à l'air libre, il y a dégagement de gaz nocifs. Même observation pour les poêles à pétrole sans échappement, moins toxiques cependant, mais dont il ne faut user que pour de courtes périodes.

Les radiateurs électriques sont très sains, mais ne chauffent que leur voisinage immédiat et sont d'un prix de revient extrêmement élevé : ils ne sont guère d'usage pratique que pour échauffer pendant quelques instants une petite pièce, habituellement dépourvue de cheminée, cabinet de toilette ou salle de bains, où l'on ne séjourne pas très longtemps.

Les calorifères ont constitué un grand progrès. Mais l'on commence à renoncer au primitif calorifère à air chaud, avec bouches de chaleur, lesquelles nous envoient toutes les poussières de charbon recueillies par la prise d'air dans la cave, et aussi des gaz nocifs, quand une fissure a établi une communication entre le foyer et les tuyaux qui le traversent pour amener l'air à échauffer. Au début de l'hiver, avant de rallumer le calorifère, il faut procéder, chaque année, à une inspection très sérieuse de ce foyer. Une épreuve facile à pratiquer consiste à allumer, pour le premier jour, un feu de bois vert, dont l'odeur et la fumée, s'il y a des fissures, se trahiront aussitôt dans l'appartement.

Le chauffage par radiateurs à circulation d'eau chaude, de plus en plus répandu, paraît bien constituer le dernier perfectionnement moderne. Mais il exige qu'il y ait un renouvellement suffisant de l'air dans la pièce, puisque la suppression de la cheminée ne le permet plus. On y parvient au moyen de ventouses d'appel placées au ras du plancher et de ventouses d'échappement logées près du plafond; sinon, c'est toujours le même air vicié et desséché qui remplit l'appartement, quand les fenêtres sont trop bien closes. L'air trop sec dessèche à son tour les muqueuses des voies respiratoires, qui se congestionnent et s'irritent, provoquant la toux : l'hématose pulmonaire paraît se faire moins bien, d'où un certain degré d'anémie et d'assez fréquentes migraines.

Mais, dans la pratique, ces inconvénients s'atténuent beaucoup d'eux-mêmes, parce que nos portes et nos fenêtres ne se closent jamais assez hermétiquement pour qu'il n'y ait, d'une façon absolue, aucune pénétration de l'air du dehors. Il est aisé, d'autre part, de maintenir un certain degré d'humidité dans l'atmosphère de la pièce en y conservant en permanence un vase plein d'eau. Le bocal, plus ou moins ouvragé, avec poisson vivant, et placé sur un meuble, représente une solution élégante du problème.

Ce qui est peut-être plus grave, avec le chauffage par radiateurs, c'est qu'il est très difficile d'en bien régler le débit, malgré les clefs disposées à cet effet, car, même lorsque celles-ci sont fermées, les tuyaux d'arrivée d'eau chaude fonctionnent encore le long des murs. Ce système fournit donc généralement trop de chaleur. On s'habitue insensiblement, surtout dans l'inaction, à cette chaleur trop forte, et l'on s'expose davantage au refroidissement lorsqu'on quitte l'appartement. Il est donc sage de s'en rapporter alors, pour le choix du vêtement qui conviendra à la température extérieure, aux indications du thermomètre placé au dehors et lu par la fenêtre, plutôt qu'à ses propres impressions.

La température de 15°, à l'intérieur des pièces, est un maximum à ne pas dépasser. Celle de 12° est le plus souvent suffisante. Pour les chambres à coucher, si elles ne sont habitées que pour y dormir, il est généralement plus sain de se passer de tout chauffage, — hors des grands froids véritables et du cas de maladie, — et de se contenter de garnir le lit d'épaisses couvertures.

LE RHUME

1° COMMENT ON S'ENRHUME

A cette question, Gribouille lui-même répondrait : « C'est en prenant froid… »

La question n'est peut-être pas aussi simple. Le froid n'est qu'une des causes du rhume, et l'on ne s'enrhume pas inévitablement quand il fait froid. Il y a des rhumes d'été, et qui sont très tenaces.

Il y faut un élément infectieux, si bénin soit-il dans ses effets. Quand le microbe est de nature très méchante, c'est plus qu'un rhume, la grippe peut-être, ou même la pneumonie, et qui peut nous mener très loin.

D'ailleurs, des hôtes infectieux suffisants habitent d'une façon constante la cavité de nos fosses nasales et le haut pharynx, séjournant même sur nos amygdales ou dans leurs cryptes. La sécrétion régulière de nos muqueuses, quand elles sont saines, suffit à nous défendre contre leurs méfaits; car cette sécrétion, à 'état normal, est *bactéricide*, et puis, avec le temps, nos hôtes finissent par s'acclimater, par perdre de leur virulence, et, au total, par faire à peu près bon ménage avec nos muqueuses.

Le coup de froid vient bouleverser cette bonne harmonie. La région de notre peau atteinte par lui, proteste, en déclenchant un acte nerveux réflexe qui va, dans la profondeur, agir sur les vaisseaux de nos organes, surtout ceux du poumon, qui en est farci et qui représente une sorte de grosse éponge sanguine et vivante. L'organe se congestionne, lui et tout le revêtement muqueux qui tapisse l'intérieur de notre arbre respiratoire, des fosses nasales jusqu'au fond des bronches.

Ce réflexe fonctionne avec d'autant plus d'intensité que l'écart est plus grand entre la température de l'air extérieur et celle de notre peau à l'heure où l'effet se produit. On s'enrhume donc beaucoup plus facilement, comme chacun le sait, quand le froid vient nous surprendre au moment où notre peau est chaude.

Du coup la sécrétion de la muqueuse se tarit brusquement pendant quelque temps : les microbes qui sont là ne sont plus tenus en respect, et c'est alors l'inflammation, gagnant de proche en proche, de haut en bas (coryza, pharyngite, laryngite, trachéite, bronchite), avec flux muqueux abondant, — réaction de défense qui balaie de son mieux les microbes pullulants, — avec quintes de toux, autre réaction de défense, faite pour nous libérer de nos expectorations.

Si le coup de froid est très vif, s'il y a là quelque genre de microbe spécialement virulent (pneumocoque, streptocoque), l'inflammation brûle les étapes. Et c'est, d'emblée, la pneumonie, la bronchopneumonie... Cela peut même être la congestion pulmonaire et la mort foudroyante, avant que les microbes aient eu le temps d'intervenir, si le froid est extrême et si le sujet, âgé ou artério-scléreux, possède des vaisseaux pulmonaires ayant perdu leur souplesse et laissant le poumon se bloquer d'un seul coup, ce qui ne tarde pas à provoquer l'arrêt du cœur.

Toutes les régions du corps ne présentent pas la même sensibilité au froid, ou, plus exactement, ne déclanchent pas le réflexe vaso-moteur, origine de la congestion interne, avec la même rapidité ni la même violence.

Le visage résiste mieux, parce qu'il est habitué au contact de l'air et endurci aux variations de la température. Le cou, la région de la gorge et du haut de la poitrine sont plus sensibles. Mais eux aussi, comme le visage, parviennent à s'endurcir, avec l'habitude, comme le prouve l'impunité du décolletage chez la plupart des femmes. Certaines personnes possèdent même des régions spéciales, poignets, cous-de-pied, mollets, dont le refroidissement suffit, chez elles, à déchaîner le rhume : ces régions fâcheuses, qu'on découvre principalement chez les neuro-arthritiques, sont qualifiées de zones *cryogènes* (1).

Chez presque tous les sujets, même normaux, la région des pieds constitue la zone cryogène par excellence. Le froid aux pieds (port de chaussures mouillées, station trop prolongée sur des dalles glacées avec des chaussures à semelle trop mince) agit à distance sur la muqueuse nasale, qui devient alors subitement d'une sensibilité extrême, et l'éternuement apparaît, sans cause apparente, je veux dire sans sa cause ordi-

---

(1) On peut contester le mode de formation de ce mot, à qui son étymologie grecque imposerait le sens de « zones productrices du froid ». Ce n'est pas tout à fait cela. Ce sont des points où le sujet ressent plus vivement le froid : elles ne sont donc productrices que d'une *sensation* de refroidissement : mais cette sensation correspond en effet à une plus grande réceptivité de ces régions aux actions de froidure qui déclanchent à l'intérieur les reflexes dont j'ai parlé, et qui viennent troubler le régime vasculaire de l'appareil respiratoire. On dit aussi, plus savamment, zones *cryesthésiques*. Mais voilà bien du grec pour une chose si simple.

naire, qui est l'irritation directe de la muqueuse par un corps étranger — à moins qu'ici les poussières introduites pendant l'inspiration ne suffisent à jouer ce rôle sur une muqueuse devenue exagérément sensible. Cet éternuement reflexe est d'ailleurs un phénomène plutôt bienfaisant : il provoque une vive secousse de tout l'appareil pulmonaire, une sorte de gymnastique brusque de son réseau vasculaire, qui a la valeur d'un acte de défense contre la congestion produite à distance par le froid (1). Enfin, il est suivi souvent d'une excitation utile de notre sécrétion nasale, autre réation défensive.

D'autre part, nous rendons artificiellement une région de notre tégument plus sensible, nous y créons nous-mêmes une zone cryogène, en la protégeant trop constamment, comme on le fait avec les cache-nez et les foulards, qui entretiennent autour du cou une chaleur trop forte et trop continue : aussitôt qu'on les retire, on crée des conditions parfaites pour le refroidissement local, même si la température n'est pas très basse.

Conclusions. Ne jamais trop chauffer nos appartements. Nous endurcir au froid en continuant impi-

---

(1) Nos pères accordaient une grande valeur aux « sternutatoires » pour réveiller une circulation languissante dans les poumons et même le cerveau. Le tabac à priser a eu longtemps ses défenseurs, parmi les médecins eux-mêmes. Enfin le Dr Pierre Bonnier nous a montré que l'excitation artificielle, par de légères cautérisations, des terminaisons nerveuses épanouies sur la muqueuse nasale étaient d'excellents moyens de raviver l'activité reflexe du bulbe rachidien, d'où partent les « commandes » nerveuses transmises au système sympathique, régulateur de notre circulation viscérale.

toyablement nos pratiques hydrothérapiques pendant l'hiver. Ne jamais conserver les manteaux ni surtout les fourrures dans les salons, une salle de restaurant, de théâtre, de concert, dans un grand magasin même, si la température y est élevée. Se contenter de les entr'ouvrir est une solution déplorable, parce qu'on crée ainsi des zones du corps soumises à des températures très différentes, et il n'en faut pas plus pour provoquer le réflexe vasculaire. Si, à ce moment, la peau est en légère moiteur, cas fréquent avec les fourrures, le danger est à son maximum.

Enfin, éviter de respirer un air chargé de poussières, où se trouvent, par conséquent, des germes vivant à l'extérieur, à l'état sauvage, dirai-je, par comparaison avec nos commensaux habituels et quelque peu apprivoisés. Le rhume d'origine infectieuse peut ici se produire sans refroidissement : il est presque infaillible quand celui-ci s'y joint.

Là est le danger des salles de spectacle, quand elles sont mal ventilées, trop chauffées, sillonnées brusquement de courants d'air dès l'ouverture d'une porte. Le balayage (à sec) n'a fait qu'y déplacer poussières et germes, qui restent en suspension dans l'atmosphère. Le danger est plus redoutable peut-être, je vous le rappelle, au cours des séances de l'après-midi, parce que le balayage matinal est plus récent (voir Vol. III, p. 222). Le même danger existe, d'ailleurs, à domicile quand on soulève des poussières dans un coin peu fréquenté d'un grenier ou d'une bibliothèque : il vaut mieux, lorsqu'on va s'y exposer, garnir préventivement ses fosses nasales d'une pommade légèrement antiseptique.

2ᵒ QUAND ON EST ENRHUMÉ...

Quand on est enrhumé, on a le choix entre plusieurs traitements : les bons, les mauvais et les pires : j'appelle ainsi ceux — beaucoup plus nombreux, et que cherchent à vous imposer les conseils des amis — qui réussissent chez certains et échouent chez d'autres. Ce qui prouve une fois de plus, qu'ici comme ailleurs, chacun fait sa maladie à sa façon et que, selon la vieille formule, il faut, au point de vue du traitement, considérer le malade autant que la maladie elle-même.

Aussi bien, un rhume qui ne s'apaise pas aisément au bout de quelques jours, surtout s'il entraîne de la fièvre, réclame-t-il l'intervention du médecin, qui décidera s'il ne s'agit pas là d'un début de bronchite ou de quelque chose de plus grave encore.

Le rhume simple porte, en médecine, le nom plus ambitieux de rhino-trachéo-bronchite. Son évolution est progressive, de haut en bas. D'abord le coryza, puis la pharyngite, la laryngite, la trachéite et la bronchite, ainsi que je vous l'ai dit tout à l'heure.

Suivant les sujets, il s'attarde plus ou moins à chacune de ces étapes : il peut les abandonner une à une à mesure qu'il progresse, ou, lorsqu'il est complet, se maintenir à la fois dans toutes ses positions. Ce dernier cas est celui des arthritiques, dont les muqueuses, une fois mises au régime de l'hypersécrétion, ne se résignent pas facilement à l'abandonner.

Vous connaissez la vieille plaisanterie : tout ce que la médecine a su faire pour le rhume de cerveau, a été de le baptiser coryza.

Si modeste qu'elle soit, la médecine peut tout de même se vanter d'avoir trouvé mieux. Elle a constaté, par exemple, que l'administration d'un gramme d'un sel de quinine, dès les premières manifestations du coryza, a des chances de le couper très net. Cela ne réussit pas toujours : mais, en l'essayant, on risque de tomber sur un cas favorable et l'effet est alors prodigieux.

On peut aussi faire inhaler, par le nez, les vapeurs dégagées, sur une soucoupe tiède, par un mélange, à parties égales, de teinture d'iode, d'acide phénique et de menthol (se protéger les yeux pendant ce temps). L'usage des pommades antiseptiques, introduites dans les fosses nasales, est très répandu : vaseline goménolée ou résorcinée, par exemple. Se méfier de la vaseline mentholée, souvent trop irritante. N'employer qu'une petite quantité de pommade, pour ne pas boucher l'entrée des sinus qui, s'ils sont déjà infectés, verront évoluer en vase clos une sinusite. Des badigeonnages de la muqueuse nasale avec une solution de cocaïne et d'adrénaline sont une bonne pratique. On recommande aussi des poudres à priser (cocaïne, menthol, biborate de soude). Éviter les poudres trop irritantes (rata-nhia, etc.). La plus simple est un mélange de gomme adragante pulvérisée et de sucre en poudre. Surtout, pas de grands lavages des cavités nasales avec le siphon, sauf entre les mains du praticien : sinon, gare aux otites par refoulement des germes vers l'orifice des trompes d'Eustache (1), lesquelles conduisent, vous le savez, directement dans l'intérieur de la caisse du tympan.

---

(1) C'est parce que le gonflement général de la muqueuse des fosses nasales et de leur arrière cavité, dans le coryza, atteint l'orifice des trompes et rétrécit leur calibre, que l'acuité auditive se montre si souvent diminuée au cours du rhume de cerveau.

Une recommandation capitale est de s'abstenir de se moucher avec violence, ce qui ébranle tout l'appareil nasal, entretient l'irritation, et risque de faire refluer, par l'action de l'air comprimé, les germes vers l'oreille interne par la trompe d'Eustache, déjà nommée, plus sûrement encore qu'avec les irrigations sous pression. On essuiera l'intérieur du nez proprement, aussi souvent qu'il le faudra, avec un linge doux, changé dès qu'il est trop mouillé : on *videra* l'organe par une expression modérée. Et cela suffit.

A la période de pharyngite, faire des gargarismes, ou mieux des bains de gorge (voir Vol. I, p. 150), avec une solution de bicarbonate de soude très chaude, ou sucer des pastilles de biborate de soude : proscrire le chlorate de potasse, trop irritant, et les pastilles de cocaïne, toujours un peu toxiques.

Mais la laryngite apparaît. C'est la toux, d'abord sèche, spasmodique, rauque et quinteuse. Alors, applications très chaudes, voire sinapismes, sur la région du cou; inhalations, par la bouche et le nez, des vapeurs dégagées par une chaude infusion de feuilles d'eucalyptus, en faisant au récipient, avec les deux mains (ou un cornet de carton) un couvercle par où passeront seuls le nez et la bouche; tisanes chaudes; **pastilles d'ipéca**; médication discrètement opiacée, et employée surtout la nuit. Une bonne nuit passée sans tousser, sous des couvertures épaisses qui provoqueront une légère sudation, abrège singulièrement un rhume. Se méfier des pastilles à base de médicaments trop irritants, comme on voit tant de réclames en préconiser, sous prétexte de désinfection, d'ailleurs illusoire, des voies respiratoires. Éviter le tabac, y compris la fumée d'autrui. Un peu d'alcool, sous forme de grogs très légers, mais très chauds; pas de café; repas peu chargés, d'où les épices seront proscrites. Et surtout du silence. Se retenir le plus possible de tousser : la toux irrite le larynx et rappelle la toux. On y arrive très bien par l'entraînement et la volonté. Dans les sanatoria pour tuberculeux, en Suisse, on n'entend aucun pensionnaire tousser : c'est la première chose qu'on leur apprend à leur entrée.

Quand le rhume « descend dans la poitrine » expression populaire, mais qui n'est que l'expression de la vérité, c'est-à-dire quand la bronchite apparaît, la toux restant sèche encore, on fera appel aux révulsifs appliqués sur le dos, sinapismes, ventouses, carré de flanelle arrosé d'une cuillerée à soupe d'essence de térébenthine et maintenu en place, sous une couche d'ouate, pendant quinze à trente minutes, selon la sensibilité de la peau du sujet.

Quand la toux, moins quinteuse, amène des sécrétions plus grasses, plus épaisses, c'est l'heure des basalmiques, du Tolu, du bourgeon de sapin, du goudron, et, si les choses traînent, de la térébenthine, prise en capsules, du benzoate de soude, du chlorhydrate d'ammoniaque : mais il faut savoir ne pas les employer trop tôt.

Pendant tout ce temps, on se maintiendra au chaud. Le rhume se soigne au coin du feu. L'évolution d'un rhume, coupée de refroidissements répétés, est beaucoup plus longue. Si l'on est obligé de sortir, on se mettra, en s'habillant judicieusement, à l'abri des variations de la température, selon les lieux que l'on traverse. Mais, si on le peut, mieux vaut encore sacrifier deux ou trois jours et rester chez soi. C'est de beaucoup le meilleur moyen de s'en tenir à un rhume court et discret.

PENSÉES POUR LE JOUR DES MORTS

1ᵉʳ *Novembre* 1922.

En ce jour, où la pensée de chacun de nous se reporte vers nos chers disparus, je puis bien vous entretenir de quelques questions se rapportant à ce grave sujet, et qui, étudiées ici à un autre moment, sembleraient trop sévères ou moins opportunes.

Si nous pensons aujourd'hui à la mort des autres, un inévitable retour de notre égoïsme naturel nous amène à songer assez désagréablement à la nôtre, pensée importune pour tous les humains, et que toutes les religions se sont efforcées à orienter vers leurs fins. Qui aurait le courage d'essayer de décevoir ceux qu'elles sont parvenues à consoler, en leur promettant un bonheur qu'ils n'auront pas connu sur la terre, et surtout une réunion définitive avec les êtres chers dont ils ont été brutalement séparés?

La physiologie s'arrête où commencent les croyances. Pour elle, la mort est la cessation définitive des fonctions de tout notre organisme, et avant tout, de celles du cerveau. C'est la fin de toute pensée, donc de toute sensation, heureuse ou malheureuse, puisque ni les unes ni les autres ne se peuvent concevoir en dehors d'un cerveau vivant, pour les élaborer. S'il y a un au-delà, si les « esprits » des défunts y continuent une autre existence, avec des joies et des peines, il leur faut supposer de tout autres moyens de perception et d'expression que ceux que leur a fournis, de leur vivant, une enveloppe charnelle, aujourd'hui désagrégée dans ses multiples éléments, et ayant restitué ses atomes au grand Tout. S'ils nous entendent, c'est avec autre chose que des oreilles; s'ils nous voient, c'est qu'ils ont d'autres yeux que ceux dont nous connaissons la structure éminemment périssable, et s'ils souffrent, de quelle nature peuvent être leurs souffrances quand leur « machine à souffrir » a, pour toujours, disparu?

Aussi bien ne faut-il pas nous laisser abuser par cette idée que, la mort étant à la fin des pires souffrances, elle doit être elle-même la plus atroce de toutes. Le passage de la conscience au néant se fait, probablement, sans que nous le sentions davantage que le moment où, chaque soir, nous nous endormons.

Seule la maladie est cruelle, et aussi la torture morale pour les malheureux qui s'éteignent lentement, se sachant irrémédiablement perdus, et qui s'obstinent à songer à tout ce qu'ils laissent, insensibles aux consolations de la religion ou de la philosophie. Mais, fort heureusement, l'instant suprême, pour celui qui meurt dans son lit, est masqué presque toujours par une torpeur préalable, une période d'insensibilisation graduelle, qui est un suprême bienfait de la nature.

Dans la crise agonique, si pénible pour l'entourage, avec ses râles ou son agitation, la pensée est déjà en sommeil. L'intoxication graduelle par l'acide carbonique mal éliminé, origine de cette dyspnée bruyante, a, par bonheur, un véritable pouvoir anesthésiant. Les noyés rappelés tardivement à la vie et qui étaient déjà « virtuellement » morts, n'ont souvenir d'aucune sensation pénible éprouvée au moment où ils ont perdu connaissance.

Le délire, sans doute, peut s'accompagner de souffrances psychiques, mais je ne connais pas de loi divine ou humaine qui interdise au médecin de l'apaiser par les calmants dont la science dispose. Qui oserait refuser à celui qui part le doux viatique d'une piqûre de morphine? Le bon docteur Ferrand, qui était pourtant un croyant très sûr, s'attachait à procurer, à ses patients irrévocablement condamnés, ce qu'il appelait l'*euthanasie*, la mort bienveillante, en leur pratiquant des piqûres avec un mélange de morphine et d'éther. Et il y a plus de deux mille ans qu'Hippocrate et ses disciples formulaient ainsi leurs conseils pour l'heure fatale : *Opium et mentiri...*

Une des préoccupations les plus angoissantes pour certains sujets, hantés par le souvenir d'histoires macabres, et aussi pour leur entourage, à qui ils ont fini par faire partager leurs terreurs, est la crainte d'être enterrés en état de mort apparente, c'est-à-dire encore vivants, et capables de se réveiller ensuite dans la situation la plus épouvantable qu'on puisse imaginer.
Disons tout de suite que cette éventualité est devenue rarissime aujourd'hui, avec le service de l'inspection des décès tel qu'il fonctionne partout. Les cas où l'on aurait trouvé, en rouvrant des cercueils, des corps recroquevillés comme par des convulsions, s'expliquent par des contractions cadavériques et des déplacements des membres, dus aux gaz de la putréfaction. Lorsqu'on a constaté des réveils de corps conduits au cimetière, ce fut presque toujours au cours d'épidémies, où les enterrements étaient hâtifs et où la maladie s'était terminée dans un coma prolongé dont on pouvait mal juger les limites. Ce fut aussi, hélas, sur les champs de bataille..., mais moins sur les derniers que jamais, car le Service de santé a toujours apporté à cette douloureuse question une attention toute parti-

culière. J'ai moi-même, pendant la guerre, fait surseoir, par scrupule de conscience, à l'inhumation de corps qui n'étaient pas encore complètement refroidis au bout de quarante-huit heures, ce que l'on peut observer avec l'endocardite infectieuse et dans quelques cas dont les médecins sont depuis longtemps avertis.

A vrai dire, s'il existe un grand nombre de signes de presque certitude de la mort, les signes de certitude absolue sont peu nombreux, mais ils sont réels.

Parmi les premiers figurent l'abolition de la respiration et de la circulation. La première se constate, comme chacun le sait, en plaçant devant la bouche du cadavre ur miroir qu'aucune buée ne doit ternir. La seconde se vérifie en fixant une ligature très serrée sur un doigt : celui-ci ne doit pas changer de couleur; une piqûre n'y fait perler aucune goutte de sang. On a proposé — et je sais des gens qui en avaient formulé la prescription dans leurs dernières volontés — la section d'une petite artère superficielle, facile à lier aussitôt si le sang coule. L'arrêt de la circulation peut encore se vérifier par deux procédés : celui d'Icard consiste à faire une injection d'une solution de fluorescéine qui, si la circulation persiste, si peu que ce soit, doit teindre en jaune le blanc des yeux au bout de quelques minutes; un autre, très anciennement connu, et qu'on employait précisément sur les champs de bataille, se borne à approcher, pendant un instant, de la plante des pieds, la flamme d'une bougie; si la vie n'est pas abolie, il se forme une ampoule au bout de peu d'instants.

L'examen de l'œil fournit des renseignements précieux. Aussitôt après la mort, la cornée devient insensible à un attouchement, lequel ne provoque plus la fermeture réflexe des paupières. La pupille se dilate d'abord au maximum, ce qui donne au visage un aspect *illusoire* de terreur; puis elle se contracte au maximum. Plus tard, la cornée devient trouble et le globe oculaire se ramollit et s'affaisse.

Ajoutez la rigidité cadavérique, qui commence par les muscles de la mâchoire, pour s'étendre peu à peu à tous les membres (elle se relâche au bout de trois ou quatre jours), la persistance d'une température rectale inférieure à 30°, et la rougeur, avec œdème, des régions sur lesquelles le corps repose.

Presque aucun de ces signes, peut-être, n'est suffisamment caractéristique s'il est isolé, car on peut l'observer au cours de telle ou telle maladie. Mais leur réunion permet de conclure à la mort avec une certitude absolue, — et, encore plus, les signes qui trahissent une putréfaction commençante (ballonnement du ventre, coloration verdâtre de celui-ci, marbrures rougeâtres des pieds, et enfin... l'odeur).

De temps en temps, les académies sont saisies de la découverte d'un nouveau signe certain de la mort : ils rentrent toujours dans le cadre de ceux que je viens d'exposer. Je me souviens d'un inventeur qui avait fait grand bruit d'un appareil électrique d'alarme, imaginé par lui, et qui, placé dans le cercueil, sur le cadavre, devait, au moindre mouvement de celui-ci, faire apparaître un signal sur la tombe et actionner une sonnerie dans le logement du gardien du cimetière. On eut beaucoup de peine à le persuader que la distension produite par les gaz de la putréfaction eût suffi à faire mettre tout son dispositif en branle inutilement.

Mais répétons, pour arrêter là ces pénibles descriptions, que les inhumations précipitées sont devenues pratiquement impossibles, à notre époque, avec l'organisation de l'inspection des décès, surtout dans les grandes villes. Il faut, bien entendu, que celle-ci soit pratiquée sérieusement, et que les familles ne mettent nul obstacle, dans un sentiment de pudeur trop compréhensible, à des investigations qui peuvent sembler sacrilèges. Les cas dramatiques que l'on rapporte encore de temps en temps, ont généralement pour théâtre des villages où les constatations ont pu être hâtives ou même manquer complètement. Le seul que je connaisse se rapporte à un vieux paysan, en agonie depuis plusieurs jours, dans une ferme lointaine, d'ailleurs irrémédiablement perdu, et pour lequel le médecin, dans son cabinet, avait délivré de confiance un permis d'inhumer à la famille, celle-ci lui ayant expliqué elle-même qu'il était inutile qu'il se dérangeât... Le réveil du corps, lorsqu'on le mit en bière, se borna d'ailleurs à quelques soubresauts sans reprise de connaissance. Le médecin avait été ici grandement coupable et je crois son exemple unique. Mais que dire de la négligence, pour ne pas dire plus, de la famille ?

Chassons donc ces vaines terreurs. Chassons-les toutes. Laissons venir notre dernière heure, à l'exemple du sage, comme le soir d'un beau jour, si la vie nous fut clémente, — comme une délivrance, si elle nous fût cruelle. Abandonnons sans regret une dépouille qui ne fut jamais qu'une agrégation provisoire d'éléments dont l'immortalité, quant à eux, est certaine, puisque tous s'en iront ailleurs faire partie, quelque part, d'une autre combinaison de molécules, et tout d'abord parmi les plantes du terrain voisin. Ah ! le joli symbole des fleurs cueillies sur les tombes !

Et quant à notre être pensant, restons libres d'imaginer tout ce qui nous semblera le meilleur quant à sa destinée, s'il nous répugne décidément trop qu'il disparaisse tout à fait. Quelque chose du moins de nous survivra, c'est la trace des œuvres que nous aurons accomplies; c'est notre image dans le cœur de ceux de qui nous nous serons fait aimer; ce sont les pensées que nous aurons semées et qui auront leur vie propre si elles en sont dignes. C'est de cela, tout au moins, que peut être faite avec certitude la survivance de notre personnalité quand l'action ne lui sera plus permise. De même que les êtres se composent et se recomposent des mêmes atomes qui servent à cet usage depuis le commencement du monde, la pensée humaine est faite de toutes les pensées des disparus, dont nous aurons à notre tour enrichi le lot. L'humanité, a dit Auguste Comte, se compose de plus de morts que de vivants. Et tel est aussi le sens de l'admirable parole par laquelle Maeterlinck termine son délicieux conte, *l'Oiseau bleu* : « Il n'y a pas de morts... ».

LA GRANDE SEMAINE DES CONFISEURS

31 *Décembre* 1921.

Le métier de professeur familier d'hygiène a de bien tristes moments.

Nous sommes dans la grande semaine des bonbons, des gâteaux, des friandises de toutes sortes; et me voici obligé de jouer le vilain rôle d'un empêcheur de grignoter en rond !

Ce n'est pas qu'aucune de ces charmantes petites choses soit mauvaise en soi. Mais voilà : il y a l'abus, né de trop de tentations, et la galanterie exige que les tentateurs soient nombreux.

Essayons donc au moins un classement, et, après avoir conjuré le ressentiment des maîtres ès friandises qui comptent parmi nos gloires nationales, — puisque je ne condamne rien, en principe, — faisons en sorte que le souci de notre santé trouve quelque compromis avec les incitations de notre gourmandise.

Or, tout est ici affaire de mesure, et, selon les bonbons adoptés, selon l'état de votre estomac aussi, vous pouvez en user un peu, beaucoup, passionnément ou pas du tout.

Les plus inoffensifs sont les gâteaux secs, les gaufrettes, les pâtes farineuses sucrées, préparées au four, donc bien stérilisées et très digestibles.

Viennent ensuite les marrons glacés, que leur cuisson à haute température rend également faciles à digérer. Ce qu'ils ont de mieux, c'est qu'on n'est guère porté à en abuser, car ils empâtent vite la bouche, garnissent l'estomac et vous arrêtent d'eux-mêmes dans la voie des excès.

Les fruits confits sont aussi recommandables; mais on est plus facilement porté à en absorber davantage, parce qu'ils ne nécessitent pas le même effort de mastication que les farineux précités. Tout de même, ils donnent vite soif, comme les sucres d'orge, le sucre candi et toutes les préparations essentiellement nées du sucre. Il faut écouter cet avertissement de la nature et en profiter non seulement pour boire, mais même pour se rincer la bouche avec soin à cette occasion.

Car, un inconvénient fatal du sucre, c'est, lorsqu'il séjourne entre les interstices des dents, d'y subir des fermentations acides qui ont vite fait d'attaquer l'émail de celles-ci. L'abus du sucre conduit fréquemment à la carie dentaire précoce, si l'on n'y obvie par des soins très sérieux des gencives, lavages antiseptiques, brossages, etc. C'est un vieux dicton, mais très fondé, que le sucre « gâte les dents ». Les ouvrières casseuses de sucre, qui respirent la poussière sucrée, en savent quelque chose, et les diabétiques perdent souvent très vite une partie de leur denture. Ainsi font les gourmands qui sucent un bonbon le soir avant de s'endormir, sans se rincer la bouche ensuite. Le sucre fermente autour du collet des dents, dans la bouche close par le sommeil et qui forme étuve, conditions idéales pour le développement des bactéries fermentatives.

Il me faut vous mettre en garde tout particulièrement contre l'abus des pralines — qui, par surcroît, étant fort dures, ébranlent les dents et préparent ainsi encore mieux les dégâts de ce côté — et de tous les bonbons pralinés en général, c'est-à-dire à base d'amandes grillées. Ce sont des produits délicieux, mais tout particulièrement indigestes, qui séjournent longtemps dans l'estomac et y développent des fermentations, comme tous les corps gras trop chauffés.

Le chocolat seul, ou représentant la substance de divers bonbons, est exquis. Mais n'en abusez pas, sous peine d'encourir ses sanctions ordinaires : l'engraissement, l'échauffement, voire les coliques hépatiques et la goutte, si votre abus est quotidien, prolongé, véritablement excessif, et si votre foie présente, souvent à votre insu, quelque mauvaise prédisposition.

Les glaces, qui sont souvent d'un heureux effet, par exemple comme les prenaient nos pères, au milieu d'un repas **copieux**, pour réveiller les contractions de l'estomac, deviennent nuisibles si on les absorbe à jeun et si l'on en prend trop, parce qu'alors elles paralysent l'organe momentanément, ladite paralysie étant suivie de contractions de réaction, parfois douloureuses. Les entéritiques, les sujets à intestin trop nerveux feront mieux de s'en abstenir.

Les pâtisseries ne sont point nuisibles si on les mastique bien — sinon elles sont indigestes — et si l'on prend la précaution de leur appliquer ensuite, pour ménager l'avenir de nos dents, le même préventif qu'aux préparations sucrées, c'est-à-dire de les faire suivre d'un verre d'eau qui rince la bouche, enlève le goût du sucre, et qui, par surcroît se boit avec un plaisir particulier à ce moment.

Mais gare aux pâtisseries garnies de crème, de beurre ou même de... vaseline (préférée par certains pâtissiers, parce qu'elle ne rancit ni ne se dessèche et qu'elle conserve ainsi les gâteaux plus longtemps frais). Elles sont souvent indigestes et conduisent, plus facilement que tout autre moyen, les personnes qui en abusent, à un rapide engraissement, car elles réunissent les trois plus sûrs facteurs de ce résultat : la farine, le sucre et la graisse.

Les crèmes fouettées, dont on garnit les « choux », les « Saint-Honoré », etc., ne sont pas toujours inoffensives. Certains pâtissiers ne craignent pas de les préparer à l'aide de blancs d'œufs de conserve, généralement importé de fort loin (Asie Mineure, Chine) et farcis de microbes malfaisants. Ceux-ci se multiplient avec une rapidité invraisemblable dès qu'ils rencontrent ces conditions faites à souhait : oxygène de l'air battu, sucre et chaleur; car cette dernière n'est jamais portée à un degré suffisant, dans ce genre de gâteaux, pour les stériliser complètement. Il se produit alors, chez les consommateurs, de véritables empoisonnements, et, de temps en temps, les journaux enregistrent des cas de mort. Les œufs indigènes, s'ils ne sont pas très frais, les œufs de canes surtout, peuvent, eux aussi, parfois, produire des empoisonnements de ce genre. Ces cas sont entièrement rares; mais on ne peut les nier.

Un dernier conseil, où l'hygiène viendra récompenser la charité. Ce que vous avez de mieux à faire, quand vous aurez reçu une boîte de bonbons, c'est, pour être sûrs qu'ils ne vous feront pas de mal, de ne pas la garder pour vous seul et de la partager aussitôt avec ceux qui n'en ont pas...

...ENSUITA PURGARE

6 Janvier 1922.

Je ne reproduis cette formule de Molière qu'à l'usage des gens de bien qui n'auront tenu aucun compte des conseils de modération que je leur ai adressés ici, par devoir, pendant la période des festivités gastronomiques qui s'étendent de la veille de Noël au Jour de l'An, — et qui, au besoin la dépassent.

Pour ceux-là, qui se sont vautrés impudemment dans les fanges du septième péché capital, l'expiation va commencer, — j'entends l'expiation terrestre, car il y en a une, ce qui permet d'espérer que l'autre pourra ensuite être plus indulgente.

Comme le crime, elle a ses degrés, comme aussi la résistance personnelle du sujet. Il est clair que la jeunesse aux dents solides, à l'appétit ordinairement robuste, et qui apporte ici le correctif bienfaisant de sa dépense physique, fût-elle représentée par le dancing, s'en tirera à meilleur compte que le ou la quinquagénaire à l'estomac las, au foie déjà éprouvé, aux reins douteux, qui ne se déplace que sur des tapis et n'affronte le pavé de la troisième République que dans une limousine bien suspendue. Et ceux-là n'ont peut-être pas été parmi les plus raisonnables, car le goût de la chair fine et la connaissance judicieuse des crus ne se développent guère qu'avec l'âge, justement en même temps que la propension à l'obésité, à la goutte, au diabète et à l'albuminurie, ce qui n'est pas, croyez-le bien, l'effet d'une pure coïncidence.

Donc, vous avez, ô imprudents, distendu et fatigué votre estomac par des repas trop copieux, se superposant sans pitié avant que le précédent fût totalement digéré, éventualité d'autant plus probable que la digestion, ralentie par un excès de liquides, en aura été plus laborieuse. Vous avez surmené votre foie en lui envoyant à transformer maints éléments redoutables, provenant du gibier, du foie gras, des crustacés, des épices, des vins fins, des alcools précieux, des friandises trop riches. Vos reins, chargés d'éliminer toutes ces toxines, ont eu fort à faire et se sont vus dépassés dans leur besogne.

Alors, vous avez le teint blafard, la tête lourde et migraineuse, la langue « chargée », le ventre gonflé, le creux de l'estomac — région du lobe gauche du foie — sensible à la pression. Peut-être même avez-vous éprouvé une certaine gêne respiratoire, un essoufflement au repos, que vous avez attribué au gonflement de votre estomac, et qui est plutôt le signe d'une insuffisance secrète, jusque-là insoupçonnée, de votre rein — la dyspnée toxi-alimentaire d'Huchard.

Il s'agit maintenant de liquider tout cela au mieux, pour éviter que le malaise se prolonge ou même laisse des traces durables.

Ici je replace le tryptique de Molière : *Clysterium donare, postea seignare, ensuita purgare*, en vous faisant remarquer que, si ce grand observateur l'avait donné, par parodie, comme la formule de toute la médecine de son temps, c'est tout simplement parce que cette prescription rituelle, qui visait la pléthore et les troubles digestifs, était celle que les médecins étaient le plus souvent appelés à appliquer, à l'époque où nos pères se livraient couramment à des débauches de table, dont les mémoires du temps nous ont conservé le souvenir. Si nos aïeux ont pu les supporter, ce ne put être que grâce à ce traitement excellent, et aussi à une pratique, plus rigoureuse qu'aujourd'hui, du carême et des nombreux jours de jeûne répartis tout le long de l'année (voir vol. III, p. 13).

Le clystère débarrassait l'intestin paresseux des résidus attardés et des toxines qui y naissent. La saignée supprimait encore des toxines déjà passées dans la circulation, diminuait la viscosité sanguine, — quand elle était suivie, comme de rigueur, de boissons abondantes, — et provoquait la formation de globules sanguins tout neufs. La purgation enlevait encore d'autres toxines et excitait au travail le foie fatigué. Bien sûr, Diafoirus ne raisonnait pas aussi savamment, encore que ce fut en latin, mais il s'appuyait ici tout simplement sur une très vieille et très sûre expérience.

Nous pouvons aujourd'hui conserver les principes et simplifier la formule : abandonner, par exemple, le clystère que nous ne savons plus donner selon les rites — bénin, bénin — et la saignée, qui est une entreprise un peu trop importante ici. Encore vaudrait-il mieux la conserver, sous la forme, moins brutale, de quelques ventouses scarifiées, chez les sujets dont je parlais tout à l'heure, et que la « dyspnée toxi-alimentaire » vient avertir de l'insuffisance de leurs reins.

Par contre, la purgation garde tous ses droits. Contentez-vous, pour ne pas irriter vos voies digestives, d'un purgatif léger, sulfate de soude ou de magnésie (40 gr.) calomel (0,60 pris en se couchant, après avoir dîné d'un bol de lait). Évitez les pilules, qui renferment des drastiques trop forts, ce qui est inévitable si l'on veut qu'elles soient énergiques sous un petit volume.

Mais là encore, nous pouvons adoucir la peine, si le mal n'est pas trop grave et s'il n'existe pas, au complet, tous les signes de ce qu'on appelle l'embarras gastrique véritable. Le simple jeûne peut suffire, mais alors le jeûne véritable, avec abstention de lait, d'œufs, de tout aliment qui en renferme, et aussi de graisse, de beurre, de sucre, de vin — tous éléments de la fatigue du foie (voir vol. III, p. 17). Vous vous abreuverez d'eau claire, ou de citronnade, ou d'eau de Vichy tiédie. Vous n'absorberez que des fruits frais, riches en vitamines, bons dépuratifs du foie, par exemple des oranges et des citrons, qui vous fourniront du citrate de soude, excellent pour combattre la viscosité sanguine. Un jour ou deux de ce régime, en proportionnant la peine au délit, et tout le mal sera réparé, surtout si, les jours suivants, vous adoptez un régime sobre, principalement végétarien. Et cela jusqu'à la prochaine occasion.

Car vous retournerez au péché, je le crains, jusqu'à ce qu'un avertissement très sérieux, une sonnette d'alarme, vous fasse comprendre que le régime de la vingtième année ne convient qu'aux organes de cet âge. Et alors vous maudirez les médecins, qui ne savent rien faire, direz-vous, parce qu'il leur est impossible de changer la nature humaine.

L'HYGIÈNE AU COLLÈGE

Octobre 1922.

Voici les vacances terminées pour nos écoliers. Pour tous, c'est le retour à ce qu'on appelle, par antiphrase sans doute, les « chères études ». Pour beaucoup, c'est la séparation du milieu familial et la reprise de l'existence au lycée. Comment vont s'y retrouver les chers petits? se disent les mamans craintives, surtout celles qui se séparent d'eux pour la première fois. Leur organisme délicat supportera-t-il l'internement dans ces grandes bâtisses, qui sentent déjà un peu la caserne, la promiscuité des cours de récréation et du dortoir, le régime alimentaire uniforme, qu'il est impossible d'adapter non seulement aux goûts, mais aux besoins de chacun?...

A quoi les papas répondent avec philosophie qu'ils ont passé par là et qu'ils ne s'en portent pas plus mal. Ils pourraient même ajouter que les nouvelles générations bénéficient presque partout, maintenant, d'un plus grand souci des règles de l'hygiène que n'en ont montré les précédentes. Ce n'est, en effet, que d'assez fraîche date que ces préoccupations ont commencé de pénétrer les milieux scolaires, où le souci de la formation intellectuelle a longtemps passé avant celui de la formation corporelle, comme si, à cet âge, les deux ne suivaient pas une marche strictement parallèle. En ces temps anciens, la recherche du confortable, pour l'écolier, paraissait aussi superfétatoire qu'à la caserne, déjà nommée, voire même au couvent. La simple propreté, au delà d'un minimum peu exigeant, y était même suspecte d'une certaine immoralité, et les jeunes générations ont trop longtemps été formées au milieu de ces pudeurs mal placées et de ces préjugés séculaires des races latines, que Michelet rappelait dans une formule célèbre (voir p. 105).

Il faut reconnaître que les choses ont quelque peu changé, peut-être sous l'influence de l'exemple anglo-saxon. Aujourd'hui, l'hygiène, dans son vaste domaine grandissant, comporte un chapitre spécial pour l'hygiène scolaire, dont les éducateurs les plus absorbés par la préparation au baccalauréat ne peuvent plus se désintéresser sans scandale. Il reste encore, certes, des progrès à réaliser, en bien des endroits, dans de vieux collèges provinciaux, aux locaux devenus insalubres et qu'on n'a ni le courage ni les moyens financiers d'abattre. Partout où l'on crée ou refait du neuf, on installe des locaux assez vastes, bien aérés et bien éclairés. Les architectes prévoient des baignoires, amènent l'eau potable ou disposent des filtres, créent le tout à l'égout. Enfin les médecins sont un peu plus écoutés, dans leurs suggestions, par les proviseurs, pas encore assez, à notre gré.

Car c'est du médecin que cette petite révolution est partie, et c'est par lui, si on veut bien le laisser faire, qu'elle s'accomplira. Il est singulier, en effet, que l'hygiène des écoles primaires soit, actuellement, dans les grandes villes du moins, et surtout à Paris, beaucoup mieux comprise, mieux surveillée surtout, que dans les collèges et les lycées. Les services municipaux ont les mains beaucoup plus libres que les bureaux universitaires. Et puis la question des épidémies joue un si grand rôle dans les agglomérations enfantines qu'il a bien fallu apporter à ce chapitre une attention toute particulière.

A Paris, qui peut donc servir ici de modèle, l'inspection médicale des écoles est assurée par un personnel nombreux, convenablement rémunéré, recruté par voie de concours, où l'on rencontre des médecins très distingués et très attachés à leurs fonctions. Les visites médicales sont périodiques : la surveillance de tout cas de maladie contagieuse y est très sévère : les diagnostics bactériologiques y sont pratiqués dès le moindre doute, avec évacuation impitoyable et désinfection des locaux. Aucun enfant ayant été malade n'est admis à nouveau sans l'examen du médecin de l'école, excluant les complaisances inévitables. Des spécialistes contrôlent régulièrement l'évolution de la dentition, l'état de la vision, de l'audition, dépistent les végétations adénoïdes. Chaque enfant est pourvu de sa fiche sanitaire, tenue régulièrement à jour, mentionnant les variations du poids, du développement thoracique, consignant tous les incidents de la santé...

Sans doute cette surveillance a paru plus nécessaire chez les enfants appartenant à des milieux populaires, généralement moins éclairés sur la nécessité de ce contrôle hygiénique permanent, moins disposés à en faire spontanément les frais, que dans nos familles bourgeoises où l'on peut compter sur la vigilance du médecin de famille, en ce qui concerne les externes ; mais, pour les internes, la question se pose tout entière. Aussi bien, peut-on regretter qu'une méthode analogue, dût-elle être plus discrète, ne soit pas appliquée dans tous nos établissements d'enseignement scolaire, officiels ou privés. D'une part, beaucoup de familles, malgré la sollicitude de leur affection, demeurent aveugles sur certains changements légers de la santé de l'enfant, sur certaines anomalies de son développement physique, qu'il faudrait remarquer dès leur début, et ne font appel à leur médecin que quand il y a maladie véritable et qu'un redressement est devenu beaucoup plus difficile. D'autre part, le médecin du collège voit trop souvent son rôle borné aux soins à donner aux élèves qui se présentent spontanément à son infirmerie, en quoi l'administration de l'école pense avoir fait tout son devoir.

En réalité, — je l'ai dit ailleurs et ne me lasserai pas de le répéter, — le rôle du médecin de collège devrait comporter une responsabilité beaucoup plus étendue, en accord avec le proviseur ou le directeur, et je suis certain qu'il ne demanderait qu'à l'accepter.

C'est de 8 à 16 ans que l'adolescent accomplit graduellement son développement physique complet, et qu'il le fait suivant des modalités souvent très variables, tant il intervient ici de facteurs, les uns personnels, réglés par l'hérédité, les autres émanés du milieu scolaire lui-même, qui, bien qu'uniforme, agit différemment **sur** chaque individu en particulier.

C'est au collège, où l'enfant accomplit, même comme externe, la plus importante partie de son existence, que ce contrôle permanent peut être le plus utilement organisé. Je le voudrais tout semblable à celui qui s'exerce à l'école primaire, et aussi au régiment où, actuellement, le médecin militaire est devenu le véritable conseiller technique du commandement, obligatoirement consulté, et ayant droit à l'initiative de certaines propositions. Non seulement le médecin du collège aurait à tenir à jour, lui aussi, des fiches individuelles consignant les résultats d'examens périodiques concernant le poids, la taille, l'amplitude thora cique, la dentition, la vision et l'audition; mais il devrait avoir voix au chapitre quant au contrôle de l'alimentation, si les troubles digestifs deviennent fréquents, — du chauffage (souvent exagéré), s'il y a trop de rhumes et d'angines, — de l'éclairage des classes, s'il y a trop de myopes, — de la disposition des tables, s'il y a trop de dos courbés, — sans parler du contrôle des eaux d'alimentation, des lavabos, des bains, voire des latrines.

En cas d'épidémie, naturellement, son rôle grandit encore et ses responsabilités augmentent. Il faut lui donner tous les moyens d'y faire face.

Enfin, il aurait à exercer un contrôle très sérieux sur la culture physique et sur les sports, pour mesurer les résultats obtenus, encourager dans cette voie les sujets mous, modérer d'autre part l'ardeur de certains, et éliminer de la pratique de l'escrime et du football, au moins momentanément, les sujets atteints de ces irrégularités si fréquentes du développement cardiaque, auxquelles on ne prend pas assez garde.

Les résultats de ces observations seraient, bien entendu, tenus par le directeur à la disposition des parents, qui en feraient leur profit quant au régime à faire suivre chez eux par l'enfant, et quant à l'appel éventuel au concours du médecin de famille.

Cette organisation, si souhaitable, de l'hygiène au collège, n'est malheureusement réalisée qu'en bien peu d'endroits. Au Ministère de l'Instruction publique, l'hygiène ne ressortissant à aucun bureau, n'est l'objet d'aucune direction, malgré une bonne volonté indéniable, et n'est pas encore sortie des limbes représentés par les « vœux » de très savantes commissions. Ce qui existe, çà et là, est le fait personnel de quelques proviseurs zélés et de médecins consciencieux.

L'enseignement libre, qui a les coudées plus franches, a du moins toute latitude pour réaliser un tel programr .

Je suis certain qu'aucune famille ne me démentira si j'affirme qu'il doit retenir l'attention de tous les éducateurs conscients de la grave mission qui leur est déléguée par elle (1).

------

(1) Si j'avais voix au chapitre, je me montrerais plus ambitieux encore. Je voudrais que l'hygiène fût enseignée à l'école et au lycée, p r le médecin de l'établissement, sous forme de quelques conférences très élémentaires. Mais, dit-on, on y enseigne déjà tant, tant de choses ! Voire, eût dit Panurge. Mais en est-il beaucoup de plus utiles, et dont la connaissance doive influer davantage sur la suite de l'existence de l'élève ? Chaque fois que j'ai soulevé la question devant « qui de droit », on m'a répondu que les programmes scolaires n'étaient déjà que trop chargés... J'ai proposé que ces quelques leçons fussent placées, dans les lycées, pendant la demi-heure perdue du réfectoire, où elles eussent remplacé avantageusement la molle lecture de jadis. *Primum vivere, deinde philosophari*... ajoutais-je. Il faut croire que le goût du latin se perd chez nous plus encore qu'on ne le dit, puisque je ne suis pas encore parvenu, jusqu'ici, à me faire comprendre.

L'ÉLECTROCUTION A DOMICILE

Chaque progrès, on l'a dit, comporte sa rançon. La fée Électricité, domestiquée par mille inventions nouvelles, se rend aujourd'hui à domicile, non seulement dans les confortables logis modernes, dans les usines, les boutiques et les bureaux, mais, en Suisse, par exemple, où elle ne coûte pas cher, jusque dans la plus modeste ferme et le plus humble chalet. Un bouton à tourner, une manette à abaisser, et voilà le courant magique qui devient lumière, chaleur, force motrice, agent thérapeutique, à notre gré.

Mais ce courant demande à être manié avec quelques précautions, qui devraient être connues de tous, à mesure que ses emplois le mettent plus à la portée de chacun. Nul n'ignore qu'un simple contact avec un conducteur traversé par ce courant, fait pénétrer celui-ci dans notre corps, lequel, instantanément, est agité d'une secousse plus ou moins violente, selon l'énergie, — on dit ici le voltage, — de ce courant, mais aussi, et *surtout*, suivant la facilité avec laquelle il traverse nos tissus. Quand ces deux conditions sont réunies à un certain degré, la secousse s'étend aux muscles du cœur, lequel s'arrête, — et c'est l'électrocution immédiate.

Il existe, sur ce point, dans le public, une idée très répandue et très fausse, qu'il importe de combattre, c'est que la gravité des accidents est proportionnée au degré de tension du courant.

Il faut dire que cette idée semble logique, et que ce sont les savants qui l'ont émise les premiers, — avant qu'ils fussent mieux renseignés. Sans aucun doute, les courants à haute tension sont éminemment redoutables. Les pylônes qui soutiennent, dans les usines, dans les rues et sur les routes, les gros fils transportant pour la force motrice, des courants de plus de 1.000 volts, sont très judicieusement munis d'écriteaux annonçant le danger qu'il peut y avoir à y toucher : quand ils sont mouillés par la pluie, quand un dégât survenu, une défectuosité de l'isolement des fils, permettent au courant de se perdre le long d'un poteau, le danger est extrême. Si un coup de vent, un accident, ont fait tomber ce conducteur au travers du chemin, on peut être électrocuté à son simple contact, et les cas de foudroiement survenus dans ces conditions ne sont que trop nombreux. Ajoutons que les Américains, toujours jaloux d'être en avant de tous les progrès, ont vu, dans ce foudroiement par le passage d'un courant de haute tension, un moyen de mort tellement sûr, qu'ils l'ont adopté pour l'exécution de leurs criminels. Nous verrons tout à l'heure qu'ils ont eu, sur ce chapitre, quelques surprises.

Mais si chacun, aujourd'hui, — on peut du moins l'espérer, — est averti des dangers que représente le contact de fils parcourus par un courant de haute tension, si l'on ne voit plus un brave paysan courir innocemment à la mort en soulevant avec sa fourche un fil de tramway à trolley tombé en travers de la route, barrant le chemin à sa charrette, nul ne se méfie des courants de basse tension, de 110 à 120 volts, qui sont employés pour l'éclairage dans nos maisons. Sans doute, on s'est bien exposé, quelquefois, avec eux, à quelques surprises; mais tout s'est borné à une secousse plus ou moins violente ressentie dans le bras et qui n'a guère dépassé l'épaule.

Eh bien, l'on sait aujourd'hui, et des catastrophes de plus en plus fréquentes viennent nous le rappeler, que ces courants à basse tension peuvent être aussi dangereux que les autres, qu'ils peuvent causer la mort, et même, — fait qui semble paradoxal, — qu'ils peuvent la causer plus sûrement que ceux-ci. On a pu rappeler à la vie des victimes de courants de 2.000 volts : tout secours a été impuissant pour des gens électrocutés dans leur propre appartement par le banal courant domestique alimentant quelque lampe-veilleuse minuscule.

C'est qu'ici, comme je le faisais prévoir tout à l'heure, la tension n'est pas tout. La perméabilité de notre corps au passage du courant est un facteur d'une importance bien plus considérable encore. Quand nous touchons par mégarde à un fil électrique d'appartement, soit en remplaçant une lampe ou un plomb sans avoir fermé le courant, — ce qu'il ne faut jamais faire, — nous sommes presque toujours placés dans des conditions où notre corps se trouve, par bonne fortune, plus ou moins isolé. Nos pieds reposent sur un parquet, un tapis, un carrelage, sur une chaise, sur les barreaux d'une échelle en bois. Le courant ne pénètre pas bien loin parce qu'il ne trouve pas une issue facile pour retourner au sol, à la terre, où il irait fermer le circuit avec l'autre branche du courant, partie de l'usine et mise en contact avec cette terre. Si des conditions se trouvaient réalisées de telle façon que le courant, traversant notre corps, irait instantanément rejoindre la terre, nous serions pris dans le circuit et foudroyés, en raison de l'arrêt du cœur, par un simple courant de 110 volts et même moins.

Or, sans que nous nous en doutions, ces conditions peuvent être réalisées à chaque instant. Déjà, quand le contact accidentel de notre corps avec un fil conducteur en tension, s'effectue, par exemple, avec des mains mouillées, la secousse qu'on peut ressentir est beaucoup plus violente, parce que, à l'état ordinaire, notre épiderme corné, quand il est bien sec, représente un isolant relatif, qui devient tout à fait insuffisant dès qu'il est humide. Si, par surcroît, le sol est mouillé, si nous portons, à ce moment, des chaussures humides, ce qui établit une communication plus aisée entre notre corps et le sol, le circuit peut se fermer avec la terre et le danger devient très sérieux. M. Balthazard a signalé récemment un cas de mort survenu chez un ouvrier électricien venu réparer des fils coupés par un incendie partiel dans un appartement, et qui toucha ces fils, — le courant n'étant pas interrompu (!), — alors que ses pieds se posaient sur le sol inondé par l'eau projetée au cours de cet incendie.

Il y a un gros danger lorsqu'on fait, par exemple, un échange de lampes sur un appareil d'éclairage, dans un jardin au sol humide, et que le courant n'est pas coupé

Danger aussi lorsque, dans un appartement, une main entre en contact avec un objet parcouru par le courant, — appareil d'éclairage mal isolé, — tandis que l'autre touche un robinet métallique dépendant d'une conduite de gaz ou d'une conduite d'eau, ce qui, dans les deux cas, ferme exactement le circuit avec la terre. On connaît plusieurs cas de cuisinières foudroyées ainsi près de leur évier.

Mais le danger est à son maximum quand le corps

est plongé dans l'eau d'une baignoire, au moment où il entre en contact avec le courant. La baignoire, par son tuyau de vidage, est en communication directe avec la terre; et l'eau, bonne conductrice de l'électricité, — surtout si l'on y a ajouté quelque sel, carbonate ou autre, — représente, autour de notre corps, une surface de mise en contact, réellement formidable. Ici, le foudroiement est assuré. On en connaît malheureusement des cas de plus en plus nombreux, au point qu'il a paru nécessaire de proposer de faire afficher dans toutes les salles de bains, privées ou publiques, des maisons particulières, des hôtels, des établissements de bains, une instruction très précise à ce sujet.

La personne qui est dans la baignoire peut se mettre en circuit électrique de bien des façons. Dans un cas, il s'agit d'une jeune fille sortant son bras mouillé de l'eau pour saisir une petite lampe électrique, afin de lire, ou pour tourner le commutateur d'un radiateur électrique. Dans un établissement public de Londres, c'est un sujet heurtant, en se levant, une barre de fer servant de support à l'appareil d'éclairage. Plus souvent l'accident s'est produit d'une façon plus banale encore, au moment où le baigneur a saisi le cordon de sonnette pour appeler, si ce cordon est, en réalité, une petite chaîne métallique, ainsi que le cas est fréquent, les cordons faits de tissus pourrissant trop vite dans l'air humide.

Théoriquement, les accidents de ce dernier genre ne devraient jamais se produire, si les appareils de sonnerie et d'éclairage étaient rigoureusement isolés. Malheureusement, cet isolement, parfait au lendemain de l'installation, se modifie avec le temps : l'oxydation des pièces des interrupteurs, l'altération des gaines des fils par l'humidité, aidée par les trépidations incessantes des immeubles des grandes villes (ce qui fait que les fils voisins s'usent par frottements réciproques), tout cela crée des pertes de courant avec diffusion de l'électricité autour des appareils. Beaucoup de lampes portatives de bronze sont, en réalité, électrisées, à certains moments, par ces pertes de courant, en raison de la mise à nu d'un des fils qui les parcourent. Nous ne nous en apercevons que le jour d'un accident, car bien peu de personnes ont la sagesse de faire vérifier, de temps en temps, l'intégrité de leur installation électrique un peu ancienne, si tout paraît se passer normalement.

Ce sont ces contacts, entre les fils, qui mettent en communication le courant de la ville et le réseau personnel des sonneries à piles : quand ces sonneries sont branchées directement sur le courant, comme cela se fait quelquefois, le résultat est plus sûr encore.

Méfions-nous donc des courants électriques de nos maisons, malgré leur faible voltage, et retenons bien les conditions, énumérées plus haut, où nous pouvons, même avec lui, nous mettre en circuit mortel.

Car, en pareil cas, si l'accident se produit, il est sans recours. Le cœur s'arrête en contraction violente, toutes ses fibres musculaires étant comme tétanisées.

Par contre, avec les électrocutions dues aux courants à très haute tension des usines ou des lignes de tramways, il y a quelques exemples de sujets qui ont pu s'en tirer. La violence de l'attaque est telle que la peau est brûlée et que le charbon formé peut empêcher le courant de passer plus loin. C'est ce qui s'est produit avec les premiers appareils à électrocution imaginés par les Américains. Ils n'ont abouti qu'à carboniser, au niveau des électrodes, leur victime hurlante, ce qui, comme supplice à prétentions humanitaires, n'est pas précisément un succès.

D'autres fois, le bulbe rachidien est comme sidéré; les nerfs deviennent incapables de transmettre la décharge à l'appareil moteur du cœur. Alors, comme dans toutes les syncopes bulbaires, les tractions rythmées de la langue, pratiquées avec méthode et persévérance, ont permis parfois de rappeler les victimes à la vie. (Voir vol. III, p. 121.)

Mais, l'électrocution dans la baignoire ou à la cuisine, on n'en réchappe guère.

L'HYGIÈNE ET L'ART CULINAIRE

J'écris cet article au cours de la semaine qui, sur l'initiative d'un comité intelligent (chut ! j'en fais partie !...), a été consacrée à la gloire de Brillat-Savarin et, sous ce symbole, à celle de la vieille cuisine française, richesse nationale que nous aurions tort de laisser en friche, puisqu'elle est un des meilleurs appoints de la valeur de nos auberges, de la prospérité du tourisme national, et de l'attraction exercée sur l'or étranger vers nos caisses appauvries.

Tous nos restaurants sont invités à faire figurer sur leurs cartes, en cette semaine jubilaire, les plus réputés de nos plats nationaux. C'est à table, en effet, qu'il convient de célébrer la gloire de Brillat-Savarin.

Si, pendant cette « retraite » savoureuse, on se doit de méditer sur les vertus du saint et de le prendre en exemple, je ferais bien, si j'en avais la place, quelques réserves sur le choix du héros, bon vieillard sceptique et jouisseur, aimable radoteur, qui n'a rien inventé, qu'un titre alléchant et fallacieux : *la Physiologie du goût*. Mais il a eu l'art de raconter, en un style charmant, ses propos de table, et parfois même ses bonnes fortunes, se mettant complaisamment en scène, et tirant ses effets du contraste entre la gravité affectée du ton, la dignité austère des fonctions officielles de l'auteur (conseiller à la Cour de cassation) et la frivolité apparente du sujet.

Parmi ces hommages, j'apporte ici celui de la médecine, si inattendu qu'il paraisse. Bonne cuisine, bonne hygiène alimentaire, cela se traduit par bonne santé. Mais, pour cela, il faut que je dissipe tout d'abord un malentendu. On a voulu dresser en antagonisme l'hygiène et la bonne chère. Les régimes prescrits par les médecins apparaissent souvent, au public, comme la condamnation de celle-ci. C'est une grave erreur.

Mettons donc une bonne fois la question au point. Non, les médecins ne sont les ennemis ni du vin ni de la bonne chère. La plupart d'entre eux sont de fins gourmets et savent parfaitement apprécier une bonne cave. Mais leur rôle d'observateurs leur a appris qu'ici, comme en toutes choses, il y a une question de mesure, en qualité et en quantité.

Une cuisine saine, bien préparée, ne saurait faire de mal, non plus qu'un vin naturel, pris en quantités modérées et au bon moment, je veux dire à l'heure des repas.

Or ceci n'est exact que si tous les autres éléments du problème sont supposés être normaux. La chose n'est plus vraie pour un estomac fatigué, dilaté, à digestions lentes, pour un intestin enflammé ou paresseux. Ceux-là, il convient de les mettre au repos, comme un membre affligé d'une entorse, c'est-à-dire de leur faire un choix d'aliments représentant pour eux un travail digestif minimum. Et c'est une erreur certaine, une véritable pétition de principe, que d'en conclure que ce régime d'exception représente le prototype de la sagesse alimentaire, entraînant, pour le reste de nos jours, la condamnation de notre alimentation habituelle.

Le régime n'est prescrit aux dyspeptiques que comme une mesure temporaire, pour permettre à leur

estomac de se reposer, de « se refaire », et de revenir
le plus tôt possible à une alimentation normale. Je dis :
le plus tôt possible, car la prolongation d'un régime
d'exception, au delà du temps nécessaire, a de graves
inconvénients. Si l'on supprime trop longtemps l'usage
de la viande ou des graisses par exemple, le foie perd
l'habitude de se voir sollicité par elles et abdique une
partie de ses fonctions, que l'on ne retrouve plus intactes
le jour où l'on y fait appel à nouveau. (Voir vol. III,
p. 20.)

Mais, dira-t-on, la dyspepsie elle-même est un
résultat. Comment celui-ci a-t-il pu se produire avec
une bonne cuisine et une alimentation normale?

Tout simplement parce que, si vous y regardez de
près, l'alimentation n'a probablement pas été normale
ni la cuisine irréprochable.

Les mets que nous ingérons ne présentent pas tous
le même degré de digestibilité. Il en est que le suc
gastrique digère rapidement : l'œuf à la coque ou poché,
la viande froide, les grillades, les bouillis, les viandes
en daube, la gélatine. D'autres exigent un plus long
travail (les ragoûts, les roux, les sauces, les fritures, les
aliments gras), d'autres un plus long encore, ceux qui
renferment une forte proportion de cellulose (légumes
ou fruits crus).

Enfin les opérations culinaires que nous faisons
subir à nos aliments peuvent ajouter ou retrancher
beaucoup à leur degré naturel de digestibilité. Une
grillade trop cuite, par exemple, est plus indigeste
qu'une viande saignante. La viande froide, ayant subi
une sorte d'auto-digestion pendant le long repos qui
suit sa cuisson, est toujours très rapidement digérée,
de même que les viandes bouillies. L'art du cuisinier
est malheureusement fait d'empirisme : mais, sans que

celui-ci s'en doute, il réalise, au cours de ses opérations, toute une série d'actions physiques et chimiques sur les albumines et les hydrocarbones, qui vont modifier la digestibilité de l'aliment, et dont l'étude est du plus haut intérêt pour l'hygiéniste (1).

Le suc gastrique attaque difficilement les graisses : or, dans les ragoûts et les fritures, qui en s nt imprégnés, celles-ci forment un vernis isolant à la surface des fibres animales ou végétales, qui retarde considérablement le travail du suc gastrique.

Aucun de ces mets n'est mauvais en soi; il faut seulement retenir qu'ils exigent un surcroît de travail pour l'estomac, et que, si on les fait figurer quotidiennement dans notre régime habituel, si l'on en consomme trop et trop souvent, notre estomac se fatigue, travaille de plus en plus lentement, si bien que, à la longue, on voit survenir la stase gastrique et la dyspepsie, qui ne pourront se guérir que par la suppression, pendant quelque temps, des aliments coupables.

C'est ici que doit se glisser la seule critique que l'on puisse quelquefois adresser à nos excellents cuisiniers. Pour rendre leurs mets plus agréables, ils abusent volontiers du beurre et des matières grasses, et nous les laissons faire aisément parce que nous y prenons

---

(1) Je ne puis m'étendre ici sur ce sujet, quelle qu'en soit l'importance, et je me contenterai de renvoyer le lecteur, en qui il éveillerait quelque curiosité, à la préface que l'on m'a fait l'honneur de me demander pour la très belle édition de la *Fleur de la cuisine française* (vol. II) (*Editions de la Sirène*, Paris, 1922). On consultera également avec fruit le livre charmant de mon collègue le docteur de POMIANE, *Bien manger pour bien vivre*. Essai de gastronomie théorique (Albin Michel, Paris, 1922).

plaisir. Or, la graisse, je pense vous l'avoir déjà fait comprendre, est l'ennemie des bonnes digestions. Usez-en, certes, mais n'en abusez pas.

Nous pouvons encore pécher contre notre estomac en y introduisant des aliments réellement nuisibles, — nuisibles surtout par leur répétition trop fréquente : moutarde, vinaigre, cornichons, poivre, vin pur et alcool en quantités exagérées.

Nous compromettons de même nos digestions en buvant trop en mangeant, ce à quoi nous incite une alimentation trop salée ou trop épicée. Trop de liquide, fût-ce de l'eau pure, dilue notre suc gastrique, lui enlève de son mordant, donc retarde d'autant le travail digestif. (Voir *Hygiène de l'estomac*, vol. I, p. 166.)

C'est pourquoi les buveurs d'eau, qui se sont mis à ce régime héroïque, pour des raisons très sérieuses, et qui s'y tiennent ensuite comme à une religion, n'en sont pas toujours récompensés par les digestions parfaites qu'ils escomptaient : c'est parce qu'ils en boivent trop, ou de trop froide, ou même de l'eau gazeuse, qui n'est guère recommandable, du moins comme régime habituel.

Enfin nous pouvons pécher encore par l'excès de notre ration alimentaire. Si nous mangeons au delà de nos besoins, si nous créons en nous artificiellement un regain d'appétit par une cuisine trop choisie, nous donnons à notre organe un surcroît de travail, et c'est une autre façon d'arriver aux mêmes résultats décrits tout à l'heure. Un proverbe de l'École de Salerne disait : *Modicus cibi, medicus sibi,* ce que l'on peut traduire par : « Etre sobre, permet de se passer du médecin. » A plusieurs siècles de distance, il est demeuré parfaitement justifié.

La punition de celui qui a abusé des bonnes choses

est qu'un jour vient où il ne peut plus même en user. S'il s'entête, il se rend réellement malade. Le dyspeptique récalcitrant devient un grincheux, prêt à accuser tout le monde de ses malheurs sauf lui, qui en est le véritable auteur.

Donc, gloire à la cuisine française, et gloire, cette semaine, à son prophète, si l'on tient absolument qu'il s'appelle Brillat-Savarin, — tout en pensant qu'il serait beaucoup plus juste de réserver ce titre à son prédécesseur, le spirituel Grimaud de la Reynière. Mais gloire surtout à ceux qui savent en user comme il convient, je veux dire les sages qui, épris de l'art délicat de la gastronomie, savent maintenir constamment en forme l'organe qui leur permet de si douces jouissances, et, suivant le vieil adage, — mon Dieu, que de proverbes en cet article ! — voulant voyager loin, ménagent leur monture.

Brillat-Savarin, pour finir par lui comme j'ai commencé, disait, en l'un de ses célèbres aphorismes, peut-être le meilleur : « L'homme se nourrit; l'homme de goût seul sait manger. »

Or, le Français ne se pique pas seulement d'avoir la meilleure cuisine, mais aussi d'être homme de goût.

LE BOUILLON

Il est peu de produits alimentaires qui aient connu, au regard de l'opinion publique, et aussi des médecins, plus de vicissitudes.

Jusqu'environ un demi-siècle, le bouillon passait pour un aliment précieux, que la facilité de son absorption faisait placer au premier rang dans le régime des malades, des convalescents, des vieillards, des affaiblis de toutes espèces. Il était supposé renfermer la quintessence de la viande. Et je ne serais pas surpris qu'il y eût là quelque survivance des doctrines des anciens alchimistes, toujours à la recherche de « l'âme » des choses.

Puis, quand l'analyse chimique se mêla de remettre impitoyablement chaque substance à sa place, on constata que le bouillon n'empruntait à la viande que fort peu d'éléments (18 à 23 grammes d'extrait sec par litre, dont la moitié de sels). Il n'en fallut pas plus pour lui faire dénier dès lors toute valeur alimentaire. On alla plus loin : dans les composants de cet extrait, on trouva de la créatine, de la créatinine, bref des bases puriques et xanthiques douées d'un pouvoir toxique certain, — mais surtout quand on les injecte sous la peau du cobaye. On constata, d'autre part, la rapide altération du bouillon par les microbes de l'atmosphère, ce qui est exact. Alors, il ne fut plus qu'une « purée de poisons », et toute la faveur passa au bouillon de légumes, qui n'est qu'une solution de sels de végétaux et dont la valeur nutritive est égale exactement à zéro.

Toutes ces opinions absolues sont également exagérées. Essayons d'apporter quelque clarté dans le débat.

L'effet de la cuisson de la viande dans l'eau est d'abord d'en extraire les quelques principes immédiatement solubles, c'est-à-dire surtout les sels, de rendre solubles certaines albumines, transformées par la chaleur en substances collagènes, et de coaguler une partie des autres. De ceci, résulte une digestibilité un peu moins facile de la viande bouillie que pour la viande crue.

Ce n'est pas tout. Il est d'usage d'ajouter à la viande, dans le pot-au-feu, des os à moelle et des légumes, d'où l'apparition, dans le bouillon, d'osséine (ou de gélatine), la mise en liberté de gouttelettes graisseuses, qui vont, à la surface, former les « yeux du bouillon », et enfin l'enrichissement de ce même bouillon en sels minéraux, fournis cette fois par les légumes (sans parler du sel que la ménagère ajoute dans la marmite). Les légumes jouent ici un rôle très important. Les sels alcalins qu'ils apportent contribuent à neutraliser l'acidité naturelle de l'extrait de viande, et peut-être aussi à augmenter la solubilité de quelques-uns des principes de celle-ci. Certains apportent avec eux un peu d'amidon et de sucre. Ce dernier est fourni surtout par les oignons, les navets et les carottes : la pomme de terre, quand on en met, alcalinise admirablement le bouillon; mais elle le rend trouble. Enfin, les plantes ainsi ajoutées, qui ont, d'autre part, leur parfum propre, le chargent de principes aromatiques, auxquels se superposent ceux des produits colorants inoffensifs qu'on introduit parfois dans la confection du pot-au-feu de ménage : oignons brûlés, cosses de pois torréfiées, pain rôti, etc.

Les proportions de ces divers éléments varient donc beaucoup selon le mode de confection du bouillon : ils varient même avec le mode de cuisson adopté. Chacun sait que le bouillon est plus riche lorsque la viande a été placée d'abord dans l'eau froide, — sans sel ni légumes, ceux-ci n'étant ajoutés que plus tard, — et que l'ébullition s'est effectuée progressivement, puis a été maintenue, à tout petit feu, pendant de longues heures (de huit à douze heures). « La marmite, dit Brillat-Savarin, ne doit que *sourire.* » Il va de soi que le morceau de viande aussi minutieusement épuisé se montrera, après cette opération, assez insipide et même filandreux. Un tel bouilli ne sera guère mangeable qu'assaisonné de condiments énergiques, ou mis en ragoût, en boulettes, en miroton, voire en salade. Mais sa valeur alimentaire reste encore importante, la plus grande part des albumines de la viande, après coagulation, s'y étant maintenue, et ce serait gaspillage que de le jeter ou de le donner aux chats, comme on fait en Angleterre.

Par contre, si l'on plonge le morceau de bœuf dans l'eau bouillante et salée, et qu'on l'y laisse seulement environ une demi-heure, en continuant l'ébullition, il se forme une coagulation superficielle des couches extérieures de la pièce de viande, c'est-à-dire une sorte de coque peu perméable, qui s'opposera à l'issue même d'une partie des principes solubles. La viande sera excellente, rose, savoureuse, presque comme une pièce rôtie. Mais le bouillon sera pauvre et insipide.

Il faut donc décider si l'on veut obtenir un bon bouillon ou un bon bouilli, et opter pour l'une des deux méthodes, qui sont inconciliables. En fait, elles se concilient dans la pratique, avec un résultat moyen, grâce à la paresse de la cuisinière qui n'apporte pas toujours, à la pratique du premier procédé, toute la patience nécessaire.

La place me manque pour vous parler des bouillons concentrés, bouillon à la bouteille (300 grammes de viande sans graisse, coupée en petits cubes, et placée, sans addition de rien d'autre, dans un litre qu'on laisse vingt minutes au bain-marie, dans l'eau bouillante), préparation éminemment recommandable, du *beef tea*, de la marmite américaine, etc. Ce sont des extraits de viande plutôt que du bouillon. Quant aux extraits concentrés, solides ou liquides, servant à préparer du bouillon instantanément par dissolution dans l'eau chaude, est-il besoin de dire qu'ils ne valent jamais le bouillon du loyal pot-au-feu? Ajoutons qu'ils se conservent très mal et que, une fois altérés par l'introduction de germes, ils fournissent des albumines de dégradation, toujours plus ou moins toxiques. Du moins les flacons qui les renferment devront-ils toujours être maintenus soigneusement bouchés.

La qualité du bouillon peut encore varier avec le choix de la viande adoptée. Celle de la vache en fournit un meilleur que celle du bœuf (c'est pourquoi le pot-au-feu est bien plus savoureux à la campagne, où l'on tue plus de vaches que dans les abattoirs des villes); la viande du bœuf « fait » est préférable à celle du bœuf jeune. Le bouillon de mouton, que l'on aime en Provence, a la même valeur que celui du bœuf; mais sa graisse est malodorante, et ne peut guère être enlevée en totalité qu'après l'avoir laissée se figer par refroidissement du bouillon, qu'il faut ensuite réchauffer. Le bouillon de veau renferme surtout de la gélatine et des bases puriques, cette viande étant très riche en nucléines : sa valeur alimentaire est minime et, contrairement à la tradition, il ne vaut rien pour les arthritiques et les goutteux. Le bouillon de volaille est plus faible encore.

Le bon bouillon se prépare avec un kilo de viande pas trop grasse (tranche, gîte à la noix, plates-côtes, culotte, collier), mis dans deux litres et demi d'eau, avec 110 grammes de légumes et 18 grammes de sel. Ce sel ne doit être introduit qu'au milieu de la cuisson et non au début, car il ferait un peu se durcir la pièce de viande. En n'ajoutant l'eau que par portions, au fur et à mesure de l'évaporation, et non d'un seul coup, on obtient un produit plus savoureux. Enfin, l'écumage ne doit pas être trop fréquent. Le dégraissage, par contre, sera très complet : le bouillon, quand il est trop gras, est indigeste, et, si on l'aime, il ne faut pas que ce soit seulement pour ses beaux yeux.

En réalité, le bouillon n'est pas si totalement dépourvu de valeur alimentaire qu'on s'est plu à le dire. Un litre de bouillon renferme 7 gr. 50 d'albumines assimilables, ce qui correspond à 40 grammes de viande fraîche. Mais la dose ordinaire, qui est d'une tasse ou d'une assiette, équivaut, il est vrai, à bien peu de chose. A ne prendre aucun autre aliment, on succomberait vite à l'inanition. Même si on le renforce en gélatine, par l'adjonction de pied de veau et d'os en plus grand nombre, cette gélatine, — qui sera d'ailleurs utilisée par l'organisme pour accroître la plasticité du sang, — n'a, en réalité, aucune valeur nutritive.

Son mérite est ailleurs. Les substances extraites qu'il contient sont, comme l'a montré Pavlof, excitantes de la sécrétion gastrique. Elles sont, autrement dit, apéritives. C'est donc une bonne pratique que de donner du bon bouillon aux convalescents qui manquent d'appétit. Mais ce qu'on ne dit pas, c'est que ces substances n'agissent pas par une action de contact immédiate : il faut, comme d'ailleurs pour les peptones et même la pepsine, qu'elles soient d'abord absorbées par le sang, car l'effet est le même lorsque le bouillon est donné en lavement. Pour exciter l'appétit d'un estomac défaillant, c'est une demi-heure avant le repas qu'il conviendrait de faire boire le bouillon. Pris en potage, au début d'un repas, il est cependant apéritif tout de même ; mais c'est simplement l'effet du sel et rien d'autre. Dans une seconde étape, revenant aux glandes stomacales par le détour de la circulation, il excite leur travail et favorise, en effet, la digestion. Au fond, sa réputation est donc justifiée, mais c'est pour d'autres raisons que celles qu'on met habituellement en avant.

Les bases xanthiques et puriques qu'il renferme agissent d'autre part comme toniques légers du cœur, et contribuent ainsi à relever un peu la pression sanguine quand elle est défaillante. C'est encore un effet utile, qui justifie l'emploi du bouillon chez les affaiblis. Mais ces bases, un peu toxiques, doivent pouvoir s'éliminer rapidement par un rein bien sain. Un albuminurique s'en trouverait incommodé, et aussi un goutteux, car ces bases appartiennent précisément à la famille de l'acide urique.

Enfin, disons que le bouillon s'altère très facilement. Il faut donc le consommer au sortir de la marmite. Quelques heures plus tard, les germes qui pullulent dans l'atmosphère en ont fait leur milieu de culture, et celle-ci s'effectue avec une rapidité invraisemblable, altérant gravement les albumines dont ils font leur nourriture,

et engendrant des substances réellement toxiques (1).
Un bouillon préparé la veille, même bouilli à nouveau,
provoque souvent des désordres intestinaux, parfois une
véritable purge, car, si la chaleur tue alors les germes,
elle ne détruit nullement les toxines qu'ils ont déjà eu
le temps d'élaborer.

---

(1) Une tradition très accréditée, mais vraiment injustifiable, veut que le bouillon s'altère plus vite quand on recouvre le récipient qui le renferme (on dit la même chose du lait). Rien n'est plus absurde, puisqu'on le met ainsi davantage à l'abri des germes de l'atmosphère. La vérité est qu'il est déjà infecté, à l'heure où on le met de côté. Mais ces germes sont, en effet, le plus souvent des anaérobies, et il n'est pas mauvais que le bouillon reste au contact avec l'oxygène de l'air. Il faut donc mieux recouvrir le vase, non d'un couvercle souillé, encore moins d'une feuille de papier, mais d'un linge très propre, que l'on aura stérilisé rapidement en le repassant, sur ses deux faces, avec un fer très chaud.

VIANDES BLANCHES ET VIANDES ROUGES

Voici deux expressions couramment employées dans le langage ordinaire, à propos du régime des malades, et sur la valeur desquelles les opinions médicales ont passé par de singulières variations. Au vrai, elles ne signifient pas grand'chose, c'est-à-dire qu'elles manquent de toute précision, dans une matière où il ne faut pas se payer de mots, puisque les règles de la diététique, les principes de l'alimentation rationnelle reposent avant tout sur l'analyse chimique, science aussi positive que la mathématique elle-même.

Et ce ne sont là, en effet, que des mots. On classe communément comme viandes rouges, en raison de leur couleur, la chair du bœuf et celle du mouton, comme viandes blanches le veau, l'agneau, le poulet, le lapin, le poisson même, — sans parler du laitage. Le porc est placé dans l'une ou l'autre catégorie, selon les goûts. Le canard est qualifié de viande noire et aussi le lièvre. C'est une ménagerie vraiment bien mal rangée.

Tout cela n'est que littérature, et de la plus vieille, de la plus chimérique même. Car la chose date de très loin. Nos pères croyaient naïvement trouver dans les animaux et les plantes des signes extérieurs placés là tout exprès par la Providence pour les renseigner sur le bon ou le mauvais usage qu'on en pouvait attendre. La carotte au suc jaune devait être prédestinée à guérir les troubles de la bile, — et l'on en reste encore fermement convaincu dans les tables d'hôte de Vichy. Le millepertuis, dont les feuilles, examinées par transparence, semblent criblées de trous (ce qui n'est qu'une illusion), annonçait lui-même qu'il fallait l'employer pour faire cicatriser les plaies. Quant aux viandes, chez les unes leur couleur rouge disait clairement qu'elles fournissaient du sang, de la force, de l'énergie; chez les autres le blanc signifiait non moins évidemment la douceur, le calme, l'innocence. Donc les premières convenaient aux pâles anémiques et aux affaiblis, les secondes aux pléthoriques, aux congestifs, aux goutteux rubiconds. Ce n'était pas plus malin que cela. C'était le temps où manger de la langue donnait de l'éloquence et où le cœur du lion passait logiquement pour procurer de la vaillance et du courage; et la recette, pour guérir de la couardise, était par conséquent des plus simples : Prenez un lion, etc.

Il faut juger avec indulgence ces conclusions, familières aux époques où le mysticisme régnait en maître et où l'esprit critique n'était pas né, ou du moins ne s'exerçait que sur des textes, et bien timidement, — indulgence d'autant plus nécessaire que, parfois, certaines coïncidences paraissaient apporter une apparence de justification à ces balivernes.

La viande saignante est, en effet, un tonique précieux pour les anémiques, et la viande crue rend même d'inappréciables services aux tuberculeux; mais c'est pour des raisons complexes, que l'étude délicate des albumines vivantes et des sérums ne nous a fait connaître que récemment : le choix de l'animal n'y est pour rien, et encore moins la couleur de sa chair. La viande crue ou peu cuite a l'avantage d'élever la tension sanguine beaucoup plus que la viande bouillie. Le lait, qui est l'aliment azoté le moins toxique et qui, en même temps, est diurétique, convient admirablement aux cardiaques, dont le rein fonctionne mal, aux congestifs, aux hyper-tendus, que guettent les fâcheux effets de l'intoxication alimentaire ; il agit par son lactose, et s'il est blanc c'est parce qu'il représente une émulsion de fines gouttelettes de beurre.

Malheureusement, à côté de ces coïncidences heu-reuses, il y a des erreurs regrettables.

Les viandes blanches du veau, du chevreau et de l'agneau sont riches en nucléines, albuminoïdes très condensées, que la nature a placées, à juste titre, dans les tissus des animaux jeunes, comme de précieuses réserves pour leur croissance. Mais ces nucléïnes sont des générateurs abondants d'acide urique. De telles viandes sont donc, malgré la tradition séculaire, tout à fait contre-indiquées chez les goutteux et les arthri-tiques, qui fabriquent déjà bien assez d'acide urique par eux-mêmes sans qu'on se mêle d'en ajouter. En réalité, ces viandes jeunes, qui sont ainsi plus « nour-rissantes », d'un certain point de vue, conviendraient encore mieux aux chétifs et aux anémiques que le beefsteak (la tête de veau, les pieds de mouton, ali-ments riches en gélatine, ont même, chez eux, une grande valeur pour la réfection du plasma sanguin), tandis qu'il faudrait les interdire aux pléthoriques et aux goutteux. C'est à cela, du moins, qu'aboutissent les données de la chimie biologique.

Mais disons de suite que cette nouvelle conception n'aura encore été qu'une étape dans la recherche con-tinue de la vérité, qui est le propre de la marche de la science. Aujourd'hui, des expériences très précises, accompagnées d'analyses rigoureuses, ont démontré que ces distinctions n'avaient, en réalité, aucune importance. Déjà, en 1899, au Congrès de Carlsbad, von Noorden avait cité le cas d'un malade atteint de néphrite, qui, soumis alternativement, pendant cinq jours, au régime du bœuf, et pendant cinq autres jours au régime du poulet, avait fourni beaucoup plus d'albumine urinaire dans le second cas que dans le premier. Plus tard, Sénator et Adler ont montré que l'influence du degré de cuisson était plus important encore que celle de la nature de la viande.

Les plus récentes recherches (Siewert et Zebrowski) ont établi que la viande blanche fournit plus d'acide urique dans les deux premiers jours qui suivent son absorption, que les autres, mais que l'élimination s'en fait plus vite, en deux ou trois jours, au lieu de quatre ou sept pour les viandes rouges; ce qui veut dire que, dans le premier cas, l'imprudence est peut-être un peu plus forte, mais que, si elle est isolée, elle se liquide plus rapidement.

Retenez donc, comme conclusion pratique, que toutes les viandes sont bonnes pour les anémiques et les consomptifs, mais qu'il faut, avant tout, qu'ils les digèrent bien; or, moins une viande est cuite, plus vite elle est digérée, ce qui justifie nos préférences pour les viandes rouges, que nous goûtons mieux en cet état.

Quant aux goutteux et aux albuminuriques, le choix de la viande, pour eux, est indifférent; l'important, c'est qu'elle soit toujours parfaitement fraîche, très cuite, et surtout qu'ils en mangent le moins possible.

CHARCUTERIE

Vous parlant, tout à l'heure, des viandes blanches et des viandes rouges, je vous disais que celle du porc se classait indifféremment dans l'une ou l'autre catégorie. Après ce que je vous ai dit du peu de valeur de ces distinctions, j'opinerai ici pour le blanc, si l'on veut dire par là qu'une telle viande exige d'être mangée à l'état très cuit. La chair du porc a été considérée, de tous temps, comme moins saine que celle des autres animaux de boucherie. La plupart des législateurs religieux l'ont mise à l'index, et ils pensaient avoir pour cela de bonnes raisons. Disons donc un mot sur cette controverse et éclaircissons quelques consciences à la veille des festivités du mardi gras.

En fait, la viande du porc, à l'état naturel, ne renferme aucun élément nocif que la chimie ait pu jusqu'ici préciser. Mais il semble bien que lorsqu'elle se gâte elle puisse provoquer des troubles plus marqués que ceux que peut faire naître une autre viande consommée dans le même état. Les plus dévergondés de nos gourmets redouteraient, à juste raison, de se la faire servir en l'état où ils se régalent de la bécasse.

Admettons qu'il se forme alors quelque ptomaïne plus dangereuse, sans d'ailleurs la connaître. Mais n'oublions pas que les prophètes juifs et musulmans parlaient pour des populations habitant des régions chaudes, où la putréfaction plus rapide des viandes rendait celle du porc plus redoutable que les autres.

On l'a accusée de causer des maladies de peau. Il ne peut s'agir là que de la transmission de la *ladrerie* du porc, due à un ténia, et qu'on a pu prendre, par erreur, pour la lèpre. On sait, d'autre part, que cette viande, insuffisamment cuite, peut transmettre un autre parasite, la *trichine*. Mais il est certain aussi que la fatigue du foie, par l'action des toxines de la viande gâtée, favorise la plupart des affections cutanées. Toutes ces raisons confirment la nécessité, ici, d'une cuisson très complète. Mais la viande fraîche de porc, bien cuite, devenue totalement blanche, est parfaitement saine. Elle n'est pas beaucoup plus indigeste qu'une autre, surtout consommée froide. Mise à l'abri de la putréfaction par le salage ou l'enfumage, sous la forme classique de jambon, elle est acceptée par les malades les plus délicats, et les médecins, non seulement ne l'interdisent pas, mais la recommandent souvent en cet état, ce qui prouve qu'il suffit de la bien mettre à l'abri de toute altération pour qu'elle soit excellente.

Aussi bien, de tous temps, la chose a-t-elle été reconnue. Dans les boutiques où l'on vendait la viande de porc, sachant qu'elle se conservait mal, on la livrait le plus souvent cuite, et le vieux terme de « chaircuitier » n'a pas d'autre origine.

Ceci admis, un grand nombre de préparations alimentaires prirent naissance, faites avec de la viande de porc, toutes englobées dans cette réputation d'innocuité, du fait de leur cuisson. Et ainsi naquirent les boudins, les saucisses, les andouilles, les saucissons, les pâtés et maintes autres choses savoureuses que l'hygiéniste regarde avec moins de faveur. Celles-là, il n'est plus question de les recommander aux malades. Dans bien des cas même, il faut bien dire qu'elles sont suspectes.

C'est que, si la viande du porc, au naturel, ne présente de dangers que par l'existence de poisons chimiques, nés spontanément en elle avec la putréfaction, les manipulations du charcutier, pour la confection des préparations susdites, n'ont pas toujours été pratiquées avec l'asepsie rigoureuse du chirurgien, encore que de mauvais plaisants aient parfois comparé irrévérencieusement l'un à l'autre. Pour faire le boudin, l'opérateur ne met pas toujours des gants de caoutchouc : son hachis, pour les saucisses et les pâtés, n'est pas préparé avec un hachoir stérilisé ni conservé en vases passés à l'autoclave. Bref, il semble bien que ce soient les microbes introduits à cette occasion qui constituent une nouvelle cause d'altération de la viande du porc : fraîche ou cuite, elle devient alors un bon milieu de culture pour des germes que la cuisson ne suffit plus toujours à détruire. Si l'eau où l'on met le boudin pour le cuire est à 100°, l'intérieur de l'engin en est bien loin. Et la décomposition de la chair de porc par ces germes importés fait apparaître à nouveau les mêmes qualités nocives que lui eût données la putréfaction spontanée.

Donc la charcuterie « préparée » peut être dangereuse au bout de quelques jours de conservation. Le boudin, constitué par du sang, milieu très altérable, a provoqué des accidents, et aussi les saucisses faites avec de la chair crue et des débris carnés de toutes sortes, râclés au fond de la huche de bois qui, même lavée chaque jour avec soin, n'est jamais stérilisée vraiment. La chair à saucisses, ingrédient précieux de notre cuisine, est plus redoutable encore, parce qu'elle reste exposée à l'air, tandis que les saucisses sont, au moins, protégées contre les poussières par leur enveloppe. Dans les accidents provoqués de la sorte, et qu'on a confondus souvent avec ceux, très différents, du *botulisme,* bien que ce soit le boudin (*botulus,* boyau) qui leur ait valu leur nom, on assiste à une véritable infection intestinale, dont l'agent est souvent une *Salmonella,* voisine des bacilles paratyphiques. L'état se complique par la présence des ptomaïnes dangereuses de la viande de porc altérée, et qui, résorbées, produisent des accidents paralytiques en intoxiquant le système nerveux.

Au total, mangez sans scrupule du porc frais bien cuit. Évitez l'excès du « gras » qui, ici comme ailleurs, ralentit toujours le travail de l'estomac. Le rôti refroidi est cependant, même dans ses parties grasses, beaucoup mieux toléré; il en est de même du lard longtemps bouilli et mangé froid. Ceci est le secret de la chimie des graisses. Usez même du boudin fraîchement préparé, ni trop gras, ni trop épicé, sans oignon et surtout sans sucre; pour les anémiques doués encore d'un bon estomac, c'est une source précieuse d'hémoglobine, plus économique que les produits de la pharmacie. Quant aux saucisses, procurez-vous-en de très fraîches, nées du jour, si possible, et faites-les cuire à fond, par ébullition, grillade ou friture.

Les saucisses salées ou fumées, par contre, se conservent mieux, et d'ailleurs elles renferment souvent autre chose que du porc.

Tout cela, qui est d'autant plus savoureux que la graisse s'y trouve plus abondante, constitue des plats de digestion un peu laborieuse, dont les dyspeptiques devront s'abstenir, mais en tant qu'aliments trop gras, encore plus qu'à titre de viande de porc. Retenez cependant qu'il y a interdiction formelle de toutes ces bonnes choses pour les albuminuriques et les hépatiques, c'est-à-dire pour ceux qui détruisent mal leurs poisons azotés ou qui les éliminent imparfaitement.

C'est pourquoi les mots : gibier faisandé et charcuterie « préparée » voisinent si souvent sur les prescriptions anathématisantes de bons médecins, qui prennent au sérieux, auprès de vous, leurs délicates fonctions de « gardes du corps ».

L'OIGNON

Les médications par les simples ont du bon. Ceux-ci ont été à peu près seuls, pendant des siècles, à constituer tout notre arsenal thérapeutique :

Scire potestates herbarum usumque medendi...
disait le doux Virgile. Mais peut-être a-t-on fini par aller un peu loin. Il n'est herbe des champs à qui les traditions populaires n'aient fini par prêter des vertus mirifiques, bien souvent illusoires, sauf celle, très appréciée par les populations de nos campagnes, de ne coûter que la peine de les ramasser. Et ainsi, avec cette pharmacie du bon Dieu, faisait-on la nique aux drogues de l'apothicaire.

Quand une thérapeutique rationnelle se constitua, elle se montra plus exigeante. La plupart des propriétés attribuées à nos plantes indigènes, — en dehors des poisons véritables, —étaient médiocres ou imaginaires : même pour les plantes reconnues utilisables, leur richesse en principe actif apparut très vite comme trop capricieuse, variant entre de larges limites selon les régions, le terrain, la saison pluvieuse ou sèche, l'époque de la récolte, le mode de conservation, etc. Aussi préféra-t-on sagement employer les extraits et chercha-t-on à serrer de plus en plus le véritable corps chimique agissant, l'alcaloïde, le glucoside ou l'essence, de façon à ne pas s'encombrer du reste et, pour une même dose prescrite, à pouvoir compter toujours sur une action constante.

Du coup, la plupart de ces herbes panacées, employées à l'état naturel, passèrent au rang de remèdes de bonne femme, et il n'y a plus que dans de très vieux romans que l'on voit le bon médecin aller dans le pré voisin cueillir lui-même la plante merveilleuse qui va ressusciter son client moribond.

Mais, comme toujours, on a passé d'un extrême à l'autre. Cette condamnation en masse nous apparaît maintenant comme un peu sommaire, et ce mépris, succédant à une excessive crédulité, est exagéré à son tour. En fait, il y a encore beaucoup à glaner parmi les humbles plantes de nos jardins, et comme ces petites découvertes m'ont paru intéresser bon nombre de lecteurs, je me propose de vous convier à venir, de temps en temps, faire avec moi dans cette intention, un petit tour dans la campagne. Pour aujourd'hui, la saison n'étant pas propice, contentons-nous d'une visite à la cuisine.

Vous y trouverez sans doute, dans le panier de la ménagère, un légume précieux, que l'on utilise presque quotidiennement comme un élément de la symphonie des saveurs, en art culinaire, et qui, cependant, en certaines occasions, vaut à lui seul beaucoup de très nobles drogues en *ine* : je veux parler de l'oignon, du gentil oignon bulbeux, bien gainé dans sa tunique mince, couleur de cuivre rouge, et dont le ton s'harmonise au mieux avec celui des casseroles et bassines. Eh bien ! l'oignon est, lui aussi, un puissant remède méconnu. C'est un sujet touchant et bien propre, si j'ose dire, à vous tirer les larmes des yeux.

Ce n'est pas que sa fonction soit très noble. Rabelais vous la dirait en termes très précis, et le bon Téniers la peindrait même à ne point s'y méprendre. Bref, l'oignon est un « diurétique », — à nous le voile pudique du latin, — qui dépasse en pouvoir le chiendent et cette autre herbe, au nom malhonnête et par trop expressif, que les botanistes dénomment *taraxacum* et les bonnes gens *pissenlit*, et aussi le sel de nitre tant vanté. Il peut soutenir la comparaison avec la théobromine, quand il ne s'agit pas, par surcroît, de stimuler le cœur. Déjà il fait pleurer quand on le regarde d'un peu trop près, une fois éventré et morcelé : quand on l'a avalé, — tout cru, — ce sont bien d'autres pleurs... Alors, c'est une écluse déchaînée, et le peuple sain en foule inonde les portiques.

Ces propriétés, qui disparaissent en partie quand on le fait cuire, sont dues à des essences volatiles que la chaleur fait fuir, à des oxydases et à des diastases qu'elle détruit. L'oignon brûlé n'est plus bon qu'à colorer les potages. Un « roux », une purée Soubise, ne sont que des ingrédients de cuisine un peu lourds. Pourtant, une bonne soupe à l'oignon, très peu cuite, conserve encore une certaine valeur, du point de vue qui nous occupe, et c'est ce fait, connu de tous temps, qui l'a fait recommander, après une beuverie un peu excessive, pour aider à se débarrasser plus rapidement de l'alcool, avec ce que Sganarelle appelait cyniquement « le trop-plein de la boisson ».

Il faut donc l'employer cru, ce qui n'est pas très friand, j'en conviens, quand on n'en a pas l'habitude. Cinq ou six oignons, pris de la sorte, suffisent à produire très vite l'effet désiré.

Il est plus pratique de piler l'oignon, de délayer cette bouillie avec un peu d'eau, d'exprimer le tout à l'aide d'un nouet de linge fin, et de boire ce jus en y incorporant du sucre et du jus de citron. Ce n'est pas encore un régal, mais cela peut passer.

On peut encore faire macérer 300 grammes d'oignons coupés en tranches minces, dans 600 grammes de vin blanc, qu'on additionne de 100 grammes de miel blanc liquide. Ce vin d'oignons se prend par petits verres, à la dose de deux ou trois par jour, et n'a rien de trop désagréable.

Il y a beau temps que les Grecs et les Romains connaissaient cette propriété de l'oignon, que l'on paraissait avoir oubliée. Des médecins très sérieux, le docteur Carles, le docteur Dalché, le docteur Leclerc et d'autres, se sont convaincus qu'elle était très réelle et en ont fait bénéficier leurs malades. Il n'y a pas de raison pour que chacun n'en fasse aujourd'hui son profit, quand besoin en est.

Car la provocation d'une abondante diurèse peut, en bien des cas, devenir d'une extrême utilité. Les cardiaques, les hydropiques, les albuminuriques aux chevilles enflées, les malades atteints de cirrhose du foie, et même de ce singulier bouleversement du rythme des fonctions rénales, lié à l'insuffisance hépatique, qu'on appelle l'*opsiurie*, peuvent en retirer un grand bénéfice. L'effet est très rapide et se poursuit, sans fatigue du rein, autant qu'il est nécessaire. L'oignon, par la simplicité de son emploi, peut entrer avantageusement en concurrence avec le régime déchloruré, une des plus belles nouveautés de la thérapeutique moderne, sinon une des plus faciles à réaliser.

Enfin, il est une maladie, un état pathologique permanent, si vous préférez, où cette diurèse provoquée par l'oignon peut être très avantageuse. Je veux parler de certaines formes d'obésité, où l'accumulation de la graisse dans le tissu cellulaire sous-cutané s'accompagne de rétention de l'eau dans les mailles de ce même tissu. De tels sujets ont le plus souvent un rein au fonctionnement paresseux, ce dont il est facile de s'assurer en mesurant la totalité du liquide émis dan, les vingt-quatre heures, et non pas en comptant le nombre des évacuations, ce qui donne lieu à beaucoup d'erreurs.

On connaît ici les effets de la réduction des boissons et du régime sec. En quelques jours, il suffit à faire perdre à ce type d'obèse un ou deux kilos et même plus. Ce n'est pas la graisse qui disparaît ainsi dès le début, c'est l'eau d'infiltration des tissus et qui figurait dans le poids total. Mais ce régime sec a de graves inconvénients, précisément pour le rein, déjà paresseux chez ces sujets, et que traverse alors un liquide trop concentré. Gare à la gravelle et aux coliques néphrétiques !

L'oignon suffit à provoquer cette diurèse et à amorcer le dégonflement de l'obèse sans qu'il soit besoin de régime sec, pourvu qu'on soit simplement un peu modéré sur le chapitre des boissons à table. D'autre part, chez les gravelleux, la combinaison des boissons abondantes, prises à jeun, avec une cure d'oignons, vaut une cure à Évian, à Contrexéville ou à Vittel, dans la saison où chôment ces précieuses stations.

Et j'allais oublier les cataplasmes d'oignons pilés, appliqués sur les abcès en formation ! Mais là je n'insiste pas; nous avons ici d'autres moyens aussi énergiques et qui offensent moins nos narines et nos glandes lacrymales. Et, en tant que parfum, j'avoue que ce petit frère de l'ail manque de distinction, encore qu'il ne faille pas trop regarder au parfum de nos plus humbles amis quand ils sont sûrs, en médecine comme ailleurs, et l'oignon est précisément de ceux-là.

L'AIL

Après avoir dit la gloire, trop méconnue, de l'oignon cru, ce diurétique sans rival, il me faut, en toute justice, vous révéler que son congénère, l'ail, a aussi des vertus, et peut-être plus précieuses encore. Ce n'est pas de sa faute si l'odeur qu'il donne indiscrètement à l'haleine et à la sueur nous rend un peu hésitants à accepter ses services, en dehors des régions où, tout le monde en consommant à l'envi, personne ne se préoccupe plus de son parfum.

L'ail était bien connu des anciens. Les Grecs l'appelaient « rose puante » et refusaient l'entrée des temples à ceux qui en avaient mangé. Mais ils appréciaient déjà ses qualités vermifuges, qui sont très réelles. Dans nos campagnes, les paysans débarrassent les enfants de leurs ascarides en leur administrant quelques bons « chapons » bien frottés, et j'ajouterai que la macération d'ail, administrée en lavement, est un bon moyen pour rendre aux oxyures la place intenable.

L'ail doit cette propriété à l'essence qu'il renferme, et qui est composée d'un mélange de sulfure et d'oxyde d'allyle, prenant naissance dans l'action réciproque d'un ferment, l'*allisine*, par un phénomène analogue à celui qui produit l'essence de moutarde dans la graine de cette plante.

Cette essence, comme toutes ses congénères, est douée de propriétés antiseptiques. Incorporée à des milieux de culture, elle empêche le développement de certains microbes; et comme elle paraît être inoffensive pour l'organisme, alourdissant un peu, tout au plus, la digestion stomacale, il était logique d'en faire usage dans les infections de l'intestin. Il semble en effet que l'ail ait rendu des services dans le traitement de certaines entérites.

Cette essence, absorbée par l'intestin et passée dans le sang, s'élimine par la surface de la muqueuse des bronches, où l'haleine se charge, hélas, de ses effluves un peu canailles. Mais, au passage, l'essence a produit les effets les plus heureux sur cette muqueuse, ou plutôt sur ses produits sécrétés. Elle désinfecte ceux-ci incontestablement. Aussi l'ail est-il précieux dans les bronchites chroniques fétides et même dans la gangrène pulmonaire : il a produit ici des guérisons authentiques. Secondairement, la muqueuse, libérée de l'irritation que la présence de ces germes entretenait, sécrète moins : les expectorations trop abondantes diminuent très vite, et, conséquemment, la toux fait de même, quand elle était provoquée par l'abondance des crachats.

Ces effets bienfaisants ont été utilisés avec succès, non seulement dans les catharres bronchiques, mais même dans la tuberculose pulmonaire, où les infections secondaires des bronches et des cavernes jouent toujours un grand rôle. N'en concluez pas trop vite que l'ail peut guérir la tuberculose, ni la toux, ni surtout la congestion pulmonaire grave ou légère, grippe ou rhume. Il désinfecte simplement les crachats : mais c'est déjà beaucoup.

Mentionnons, à ce propos, qu'une gousse d'ail, logée dans la narine pendant quelques heures, passe pour faire avorter la grippe et le rhume : je vous livre ce secret, que m'a offert un homme de bien, à l'accent peut-être un peu rocailleux, mais je ne saurais en accepter la responsabilité.

Enfin, tout récemment, on a trouvé à l'ail de nouvelles propriétés, qui seraient plus précieuses encore. Ce serait un excellent remède de l'hypertension artérielle, ce mal moderne si répandu, qui conduit, on le sait, à l'artério-sclérose. Après les expériences de M. Chaillet-Bert, de MM. Loeper et Debray, il n'y a plus à en douter, puisque la chose a été vérifiée, dans le laboratoire, sur les animaux même, avec la technique instrumentale la plus précise.

Très rapidement, en effet, l'ingestion d'ail fait tomber les tensions artérielles trop élevées, et cette action se prolonge pendant au moins vingt-quatre heures : la tension maxima peut tomber de 24 à 19, la tension minima de 12 à 9. Mais l'ail ne corrige que ce qui est exagéré : une tension normale n'est pas influencée par lui. Il n'y a pas, semble-t-il, d'effet direct sur l'énergie musculaire du cœur; mais, par la réduction de l'obstacle à vaincre, celle-ci s'accuse cependant par un pouls plus ample et moins rapide.

Dans la pratique, on emploie la teinture préparée avec la gousse fraîche (alcoolature) à la dose de 30 à 50 gouttes par jour, en deux fois, prise par séries de deux jours, avec deux jours de repos : on peut utiliser aussi des pilules faites avec la gousse écrasée, et bien enrobées, procédé plus facilement accepté, surtout par les enfants (à titre de vermifuge).

Je n'insiste pas sur ces faits, dont la mise en application, dans chaque cas, relève du médecin. Je n'oserais même affirmer que l'hypertension artérielle soit inconnue dans les régions de la France où l'ail est de consommation courante : il me faudrait, pour cela, des statistiques établies dans notre cher Midi, où, précisément, on ne dédaigne pas ce que j'oserai appeler l'hypertension verbale. D'autre part, on ne nous affirme pas que l'ail, s'il est curatif, soit de même un préventif.

J'ai voulu seulement vous rappeler, une fois de plus, que la nature a placé sous notre main des remèdes excellents que nous allons trop souvent demander à la cornue des alambics ou à la synthèse savante des laboratoires. L'ail est de ces bons serviteurs dédaignés.

Mais je ne vous ai point dit, pour cela, que ce fût un parfum.

LES CHOUX

Caton l'ancien prétendait que les Romains durent, aux choux, de se passer de médecins pendant des siècles. Est-ce parce qu'il a perdu de ses vertus, ou qu'on l'a négligé, — c'est du chou que je parle, — qu'on s'est résigné à ce « mal nécessaire »?

Malgré ce sérieux motif de ressentiment contre ce Romain morose, je conviens que le chou n'appartient pas seulement au domaine de la cuisine, mais aussi, en quelque mesure, à l'art médical.

Je vous signale rapidement que, à l'état de crudité, ses feuilles, bien lavées, ayant un peu macéré, pour plus de précautions, dans de l'eau boriquée, sont employées utilement, dans nos campagnes, au pansement des ulcères variqueux. Leur suc exprimé, à la dose de deux cuillerées à soupe, rend de réels services pour l'expulsion des vers intestinaux, et surtout des ascaris lombricoïdes. C'est une préparation facile à exécuter et à employer pour les enfants, et souvent très efficace.

Le chou paraît devoir ces propriétés au soufre qu'il renferme, et dont la présence s'accuse par l'odeur désagréable qui s'en dégage, à la cuisine, quand on le fait bouillir, et qui se répand indiscrètement dans les couloirs, parfois jusqu'au voisinage du « buen retiro », en sorte qu'on ne sait plus trop, alors, lequel accuser.

Sa valeur alimentaire n'est pas négligeable, bien

qu'il contienne une énorme proportion d'eau (89 à 94 %). Il n'est donc pas très « nourrissant ». Mais on y trouve des éléments chimiques précieux, du phosphore, du fer, de la magnésie, si utile aux nerveux, de la silice, précieuse pour les artério-scléreux. Il ne faut donc pas rejeter l'eau de cuisson du chou, si malodorante qu'elle soit, et, avec elle, tous ces trésors à bon marché; il faut la faire réduire par une ébullition prolongée, et la rajouter au plat.

Le chou passe, avec raison, pour être assez indigeste. Sa cellulose exige une longue cuisson pour qu'elle n'encombre pas trop longtemps l'estomac : par contre, elle est utile chez les constipés, où elle effectue un bon « ramonage ».

Mais le chou fermente très facilement, avec grosse production gazeuse. Il engendre des flatulences, à l'issue parfois sournoise ou bruyante, où le soufre, déjà nommé, met son cachet spécial. Il vaut donc mieux que les dyspeptiques, que tourmentent déjà des fermentations gazeuses excessives, s'en abstiennent. De plus, il n'est guère mangeable que si on lui incorpore beaucoup de corps gras. C'est un instinct très ancien et très sûr qui nous pousse à en faire l'accompagnement du lard et de la charcuterie, tout comme à accommoder les choux de Bruxelles avec beaucoup de beurre, et à manger les choux-fleurs froids, en salade, avec un large arrosage d'huile. Mais tous ces corps gras rendent la digestion du chou encore plus pénible. Au total, il y a beaucoup de tubes digestifs délicats auxquels on ne saurait conseiller son usage courant. Par contre, si vous avez estomac solide et si, après expérience, vous savez que vous vous accommoderez fort bien de lui, ne vous en privez pas; car, je vous l'ai dit, c'est un réminéralisateur, à la fois utile et économique. Les statistiques des

Halles font ressortir qu'il représente, à lui seul, un cinquième des légumes qu'on y débite.

D'autre part, il y a une forme culinaire du chou que je veux, de suite, déclarer excellente, c'est la choucroute, dont nous n'avons pas à faire fi parce qu'elle serait allemande, puisque, en réalité, elle est alsacienne, donc de chez nous.

Vous savez qu'on la prépare en découpant les feuilles en minces lanières, qu'on laisse fermenter, pendant une dizaine de jours, dans l'eau salée, souvent renouvelée, et additionnée de baies de genièvre, de poivre en grains et d'aromates divers. Dans cette fermentation, il se produit une substance précieuse, l'acide lactique, dont la bonne choucroute renferme jusqu'à 1 1/2 0/0. Or, on n'ignore pas que cet acide lactique est un des meilleurs antiseptiques de l'intestin, et parfaitement inoffensif.

Il est précieux pour les sujets atteints d'entérite chronique, ainsi que l'a fort bien fait ressortir, jadis, le docteur Combe. Metchnikoff a inauguré une méthode de désinfection de l'intestin qui consiste à faire ingérer régulièrement des cultures vivantes de bacilles lactiques, et particulièrement de l'espèce qu'on trouve dans le lait caillé bulgare, le *yoggourt* des Turcs (prononcez *yâourt*, si vous voulez qu'on vous comprenne dans un restaurant oriental). En l'avalant, on introduit en soi une colonie de bacilles lactiques en action, qui se chargent de faire la police de l'intestin, c'est-à-dire de rendre son séjour intenable pour les autres microbes qui y pullulent. On emploie de même, aujourd'hui, des pastilles préparées à l'aide de cultures de bacilles, desséchées et mises en comprimés, plus commodes, mais d'une vitalité moins durable. Il importe d'employer le vrai bacille *bulgare* (le lait caillé ordinaire est sans valeur, à ce point de vue) et de donner, en même temps, une alimentation qui lui convienne, c'est-à-dire riche en féculents et en sucre.

La choucroute en fermentation renferme, elle aussi, des bacilles lactiques, que, d'ailleurs, la chaleur tuera pendant la cuisson. Mais l'acide déjà produit, dont elle demeure imprégnée, est resté actif. La choucroute est donc, quand même, un très bon désinfectant de l'intestin. Son usage combat surtout les fermentations putrides, si importantes chez les gros mangeurs de viande, d'œufs, de fromage, et qui fournissent des toxines funestes, que le foie ne détruit pas toujours, au passage, comme il conviendrait, s'il commence à donner des signes de fatigue. Et je vous ai déjà dit maintes fois que cette auto-intoxication d'origine intestinale était la source de beaucoup de nos maladies de la nutrition, arthritisme, hypertension continue, artério-sclérose, etc. C'est certainement à l'usage habituel de la choucroute que les gros mangeurs d'Alsace et d'Allemagne doivent d'échapper souvent au châtiment légitime de leurs excès gastronomiques, et que, par exemple, tant de Germains, parfaitement goinfres, doivent de rester, avec un gros ventre, signe de leur vice, roses et frais de teint, comme des cochons de lait.

Usez donc largement de la choucroute, qui est d'ailleurs beaucoup mieux digérée que le chou. Les sujets atteints d'entérite s'en trouveront très bien, si surprenant que cela leur paraisse.

Seulement, pour la bien digérer, il faut la manger seule, c'est-à-dire très cuite d'abord, puis réchauffée au bain-marie, humectée d'un peu d'eau, sans l'adjonction du lard, du saucisson, des saucisses, qui la rendent si succulente, mais qui l'infiltrent copieusement de graisse. Quand elle sera bien chaude, glissez-y une noix

de beurre ou de saindoux : enfouissez-y, sur le plat,
une tranche de jambon cuit. Le tout sera parfaitement
supporté. C'est pourquoi la choucroute qu'on sert dans
les brasseries, et qui n'est pas préparée autrement, est
toujours beaucoup mieux digérée que celle qu'on con-
fectionne plus savamment chez soi, à l'alsacienne, en
faisant bouillir, avec elle, pendant des heures, les agréables charcuteries précitées. Ici, il faut choisir entre sa
gourmandise et sa santé. Et je sais bien des braves gens
pour qui il n'est guère de plus angoissant problème.

LA POMME DE TERRE

Il n'y a guère plus d'un siècle et demi que la pomme de terre est entrée dans notre régime régulier, et elle y a cependant pris aussitôt une telle place qu'on se demande comment on pourrait s'en passer aujourd'hui, et même comment nos ancêtres ont pu s'en passer si longtemps. On s'en est bien aperçu pendant la guerre.

Le nom de Parmentier est resté attaché à sa vulgarisation définitive en France. Cependant, on sait qu'elle fut importée de l'Amérique du Sud en Italie vers le milieu du xvie siècle, puis en Angleterre par Walter Raleigh, enfin en Franche-Comté et en Bourgogne, à la même époque, par les Espagnols, mais qu'on la réservait pour la nourriture des bestiaux, parce qu'un fâcheux et solide préjugé faisait croire qu'elle communiquait la lèpre.

La grande idée de Parmentier était de la présenter comme remplaçante du pain, quand la famine vint sévir sous le règne de Louis XVI. En réalité, c'est un rôle qu'elle est tout à fait incapable de remplir. Le pain est un aliment complet, qui nous fournit de l'azote par son gluten, tandis que la pomme de terre ne renferme guère que 2 % d'albumines. Il en faudrait 15 kilos pour constituer la ration quotidienne d'un adulte qui n'aurait pas d'autre nourriture. Elle est d'ailleurs tout à fait impropre à la panification.

Pour dire vrai, c'est un très médiocre aliment. Elle

contient 75 % d'eau et 22 % de fécule. Elle est pauvre en chaux, en chlorures et en phosphore; mais elle renferme 0,6 % de potasse et quelque peu de magnésie : or ceci, vous allez le voir, a son intérêt.

Elle ne saurait donc être consommée seule. Son accompagnement ordinaire est la graisse, qu'elle absorbe comme une éponge : accommodée au beurre, à l'huile, à la crème, au lard, frite surtout, elle acquiert alors, du fait de cette association, une grande valeur nutritive, mais, par contre, devient plus difficilement digestible. Elle exige aussi l'accompagnement du sel, car elle est pauvre en soude, et sa potasse, très abondante, doit s'éliminer sous forme de chlorure de potassium, ce qui nous expose à être quelque peu dépouillés de nos chlorures, si nous n'en ajoutons.

On a pu dire, avec justesse, que la pomme de terre, recherchée par les petites bourses, parce qu'elle ne coûte pas cher, était en réalité un mauvais aliment pour le pauvre et un bon aliment pour le riche. Je m'explique.

Grâce à son gros volume, elle garnit bien l'estomac et calme la faim à bon compte : mais comme elle ne renferme environ qu'un quart d'aliments utiles, — et encore n'est-ce que de la fécule, — elle donne l'illusion de la satiété plutôt qu'elle ne nourrit. Le cornet de frites de la midinette, s'il n'est pas « entouré » de quelque peu de beefsteak, est peut-être, comme on l'a dit, un facteur de tuberculose chez ces enfants, parce qu'à la longue il réalise à la fois une nutrition insuffisante et une détérioration de l'estomac.

De plus, son bas prix est une autre illusion. Les physiologistes, qui ramènent impitoyablement la valeur nutritive d'une substance à un comput de calories, ont calculé, en se basant sur le prix de l'aliment, que

1.000 calories fournies exclusivement par la pomme de terre coûtaient 2 fr. 90 au lieu de 1 fr. 57 pour le pain et 1 fr. 64 pour les pois cassés; — aux prix d'avant-guerre, bien entendu, mais les proportions sont restées les mêmes.

Par contre, la pomme de terre est un précieux aliment des « riches », — le mot étant pris du point de vue physiologique comme du point de vue social.

Elle permet, pour les raisons données plus haut, aux gros mangeurs, de calmer leur appétit sans introduire chez eux un excès de matériaux nutritifs : à ce titre, consommée sans trop de beurre, elle est un adjuvant précieux de la cure d'obésité.

C'est, d'autre part, un des légumes dont la digestion exige le moins d'effort, car la trame cellulosique de ce tubercule souterrain est beaucoup moins résistante que celle des feuilles, des tiges et même des fruits. D'autre part, cette trame protège assez longtemps les grains de fécule qu'elle renferme contre l'action des sucs digestifs, si bien qu'il en parvient une proportion notable dans l'intestin, où ces grains sont précieux pour nourrir les bacilles lactiques qui luttent contre les germes, toujours présents, de la putréfaction : aussi est-ce la meilleure des purées à donner aux entéritiques et doit-elle toujours accompagner les diverses cultures de bacilles lactiques ingérées à titre de traitement.

De plus, par son volume encore, elle tient de la place dans l'intestin, l'oblige à se contracter et, par conséquent, lutte contre sa paresse. Elle est donc utile dans le régime des constipés.

Enfin, sa richesse en sels alcalins la rend non moins précieuse pour le fonctionnement du foie. A ce titre, elle est non seulement bien tolérée par les diabétiques, mais utile pour leur traitement. Elle permet, chez eux, de remplacer le pain, à table. Le docteur Mossé a même imaginé une cure du diabète par les pommes de terre, ce qui est peut-être aller un peu loin. Du moins, elle est incontestablement très favorable aux goutteux et aux arthritiques. Enfin, sa pauvreté en chlorures et l'action spoliatrice que sa potasse exerce sur notre chlorure de sodium naturel lui font attribuer une place importante dans le régime déchloruré, chez les brightiques affligés d'œdèmes.

Mais pour retirer de la pomme de terre tous ses effets utiles, il faut, entre les cent manières de l'accommoder en cuisine, savoir choisir la bonne.

Les pommes de terre bouillies dont on rejette l'eau de cuisson, — où les sels alcalins se sont dissous, — ont ainsi perdu toutes leurs vertus pour les arthritiques et les goutteux. Il faut les faire bouillir, une fois épluchées, et les écraser dans leur eau de cuisson. Il est meilleur encore de les faire cuire au four, de les éplucher ensuite et de les écraser dans un peu de lait bouillant. Cette purée est d'un goût exquis et s'assaisonne aussi bien au sucre qu'au sel. Vous ne connaissez pas la véritable saveur de la pomme de terre, si vous n'en avez mangé sous cette forme. De plus, la cuisson au four a porté la fécule à une température beaucoup plus élevée que la cuisson à l'eau et l'a rendue bien plus facile à digérer.

Rappelons, pour mémoire, le fait bien connu que les pommes de terre germées renferment un poison, la solanine, proche parente de l'atropine de la belladone. Il faut donc rejeter ces pommes de terre, ou tout au moins enlever soigneusement et parfaitement leurs germes : c'est dans ce cas seulement qu'il peut être utile de rejeter l'eau de cuisson des pommes de terre bouillies.

ORANGES ET CITRONS

Parmi les fruits que la nature nous offre si libéralement, et dont l'hygiéniste ne doit pas se lasser de chanter les bienfaits, il faut réserver une bonne place à l'orange et à son jaune frère le citron.

Vraiment, l'orange est un bienfait des dieux. Il faut s'être trouvé dans quelque désert africain, sans autre boisson qu'une eau plus que suspecte, pour comprendre ce bienfait : car l'orange désaltère et son jus est toujours aseptique; et son sucre nourrit. Là où les eaux sont polluées, l'orange rend le même service que le thé en Extrême-Orient, c'est-à-dire l'eau bouillie. Des auteurs très sérieux pensent que la pomme de l'Ida, comme les pommes d'or du jardin des Hespérides, n'étaient que des oranges, et peut-être même aussi la pomme pour laquelle notre mère Ève, par gourmandise, fit perdre à toute sa descendance les joies du paradis terrestre. Rendons-lui grâces au moins d'en avoir sauvé les pépins.

L'orange est le plus sain des fruits à offrir aux enfants, aux convalescents, aux malades même. L'orangeade est le meilleur breuvage que les gens raisonnables devraient réclamer, quand ils ont soif, dans les cafés. Elle est toujours bien tolérée, étant « rafraîchissante et dépurative » au sens ancien de ces mots c'est-à-dire qu'elle est l'amie du rein et du foie. Riche en vitamines vivantes, elle prévient le scorbut chez les voyageurs obligés de se nourrir de conserves, c'est-à-dire d'aliments stérilisés, privés par conséquent de ces vitamines.

Elle prévient de même la maladie de Barlow, autrement dit le scorbut infantile, chez les nourrissons alimentés au lait stérilisé. D'ailleurs, c'est toujours une excellente pratique de donner, à tous les nourrissons, fût-ce aux nouveau-nés, des cuillerées à café du jus d'une orange bien mûre. On prévient ainsi, tout doucement, et sans pharmacie, bien des cas de dyspepsie et de constipation.

Enfin l'écorce d'orange, dont on aura gratté la couche molle et blanche, et qu'on aura fait sécher, sert à préparer à peu de frais une excellente tisane stomachique.

Le citron a des applications plus étendues encore. L'acide citrique, auquel il doit son goût aigrelet, est un des agents thérapeutiques dont les recherches les plus récentes ont le mieux mis le rôle en valeur. On savait depuis longtemps que son emploi était précieux contre le rhumatisme et la goutte. On a même préconisé des cures de citron. Bien que l'acide citrique soit le mieux toléré de tous les acides par l'estomac, — bien mieux que le vinaigre, — il n'en irrite pas moins la muqueuse gastrique, quand les doses en sont trop élevées. Comme il se transforme inévitablement en citrate alcalin dans l'organisme, il est donc beaucoup plus simple de l'administrer de suite sous forme de citrate de soude, sel cristallisé, soluble, et presque sans saveur.

C'est ce citrate de soude, qui fait en effet merveille dans l'arthritisme et la goutte, sans doute parce qu'il facilite singulièrement les fonctions du foie, que l'on trouve toujours altérées dans ces deux maladies.

A ce point de vue, il tend de plus en plus à détrôner le classique bicarbonate de soude, même dans les dyspepsies, parce que son contact avec l'acide chlorhydrique du suc gastrique ne donne pas naissance, comme pour ce dernier, à de l'acide carbonique, lequel a son utilité, il est vrai, chez certains, mais qui est nuisible aux sujets dont l'estomac est déjà rempli de gaz, soit par des fermentations, soit par aérophagie. Le citrate calme les aigreurs et le pyrosis aussi bien que le bicarbonate, sans augmenter ces gaz. Administré aux petits enfants qui rejettent leur lait après la tétée, il apaise l'irritabilité de leur petit estomac, et aussi l'aérophagie qui en est si souvent la cause.

Une fois absorbé, après s'être un peu dépouillé de sa soude dans l'estomac pour fournir du chlorure de sodium, il passe, par l'intestin, jusqu'au foie, où ses propriétés, ai-je dit, sont merveilleuses. C'est le meilleur agent à employer pour prévenir la « crise hémoclasique », c'est-à-dire la dislocation des éléments du sang, que l'on observe chez tant de sujets, au foie insuffisant, quand les éléments nutritifs, fournis par un repas, mal transformés par ce foie médiocre, se mêlent, dans la veine sus-hépatique, au sang normal : il semble alors que le sang se trouble comme l'eau d'une rivière limpide à l'endroit de l'apport de l'égout d'une usine. Les globules blancs diminuent de nombre : le sérum n'a plus la même transparence, et surtout il est devenu plus épais, plus visqueux. Cette viscosité, qui est d'ailleurs momentanée, empêche le sang de circuler facilement dans les plus ténus de nos vaisseaux capillaires. Et de là résultent maints petits symptômes fâcheux que les insuffisants du foie, — qui sont légion après la quarantaine, — éprouvent au cours des heures qui suivent un repas : engourdissement des extrémités, maux de tête, somnolence par anémie cérébrale, etc. L'absorption de 2 à 4 grammes de citrate de soude avant ou après le repas peut prévenir tous ces ennuis.

Cette action bienfaisante du citrate sur la viscosité sanguine est utilisée par ailleurs pour rendre le sang moins coagulable, et c'est grâce à lui qu'a pu être rendue pratique la transfusion du sang, dont nous ne sommes plus à compter les bienfaits. (Voir vol. II, p. 106.) Au cours de beaucoup de maladies infectieuses, cette fluidification du sang, obtenue grâce au citrate, — pris par la bouche ou injecté dans les veines, — a rendu de signalés services, dans la pneumonie surtout, où le sang, circulant mieux dans les capillaires, dégorge les régions congestionnées. On a même employé le citrate pour arrêter les hémorragies, ce qui paraît un peu paradoxal, puisqu'il est anticoagulant : pourtant les faits sont là, et l'on sait aujourd'hui que les injections intra-veineuses de citrate de soude sont un des meilleurs moyens à employer pour arrêter les hémoptysies, les hémorragies du poumon ou de l'intestin, fussent-elles dues à la tuberculose ou au cancer, et aussi celles des fibromes.

Le jus de citron jouit des mêmes propriétés, mais à un degré moindre, parce que son acidité ne permet pas, sans dommage pour l'estomac, d'en administrer des quantités aussi fortes qu'avec l'inoffensif citrate de soude qui en est l'exact équivalent. Tout de même la citronnade est une excellente boisson pour les malades et, employée chaude, bien sucrée, elle représente le meilleur liquide à recommander à beaucoup de dyspeptiques pour boire aux repas, en attendant qu'ils puissent de nouveau accepter le vin.

Ce qui semble singulier, c'est que cette cure de jus de citron, malgré l'acidité du produit, est, en réalité, une cure alcaline, car le citrate de soude, une fois dans la circulation, est brûlé par l'oxygénation du sang et aboutit, finalement, à du carbonate. Ainsi s'expliquent les bons résultats qu'on lui a reconnus de tous temps dans la goutte, et qui valent ceux de bien des cures alcalines classiques.

L'ASPERGE

Voici un agréable légume de saison, dont l'usage, si je crois ce que l'on m'en dit, paraît troubler quelques consciences. L'asperge est-elle saine ou malsaine? Telle est la question que bien des gens se croient autorisés à poser au médecin qu'ils rencontrent à table, et qui préférerait de beaucoup qu'à ce moment on le laissât dîner en paix.

Malsaine? S'il en était ainsi, on s'en serait aperçu, depuis des siècles que tant de peuples s'en régalent au printemps. L'analyse chimique n'y a fait découvrir aucun produit nocif. L'asparagine, à laquelle elle a fourni son nom, est un glucoside très banal, qu'on rencontre dans la racine d'une foule d'autres plantes, parfaitement inoffensives, et qui ne paraît douée d'aucune action bien définie. On la dit diurétique et sédative du cœur. Broussais et Frédéricq affirment que la décoction ou le sirop d'asperges calment les palpitations (?). C'est douteux; et d'ailleurs, sur ce point, nous avons mieux. Toutefois le Codex continue de faire figurer la racine d'asperge dans le « Sirop des cinq racines », inscrit ici comme diurétique. Je crois vous avoir déjà dit que, parmi nos végétaux, rien ne vaut, pour cet effet spécial, le vulgaire oignon cru.

Au vrai, l'on a été tenté de supposer à l'asperge une action particulière sur l'appareil urinaire, tout simplement parce que chacun sait qu'après son usage, le récipient où se recueillent nos épanchements s'emplit d'un parfum plutôt fâcheux. Ce n'est plus « le vase où meurt cette verveine... ». Comme l'asperge qu'on mange n'offre aucun goût de ce genre, il a bien fallu admettre qu'il se passait, à ce propos, quelque chose dans le rein. C'est exact, d'ailleurs, mais cela ne prouve rien quant à un effet physiologique quelconque. L'essence de térébenthine, une fois ingérée par la bouche ou simplement par inhalation dans un appartement fraîchement peint, subit, elle aussi, une réaction parfumée, — plus agréable, il est vrai, — mais qui ne s'accompagne d'aucune action sur les voies urinaires, sinon un léger pouvoir désinfectant et anticatarrhal, que l'essence possédait déjà auparavant, et qu'elle traduit aussi bien du côté des bronches, en dehors de toute réaction odorante.

Le plus curieux, c'est que les chimistes ignorent encore quel est le principe qui, dans l'asperge, subit cette transformation, bien qu'ils aient eu plusieurs fois la curiosité de le rechercher. Ce n'est certainement pas l'asparagine. C'est, pense-t-on, un produit volatil, — naturellement, — mais qu'on n'a jamais pu isoler : la chose ne présente vraiment pas assez d'intérêt pour qu'on insiste.

D'ailleurs, il faut bien distinguer entre la véritable racine d'asperge, la « griffe », qui est le produit mentionné au Codex et qualifié de diurétique, — et le bourgeon verdâtre, écailleux, qui surmonte les tiges aériennes jeunes et qui est la seule partie comestible. C'est celle-là seule qui nous intéresse, du point de vue de l'hygiène alimentaire.

On y trouve des albumines, du type « nucléine », c'est-à-dire des « purines », cousines germaines de l'acide urique. Et cela suffit pour qu'il soit de tradition de défendre les asperges aux goutteux, qui n'ont point besoin qu'on augmente leur ration sur ce chapitre. On peut retenir cette indication, tout en remarquant que l'asperge renferme, de ces produits, une quantité tellement minime, qu'il faudrait vraiment faire un abus quotidien de ce doux légume pour qu'un goutteux en éprouvât des effets fâcheux. En eût-il consommé deux fois par jour pendant toute la saison, que cela ne lui fournirait jamais autant de purines qu'en renferme une simple tranche de foie de veau, un ris de veau ou un plat de rognons de bœuf.

Au total, les auteurs ne sont guère d'accord sur ce qu'il faut penser des effets de l'asperge sur le rein. Elle est un peu diurétique, et, par là, peut provoquer la mobilisation de graviers ou de calculs chez les infortunés qui en possèdent : elle ne fait guère apparaître la gravelle, contrairement à ce que pensait Van Helmont, que chez ceux qui étaient déjà gravelleux. Mais d'autres ont prétendu qu'elle diminuait au contraire la secrétion urinaire et irritait quelque peu le tissu rénal, d'où est née son interdiction, sur quelques ordonnances, aux sujets pourvus de reins fragiles, tels qu'en possèdent les albuminuriques.

Résumons-nous. Mangez des asperges sans crainte, si vous êtes bien portants. Goutteux, albuminuriques, infectés chroniques de la vessie, usez-en avec plus de modération, par prudence, à tout hasard, et suspendez son emploi au moindre effet fâcheux, celui-ci ne pouvant être bien grave, si même il se produit jamais.

Et si vous voulez contrebalancer l'effet regrettable de l'odeur que vous savez, absorbez après le repas une capsule d'essence de térébenthine ou de terpinol. Cela ne fera pas encore de votre vase une cassolette, mais du moins l'odeur en sera beaucoup moins caractérisée.

LES FRAISES

Bien souvent, je vous ai dit le rôle précieux que nos amis les fruits pouvaient jouer dans notre hygiène. Parmi eux, les fraises méritent une place à part, car non seulement elles sont salutaires, mais, à l'occasion, elles font preuve de vertus médicatrices. Profitez de leur présence en ce moment, qui ne va pas durer, pour en faire un large emploi à vos repas.

Les fraises sont, en effet, de tous nos fruits, les plus riches en sels alcalins, en chaux et en phosphates. Peut-être parce qu'elles poussent tout près du sol, elles semblent, emmagasiner plus richement les éléments minéraux solubles de celui-ci que les produits de nos arbres fruitiers. Elles renferment du fer, — 0,05 %, — proportion non négligeable, car c'en est assez pour faire noircir un peu, à leur contact, les vins riches en tanin ; mais surtout c'est du fer assimilable directement, et même associé ici à des traces de manganèse, ce qui leur permet de rivaliser avec les meilleures préparations ferrugineuses pharmaceutiques. Il y a d'ailleurs longtemps que nos pères avaient reconnu leurs vertus chez les anémiques.

Déjà sa richesse en sels alcalins rend la fraise précieuse aux rhumatisants et aux goutteux. Le bon Linné voyait en elle le meilleur remède de la goutte. Ce n'est que plus tard que l'on a compris pourquoi.

Elle renferme, en effet, un certain éther méthyl-salicylique, prêt à se transformer en salicylate alcalin;

et vous savez les bons effets de celui-ci dans le rhumatisme et dans la goutte. Elle peut même en renfermer en telle quantité qu'un grand épicier parisien se vit un jour l'objet de poursuites parce qu'un expert en avait trouvé dans ses confitures une proportion qui fut jugée invraisemblable, et supposée ajoutée là à titre de « conservateur » prohibé.

Donc, rhumatisants et goutteux, usez largement des fraises à tous vos repas, pendant la saison, et adoptez de temps en temps la confiture de fraises pour le reste de l'année. Choisissez, de préférence, les petites fraises parfumées de nos bois, leur parfum étant précisément en rapport avec le précieux éther susnommé : nos variétés de cultures, plus somptueuses et plus charnues, mais plus fades, ne les valent pas à ce point de vue.

Ajoutons que le sucre des fraises est du lévulose, c'est-à-dire un sucre sans danger pour les pauvres diabétiques. Ceux-ci, qui sont tous arthritiques par surcroît, sont donc autorisés, présentement, à s'en fourrer jusque-là, — sans adjonction de sucre en poudre, bien entendu.

Enfin, les petits grains qui couvrent la fraise et qui sont les véritables fruits du fraisier, — la partie comestible n'étant, botaniquement parlant, qu'un *réceptacle* charnu, — ces petits grains, ou *akènes*, traversent tout le tube digestif sans s'altérer, à la manière d'un sable qui gratterait ses parois, l'exciterait, bref combattrait sa paresse, autrement dit la constipation. Brunton a retrouvé de ces akènes en grand nombre aux alentours des habitations lacustres préhistoriques, d'où il a tiré des conclusions intéressantes quant au grand usage que nos ancêtres faisaient déjà des fraises, et aussi quant à leurs procédés un peu primitifs de voirie.

Anémiques, rhumatisants, diabétiques, constipés, voilà donc un lot important de clients pour ces **fruits admirables**, sans parler des simples gourmets.

Il y a cependant quelques ombres à ce tableau. Certains dyspeptiques digèrent mal les fraises : les anciens les déclaraient « froides à l'estomac », et de là vint l'usage de leur associer, à table, le vin sucré, usage immémorial et d'ailleurs logique, puisqu'il peut atténuer, en quelque mesure, ces effets. Ainsi en va-t-il, vous le savez, pour le melon. Ce qui n'est plus **logique** du tout, c'est de les consommer glacées et surtout **mêlées** de crème. C'est délicieux, évidemment; mais rien ne peut aggraver davantage l'indigestibilité de la fraise, si toutefois elle existe, et c'est là un régal qu'il faut réserver aux estomacs robustes et n'ayant peur de rien.

De plus, l'acide salicylique mentionné plus haut, s'il est précieux pour certains, est mal supporté par d'autres, dont le foie et les reins ne sont pas sans reproches. En pareil cas, on peut voir apparaître de l'urticaire et, chez les titulaires d'eczémas et de prurigos, une certaine réactivation de leurs lésions. L'urticaire dû aux fraises est assez répandu : il trahit souvent un certain degré d'insuffisance hépatique ou rénale, ou tout simplement un de ces singuliers cas d'*anaphylaxie* alimentaire (voir vol. III, p. 33), comme on en observe pour les œufs, le poisson et quelques autres aliments : en pareil cas, le sujet ainsi *sensibilisé*, par malchance, à leur endroit, est condamné à s'en abstenir pendant toute sa vie.

Devant nos compotiers appétissants où s'échafaudent en agréables pyramides les fraises délicieuses, il faut plaindre sincèrement ces pauvres gens, leur cas étant sans remède.

Et je vous aurai tout dit quand j'aurai ajouté qu'avec les feuilles, et surtout la racine (plus exactement le rhizôme) du fraisier, on peut préparer une infusion, ou une macération alcoolique, riche en tanin, qui constitue un remède très vanté jadis contre certaines diarrhées, propriété exactement inverse de celle que j'ai signalée dans les fruits. Ici, vous le voyez, comme souvent ailleurs dans la nature, les extrêmes ou plutôt les contraires se touchent.

LE MIEL

Voici encore un élément important du régime habituel de nos ancêtres, auquel nous ne réservons plus, sur nos tables, la place qu'il mérite. Je vous ai déjà signalé la chose quand j'ai parlé ici du sucre et de l'abus qu'on en fait, en risquant cette hypothèse que c'est peut-être du côté de ces profondes modifications de notre régime quotidien, — abus du sucre, de la viande, du sel, sans parler de la suppression du jeûne et des purgations périodiques, — qu'il conviendrait de rechercher les causes mystérieuses du développement considérable, à otre époque, de certaines maladies de la nutrition, et même d'autres encore, qui paraissent dépendre de celles-ci. Beaucoup de ces maux paraissent avoir affligé nos anciens à un bien moindre degré que les générations actuelles, si même ils les ont connus. Or, tout aussi friands que nous, ils ne connaissaient d'autre matière sucrée que le miel, et plus tard l'honnête canne à sucre. C'est toute une grave question, et qu'on est très légitimement en droit de se poser, de savoir si la vulgarisation extrême du sucre, par son extraction de la betterave, n'a pas été un facteur de dégénérescence pour la race.

Sans doute l'abandon du miel pour le sucre n'est pas, à lui seul, responsable de tout cela, et je ne prétends point à en faire une panacée. Il mérite cependant qu'on lui consacre quelques lignes.

Ce délicieux produit de nos abeilles affairées, choisi de tous temps comme symbole de la douceur, n'est pas un aliment, à proprement parler. Il ne renferme qu'une minime proportion de principes azotés (7 %), moins encore de sels minéraux (2,50 %) et point du tout de graisses, la cire ayant accaparé tous les hydrates de carbone du produit. Si les abeilles en font le lait nourricier de leur progéniture, c'est que celle-ci n'a pas les mêmes exigences que les petits des mammifères.

C'est donc par son sucre que le miel est intéressant pour nous, par ses sucres plutôt, et surtout par leur diversité. Il en renferme, en effet, plusieurs types : saccharose, glycose et lévulose.

Le premier, qui correspond à notre sucre de canne ou de betterave, s'y trouve en très faibles proportions. Et c'est déjà pour notre organisme un très grand avantage, car le saccharose est le sucre qui exige, dans notre intestin, le travail le plus complexe pour être rendu assimilable; et ce n'est pas sans raison, répétons-le encore, que l'hygiéniste est porté à tenir pour suspecte cette fatigue d'une fonction chez les personnes qui font vraiment abus du sucre. Le saccharose reste toujours interdit aux diabétiques.

Le glycose, par contre, est déjà beaucoup plus aisément assimilable. Les petits nourrissons alimentés au lait de vache, — qu'il est nécessaire de sucrer parce que sa teneur naturelle en lactose est trop faible pour l'organisme humain, — sont très améliorés, lorsqu'ils présentent des signes de dyspepsie intestinale ou hépatique, si l'on sucre leur lait avec du glycose au lieu de sucre ordinaire. Il y a là une indication significative.

Quant au lévulose, c'est mieux encore. Non seulement il est aisément assimilé, puisqu'il se présente *inverti* à l'avance, mais le réactif que nous invoquions tout à l'heure, je **veux** dire la tolérance par le diabétique, lui est nettement favorable. Le lévulose n'augmente pas la glycosurie urinaire, et M. Rathery n'hésite pas à le permettre, et au besoin à le prescrire, chez les diabétiques. Si c'était là le seul sucre que renferme le miel, celui-ci pourrait être permis à ces infortunés sans aucune restriction. On peut du moins retenir de ceci qu'ils peuvent en user, avec modération, sans grands risques, et c'est déjà beaucoup pour ceux à qui la suppression absolue de toute matière sucrée apparaît comme insupportable. L'eau miellée, avec addition de jus de citron, constitue pour eux une boisson très acceptable.

Le miel jouit, en outre, de propriétés légèrement laxatives, qui ont leur valeur et qui trouvent souvent leur emploi. Elles sont surtout le propre des miels au teint le plus foncé. Pour celui qui adopte, comme menu de son premier déjeuner du matin, des tartines de pain frais bien grillées, recouvertes d'une bonne couche de miel et accompagnées de fruits frais et d'une tasse de café très chaud, la constipation n'est bientôt plus qu'un mythe, surtout s'il se livre ensuite à quelques utiles exercices gymnastiques capables de réveiller ou d'entretenir la contractilité de sa paroi abdominale, — à moins, bien entendu, qu'il n'existe des ptoses viscérales trop anciennes et trop accentuées. Ajoutons que le miel paraît avoir, en outre, une certaine action contre les fermentations intestinales, ce qui est ici tout bénéfice.

Peut-être doit-il cela aux essences qui le parfument, les essences étant les plus précieux et les mieux tolérés des antiseptiques. L'abeille, vous le savez, les extrait des fleurs sur lesquelles elle butine et qui, selon leurs espèces, communiquent au miel les parfums les plus divers. Les Grecs nous ont-ils assez vanté les vertus du miel de l'Hymette, dont les dieux eux-mêmes ne dédaignaient pas de faire provision, tant ils partageaient, pour leur hygiène digestive, les goûts de ces vantards d'Hellènes. Vénus et Junon, qui eurent tant de faiblesses humaines, en avaient peut-être, dont on ne nous a rien dit, du côté que vous savez. Comme on le voit, l'exemple vient de haut.

Nous avons d'ailleurs chez nous des miels excellents, provenant du Gâtinais et du Narbonnais, dont le parfum peut rivaliser avec celui du produit de l'Hymette (j'avoue que, simple mortel, j'en ai goûté, à Athènes, et qu'il m'a paru ne rien offrir d'extraordinaire). Toutefois, il ne faut pas que les abeilles qui, comme le poète, font du miel avec toutes les fleurs, et à qui les connaissances botaniques paraissent indifférentes, s'attardent trop sur l'euphorbe ou le datura, ce que les consommateurs de miel apprennent trop tard. Dans nos climats, on en est quitte pour quelques coliques. Les Grecs — encore ! — au dire de Xénophon, connurent par ce moyen de véritables empoisonnements au cours de la retraite des Dix Mille.

Ajoutons que l'eau miellée était la tisane universellement prescrite aux fiévreux par les médecins du temps jadis; on aurait avantage à la ressusciter et à la donner aussi aux enfants dont l'intestin est paresseux.

Et je ne parle pas de l'hydromel, autre régal des dieux. Que ces dieux étaient gourmands ! Ce n'est que de l'eau miellée, à 12 % de miel, ayant subi une fermentation alcoolique naturelle. Elle a encore ses amateurs. Comme boisson alcoolique, nous avons mieux; mais elle passe pour rafraîchissante, dans tous les sens du mot.

VISITER LES MALADES

Il s'agit d'un des plus anciens et des plus touchants préceptes de la charité. Les malades, comme les pauvres, étaient, aux yeux de l'Église, des disgraciés, privés du plus précieux des biens, et auxquels il convenait que les bien portants, de même, qu'ailleurs, les riches, vinssent apporter le réconfort dont ils disposaient, pour tâcher, chacun selon ses moyens, à rétablir dans le monde cet équilibre, cette justice, qui sont ce qu'il y a de plus pur dans les conceptions de l'esprit évangélique.

Seulement il est plus facile de partager avec autrui notre bourse que notre santé. Pratiquement, ce que conseillait la pieuse formule, c'était d'apporter, au chevet de ceux qui souffrent, des paroles de consolation, et surtout, si la misère était un obstacle au retour de la santé, les soins, quand ils manquaient, les médicaments qu'on ne pouvait payer, des aliments, quelque argent aussi, pour assurer des visites médicales suffisantes.

A cette forme de la charité, la matière ne manquait pas, jadis. Les hôpitaux étaient rares, et des épidémies, périodiquement, jonchaient de grabats les villes et les villages : les incurables, ou jugés tels, étaient abandonnés à leur malheureux sort.

L'assistance aux malades a fait, de nos jours, d'assez sérieux progrès pour que l'exercice de cette vertu soit devenu d'une application plus restreinte. Ce genre de visites, en fait, au village ou dans les faubourgs, s'adresse plus à la pauvreté qu'à la maladie. Pourtant, le spectacle de la souffrance humaine apparaîtra toujours, aux âmes hautes, comme la plus admirable école de la pitié et de la solidarité.

Les visites aux malades des hôpitaux, que de charitables personnes continuent de s'imposer, peuvent, si elles sont faites avec tact, être du plus heureux effet pour l'apaisement social; et les paroles de réconfort qui y sont prononcées peuvent faire, à celui qui explore son propre cœur pour en trouver la source, autant de bien qu'au malheureux à qui elles s'adressent.

Les visites au domicile du malade prennent un caractère d'assistance beaucoup plus précis. Je parle, bien entendu, du malade pauvre qui, pour quelque raison, n'a pu trouver place à l'hôpital, où il serait préférable qu'il eût été transporté. Notre organisation hospitalière, sans cesse en développement, en a beaucoup restreint le lot, mais qui restera toujours trop nombreux. Ce sont : les tuberculeux qui n'ont pas pu être admis dans un sanatorium (nous ne disposons pour eux, en France, que de quelque vingt mille lits, y compris les hôpitaux marins pour enfants), — les malades « chroniques » de toutes sortes, — les cancéreux incurables, — les vieillards impotents, — les convalescents, etc. Nos hôpitaux, sauf quelques rares services spéciaux, sont bien obligés de réserver d'abord leurs ressources aux cas aigus, capables d'une guérison plus ou moins prompte, et ne risquant pas d'accaparer trop longtemps un lit.

Ici, la visiteuse peut remplir un rôle social de premier plan, s'ajoutant à l'action morale que j'évoquais tout à l'heure; c'est en complétant le rôle du médecin par l'amélioration du milieu dans lequel le malade a souvent contracté son mal et où celui-ci s'entretient. Son arrivée doit être celle d'une bonne fée, qui, si elle ne transforme pas, comme dans les beaux contes, un taudis en palais, doit tout au moins le rendre habitable, dans ces circonstances imprévues.

Il faut qu'elle soit la « fée de l'hygiène ». Sa charité ne doit pas se borner à procurer maints ustensiles, à l'usage spécial des malades, qui peuvent rendre la vie de ceux-ci moins pénible et dont le prix est souvent au-dessus de leurs moyens, à envoyer du charbon, des couvertures, du linge, des vivres, des douceurs, des livres même. La visiteuse, si elle comprend son rôle dans le sens le plus large, le plus pratique aussi, si elle sait, comme il convient, « marcher avec son temps », doit, aujourd'hui, aller plus loin. Il lui appartient de faire régner, dans le logis, non seulement la propreté, mais la salubrité, deux puissants facteurs de la guérison. Sans doute, le médecin, au cours de ses visites, a déjà fait, à ce sujet, les prescriptions générales nécessaires. Il faut veiller à ce qu'elles soient mises en pratique et entrer soi-même dans le détail de leur application, vaincre surtout les objections qui les font apparaître comme irréalisables aux humbles, s'ils comprennent difficilement qu'il faille apporter un changement à leurs habitudes, montrer comment on aère une pièce sans refroidir le malade, comment on l'installe dans son lit avec intelligence, en glissant, sous le matelas, des planches ou une porte pour empêcher celui-ci de s'effondrer à la longue, comment on règle la nature et le rythme de ses repas au mieux de ses digestions, comment on peut lui donner, dans son lit, des soins complets de propreté, trop souvent négligés. Il y a tant de préjugés à combattre sur ce point !

Elle peut encore se rendre utile en effectuant elle-même les pansements des malades chroniques, en y apportant une connaissance des règles de l'antisepsie, que l'entourage méconnaît généralement, et, tout au moins, si ces pansements sont trop fréquents, éduquer convenablement, à ce point de vue, cet entourage. Elle doit se faire, en un mot, infirmière volontaire.

Enfin, et surtout, elle doit, lorsque la contagion est possible, faire une soigneuse éducation des hôtes du logis, quant aux occasions de cette contagion, en entrant dans les mille petits détails familiers qui compléteront les renseignements généraux donnés par le médecin. A l'heure de sa visite, celui-ci a trouvé la vie de la maison momentanément suspendue par elle. C'est à la visiteuse, mêlée ensuite à cette existence, qu'il appartient de découvrir les imprudences insoupçonnées, les fautes inavouées, et aussi d'assurer, dans leur pratique courante, la réalisation de ces prescriptions médicales. C'est tout cela qui se fait, tout naturellement, dans les hôpitaux, où le personnel est spécialement éduqué; c'est tout cela qu'il faut réaliser dans la chambre du malade, avec bien plus de difficultés, car le logis, en général, ne s'y prête guère. Il faut se montrer ingénieux, persuasif, patient surtout... En vérité, le rôle social de la visiteuse peut être admirable.

D'ailleurs, ce n'est pas d'aujourd'hui que l'on s'en est aperçu. Les dispensaires antituberculeux ont groupé autour d'eux des dames visiteuses bénévoles qui, dûment éduquées par les médecins de ces institutions, vont au domicile des malades s'assurer que toutes les prescriptions de l'hygiène y sont remplies, tant au point de vue du malade lui-même que de celui de son entourage, particulièrement en ce qui concerne la désinfection. L'Association franco-américaine contre le cancer a organisé un service semblable de dames visiteuses, qui se rendent au chevet des cancéreux, donnent des conseils utiles, organisent la prophylaxie, service dirigé par Mme Hartmann, la femme du distingué chirurgien. Le Ministère de l'Hygiène a créé depuis peu, lui aussi, des équipes de visiteuses professionnelles, qui rendent les plus grands services, et dont les médecins ne demandent qu'à se louer, tant que ces services ne sortent pas du domaine auquel ils doivent se restreindre et qui est déjà suffisamment étendu.

Des écoles ont été créées pour l'instruction technique de ces dames visiteuses professionnelles. Rien n'empêche les personnes de bonne volonté qui estiment, dans leur conscience, que leur geste ne doit pas seulement être beau, mais utile au maximum, de faire un stage volontaire dans quelqu'une de ces écoles. Il n'est pas de plus noble emploi des loisirs des personnes qui veulent réellement faire le bien.

Elles y apprendront certaines choses aussi, qui ne sont pas sans applications, même dans des milieux supposés moins ignorants, je veux dire les précautions à observer, lorsqu'on s'en va, à titre de courtoisie, visiter, non plus des logis de pauvres, mais des malades appartenant à la famille ou aux relations : c'est de ne rester que peu de temps à leur chevet, pour ne pas les fatiguer, de ne jamais séjourner en trop grand nombre à la fois dans la chambre, pour ne pas leur confisquer trop de leur oxygène; c'est encore de prendre, chez un grippé, par exemple, les mesures propres à éviter à soi-même la contagion, en s'écartant de lui quand il tousse, en ne touchant ni ses mains, ni ses draps (sur lesquels il a toussé, peut-être), à se laver les mains en rentrant chez soi, à désinfecter les livres qu'on lui aura prêtés, etc. Il y a là une foule de détails à connaître, dont bien des gens du monde pourraient faire leur profit pour eux-mêmes et pour l'éducation de leur entourage.

Les visiteuses d'aujourd'hui ne doivent pas se contenter d'être édifiantes à la manière de sainte Élisabeth de Hongrie : il faut qu'elles se transforment en missionnaires, en missionnaires de l'hygiène. Et, si rare que cela devienne, elles peuvent même fort bien y rencontrer encore l'honneur du martyre.

LA PHARMACIE DE FAMILLE

On me conta, un jour, en province, qu'un bourgeois distingué de la ville, recevant une amicale visite de son médecin, qui le félicitait pour sa bonne mine, le conduisit vers une vaste armoire de son appartement, où il lui montra, bien rangées, intactes, leur goulot garni de son bouchon, des ficelles et des cachets rituels, toutes les fioles de médicaments qui lui avaient été prescrites depuis plusieurs années, et dont il avait religieusement fait emplette, mais sans jamais s'en servir... « Voilà, Docteur, lui dit-il, le secret de ma bonne santé. »

En réalité, mon bonhomme, qui payait les ordonnances de son médecin sans les suivre et achetait les potions prescrites sans les avaler, pensait sans doute calmer sa conscience en versant ainsi un tribut à quelque dieu inconnu, auquel il croyait peu, tout en le redoutant (1). Cela s'est vu pour d'autres dieux. Et la dernière parole de Socrate mourant fut qu'on n'oubliât point le coq promis à Esculape, admirable exemple du respect accordé, dans ces temps lointains, par les honnêtes gens, au chapitre des honoraires.

Au fond, le public en veut à la médecine de ne

---

(1) Mme du Deffand disait pareillement : « Je ne crois pas aux spectres ; mais j'en ai peur tout de même. »

pas être une science exacte, en quoi il se trompe. Science exacte, elle l'est, et chaque jour de plus en plus, introduisant la « mathématique » dans toutes ses méthodes d'examen, substituant, partout où elle le peut, le chiffre à l'adverbe, qu'il s'agisse de mesurer le degré de la fièvre, de compter les battements du pouls, d'évaluer la tension artérielle, de calculer le nombre des globules sanguins, d'apprécier la viscosité sanguine, de prendre des graphiques, des calques, d'enregistrer des courbes, de doser, dans les laboratoires, par kilo de chair vivante, la dose utile ou toxique d'un médicament...

Mais cette science exacte diffère des autres en ce qu'elle ne s'exerce pas, comme elles, sur de la pierre, du bois ou du métal, mais sur des corps vivants, dont chacun apporte, devant le même mal ou le même agent curateur, ses réactions particulières, différentes de celles de son voisin. Les phénomènes propres à la matière vivante, on aura beau les serrer d'aussi près que l'on pourra, on aura toujours devant soi, au fond du tableau, cette grande inconnue qui s'appelle la vie. On l'a définie « l'ensemble des forces qui nous font résister à la mort », ce qui n'est guère que poser le même problème en termes différents, puisqu'on peut aussi bien dire que la mort est la cessation de la vie, par quoi l'on voit que M. de la Palisse fait toujours autorité.

Le biologiste, avec son microscope, est l'astronome d'un monde aussi infini que le ciel, où les astres générateurs des gravitations moléculaires resteront toujours invisibles. Il sait bien qu'il faut soigner le « malade » autant que combattre la maladie, et que les malades sont infiniment divers. Une ordonnance bien faite n'est valable que pour tel sujet et pour tel moment, et ne saurait pas plus être « prêtée » à un ami, qu'un vêtement fait sur mesure, avec la prétention que l'ami sera ainsi fort bien habillé.

Et ceci me ramène à mon armoire, puisque c'est d'armoire que j'ai dessein de vous parler.

Elle existe dans chaque famille, cette armoire, où l'on conserve les fioles entamées, les vieilles boîtes de pilules, de cachets, etc. A l'inverse de mon personnage sceptique et un peu outrecuidant de tout à l'heure, on en a fait usage, puis on les a gardées précieusement, par un sentiment où je ne chercherai pas à démêler la part du respect et celle de l'économie. On les collectionne pour soi et pour les siens, afin de les utiliser *proprio motu*, quand se représentera une occasion semblable à celle qui les a fait apparaître, ou du moins que l'on croit telle. Et c'est là qu'est l'erreur dangereuse.

Il n'y a pas de traitement efficace sans un bon diagnostic de l'état actuel du malade, et ce diagnostic, l'homme de l'art, comme on dit, seul peut le faire, et parfois non sans peine. Il est vraiment étrange que des gens qui se croient sensés et qui, pour réparer leur montre de prix ou leur automobile de marque, n'oseraient pas s'en charger et n'admettraient pas que le premier venu s'offrît à en tripoter les rouages, qui, pour défendre leurs intérêts menacés, n'hésiteront pas à consulter un bon avocat, acceptent cependant fort bien, lorsqu'il s'agit de leur santé, qu'un parent, un ami, un voisin, leur fasse avaler une drogue qu'il a vu réussir chez autrui dans un cas qu'il suppose identique, sans en rien savoir, ou s'en vont d'eux-mêmes à la fameuse armoire dénicher quelque « reste » qu'on n'a pas voulu laisser perdre...

Le vieux professeur Bouchardat avait coutume

de dire que l'innocent sirop de capillaire, où il n'y a guère qu'un peu d'opium, avait tué plus d'enfants que n'importe quel poison, parce que, dans les familles, on le donnait à tout enfant qui toussait, comme une panacée certaine, sans rechercher si cette toux ne cachait pas une broncho-pneumonie commençante, qui évoluait ainsi sans traitement convenable, jusqu'au moment où le médecin, enfin prévenu, arrivait trop tard pour sauver l'enfant.

Ne conservez donc pas vos vieilles fioles et ne vous désolez pas si leur étiquette ne porte que le chiffre du répertoire du pharmacien, sans vous rappeler, autant que vous le voudriez, la composition du remède ni sa destination. Bien des gens sont morts de la grippe, qui s'étaient spontanément bourrés d'aspirine sans savoir si leurs reins n'étaient pas touchés, n'étaient pas devenus incapables d'une élimination normale, et qui se sont simplement empoisonnés. D'autres sont morts également pour avoir, au cours d'une intoxication, arrêté, à force d'élixir parégorique, leurs douleurs d'entrailles et aussi la diarrhée qui allait les libérer de leur poison.

C'est dans l'intérêt même des malades qu'il est prescrit aux pharmaciens de ne pas renouveler l'exécution des vieilles ordonnances, si le médecin ne l'a pas formellement, et par avance, spécifié. Je sais fort bien qu'on nous attribue parfois, lorsque nous parlons ainsi, une préoccupation intéressée. Tout de même, quand il s'agit de votre santé et peut-être de votre vie, c'est plutôt des ruses de la maladie qu'il serait sage de se méfier.

En rentrant de vacances et en rangeant vos armoires, jetez-moi toutes ces vieilles fioles, dont beaucoup seront gâtées, ou peut-être même, grâce à des réactions chimiques intérieures, et avec le temps, seront devenues dangereuses, dont toutes resteront des inconnues redoutables.

N'y conservez, — car il est tout naturel qu'on soit armé sommairement pour un accident subit, un malaise déjà éprouvé et d'une bénignité reconnue, ou un accident nocturne, — n'y conservez donc, en dehors des médicaments que votre médecin vous aura lui-même prescrit de garder à votre disposition, tout en en spécifiant l'opportunité et le mode d'emploi, qu'un peu d'alcool et de teinture d'iode pour désinfecter une plaie, de l'antipyrine pour arrêter, en usage externe, un saignement de nez ou une petite hémorragie, un peu d'aspirine, de quinine ou de pyramidon en cas de névralgie, un peu d'élixir parégorique pour calmer provisoirement une colique, d'ipéca pour faire vomir en cas d'empoisonnement, ou de bicarbonate de soude pour enrayer une crampe d'estomac. Ajoutez-y un petit matériel de pansement bien aseptique, en paquets neufs et bien clos. Tout le reste n'est que chances d'erreur et que présomption, ou, si vous le préférez, pistolets chargés entre des mains d'enfant.

TABLE DES MATIÈRES

Paris. — Imp. Paul Dupont (Cl.).27.1.25.

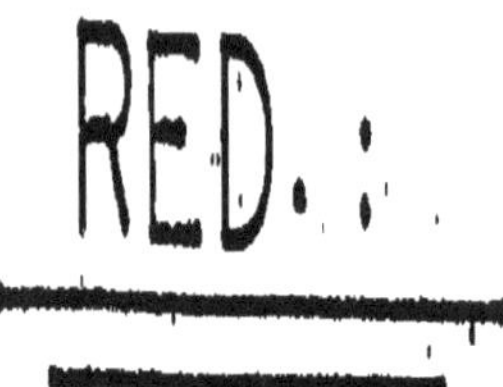

RED.:

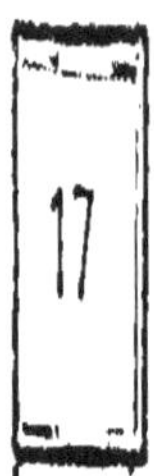

17

MIRE ISO N° 1
NF Z 43-007
AFNOR
Cedex 7 – 92080 PARIS-LA-DÉFENSE
graphicom
379.69.70

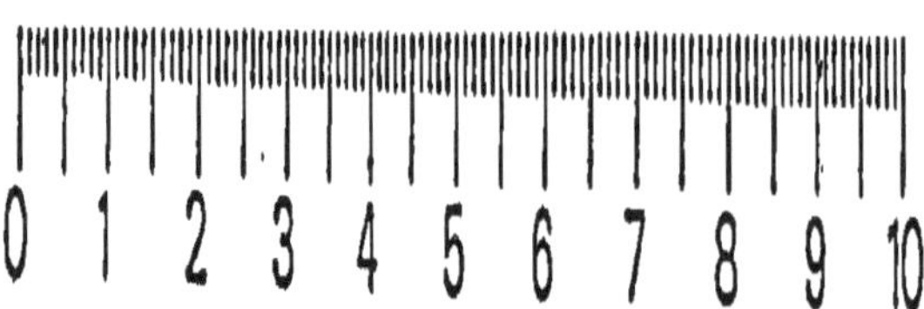

0 1 2 3 4 5 6 7 8 9 10

BIBLIOTHEQUE

NATIONALE

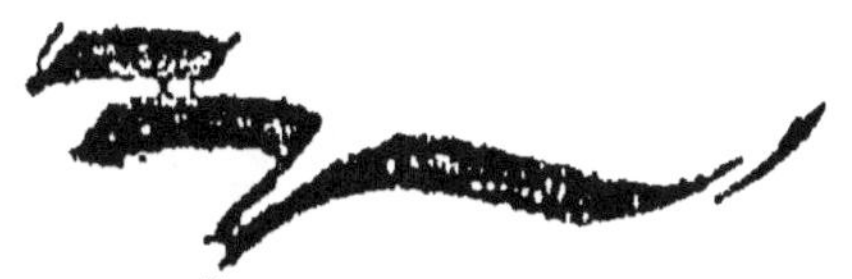

CHATEAU

de

SABLE

1994